U0099644

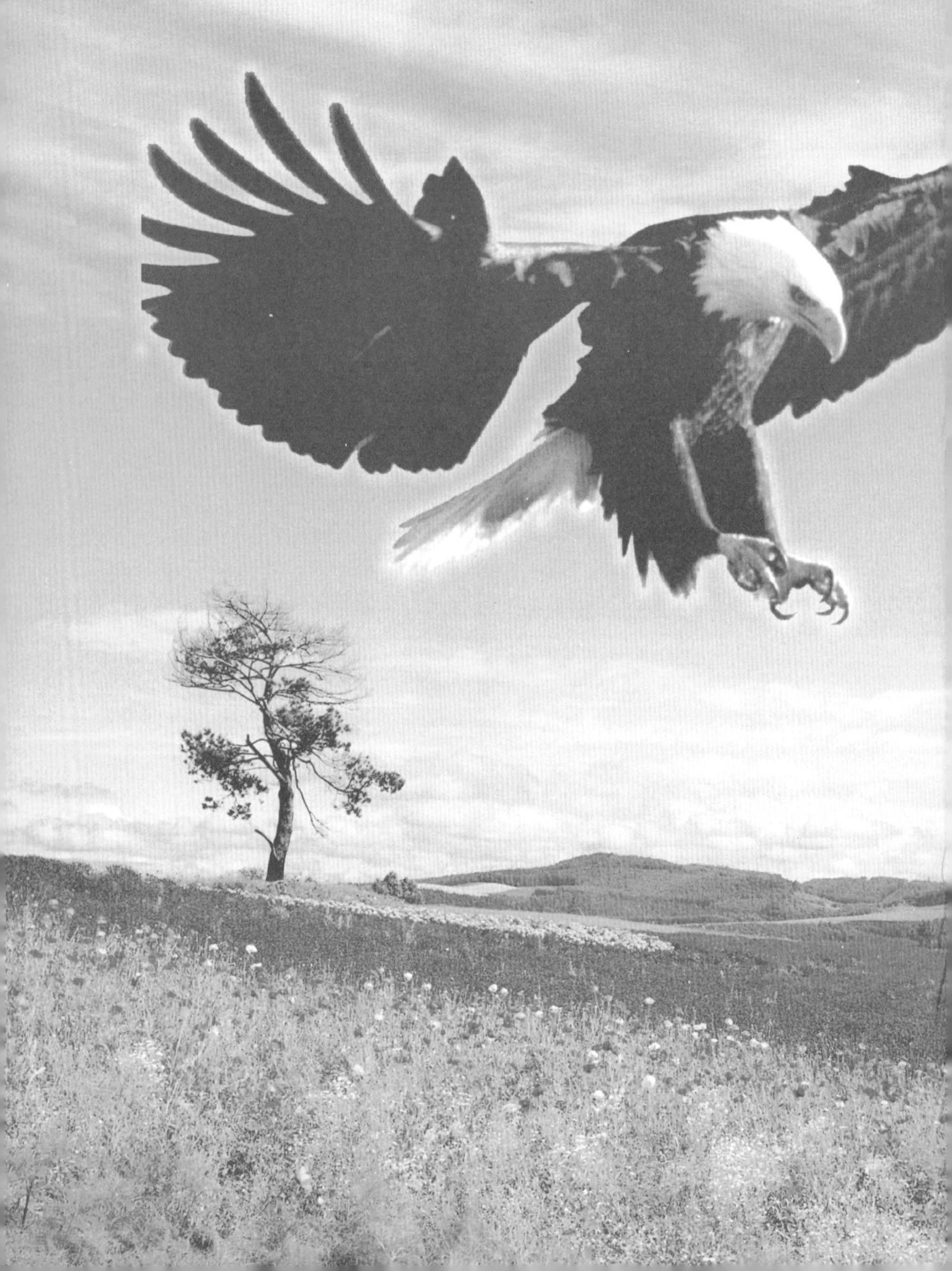

大展好書　好書大展

品嘗好書　冠群可期

健康絕招：04

關節、肩頸、腰腿痛自癒法

（關節痛、頸肩痛、腰腿痛手到痛自消）

柏立群　主編

品冠文化出版社

前◆言

頸肩腰腿的作用千萬忽視不得。它們聯結著全身的器官，承擔了身體的重量，並關係著最基本的日常生活、出行與健康。頸肩腰腿都是人體非常關鍵的部位，但同時也是最容易受到損傷的部位。稍不注意，你就可能走進頸肩腰腿痛的行列。

相信大家對頸肩腰腿痛並不陌生。它距離我們並不遠。尤其近年來，它的發病群體逐漸年輕化，已不再侷限於中老年人。據相關統計數據顯示，約 80%的人都感受過因姿態不良導致的腰背疼痛；久坐辦公室的人中 60%受到腰椎間盤突出症的困擾；而 13%的腰椎疾病患者的疼痛非常劇烈。在我們的周邊，也有不少朋友因行走時不專心，腳踝意外扭傷；或者長期在濕冷環境下作業，腰部疼痛也在所難免。諸如此類由身體的長期受累、受潮、受寒或者不良的生活習慣等導致的綜合性病症，嚴重影響了人們的日常生活。

那麼，大家應如何趕走這些痛症的困擾，並進行有效的日常防護呢？我們推薦中醫按摩療法。選準身體特效穴位，結合足底反射區，同時輔以正確的按摩手法，即可有效去除痛症。

頸肩腰腿疾病多是由氣血不通引起的。透過按、揉、摩等方法刺激相關穴位，可以調節血液循環，排除積存的毒素，消除肌肉疲痛，讓氣血在體內暢行，打通頸肩腰腿部的淤積。

記住，在按摩之前，應該對自身頸肩腰腿的健康狀態進行檢測。接下來可開始正規的按摩療法。

首先，疾病貴在預防。採取正確的方法預防頸肩腰腿痛，這比什麼都重要。本書從基本知識入手，幫你正確認識身體的這些部位，選擇適當的特效穴位和足底反射區進行按摩，每天只需 10 分鐘，揉一揉，由外而內，由表及裏，修復受損部位，即可強健腰膝，讓你頸好、腰好、腿腳好。

其次，治病重在對症。譬如治療肩周炎選擇肩井穴、肩貞穴、極泉穴、曲池穴等；踝關節扭傷選擇崑崙穴、解谿穴、照海穴、丘墟穴等；風濕性關節炎選擇秩邊穴、膝眼穴、陽陵泉穴、梁丘穴等。按摩這些穴位可以直接刺激相關關節產生更多的潤滑液，滋潤骨骼，減少關節間的摩擦，減輕疾病帶來的疼痛。每天按摩 10 分鐘，就可以遠離疼痛的困擾。

此外，書中還配有清晰的手繪穴位，以及按摩位置、手法演示，你只需按圖操作，長此以往，定能趕走病痛，擁有健康的身體！

目◆錄

第1章 身體局部按摩知識

第2章 頸肩腰腿按摩常識——每天10分鐘，強化筋骨保健康

第3章 選準要穴集中祛病—— 只需 10 分鐘，消除頸肩腰腿痛

腿部常見病對症按摩 —— 165

其他關節常見病對症按摩 —— 210

第1章

身體局部按摩知識

頸肩腰腿健康狀況自測

頸椎、腰椎間盤突出症自檢自查

☐ 1.頭、頸、肩是否有發沉、疼痛等異常感覺並有壓痛感？

☐ 2.頸項是否常常疼痛，並向肩部和上肢放射？

☐ 3.頸項部是否有強硬感、活動受限，頸部活動有彈響聲？

☐ 4.是否經常有手麻、觸電樣感覺？

☐ 5.是否經常感覺頭暈、頭痛、視物旋轉？

☐ 6.是否經常耳鳴？

☐ 7.是否經常感覺起床、轉頭或轉身時頭暈、噁心？

☐ 8.是否感覺心跳過速、心前區疼痛？

☐ 9.仰臥位於床上，將下肢抬高到 90°角，腰、臀部疼痛而使活動受到限制？

☐ 10.腰部疼痛是否會沿臀部向大腿後側、小腿和足部放射？

☐ 11.腿部偶有麻木感？

☐ 12.俯臥位，自行或旁人用手摁壓後腰部、腰椎正中及兩側，是否有明顯的壓痛？

☐ 13.仰臥位，然後坐起，觀察自己下肢是否因疼痛而使膝關節屈曲？

☐ 14.是否經常感覺下肢無力、步態笨拙、顫抖？

☐ 15.是否經常感覺噁心、嘔吐、多汗、無汗、心動過緩或過速、呼吸節律不勻？

☐ 16.是否有過上肢肌力突然減退，持物落地的情況？

☐ 17.是否有排尿、排便障礙、胃腸功能紊亂？

以上問題如有三項以上答案為「是」，就應懷疑有頸椎、腰椎間盤突出症的可能。應及早預防，及早治療！

自測你的脊柱是否健康

不健康的脊椎有很多種表現。雖然醫生需要憑藉老練的分析技術及經驗才能發現脊椎半脫位，但你仍可由以下一些簡單的檢查對照，判斷你的脊椎是否健康。

☐ 1.如果你的鞋後跟常被磨得高低不平，通常是由於雙腿長度的不相等或沿著脊柱長軸壓力的不均衡造成的。

☐ 2.你不能完成十分舒適的深長呼吸，呼吸與脊骨的健康和活力緊密聯繫。

☐ 3.咀嚼時你的下頜經常發出「咔嗒」的聲音，多是由於頸部或者髖部關節半脫位引起的。

☐ 4.你的頸部、背部或更多的關節發出爆裂的聲音，通常是由於你的脊椎關節被鎖住或卡住。

☐ 5.你的頭或髖部不能輕鬆地向兩側扭動或者旋轉相同的角度，運動的範圍減少。

☐ 6.你經常感到疲勞，因為不平衡的脊柱耗盡你的能量。

☐ 7.你的精神不能很好集中，因為關節半脫位或頸椎不適會影響大腦健康。

□ 8.你對疾病的抵抗力較弱，因為半脫位會影響你的神經內分泌系統，神經內分泌系統在防止傳染和抵抗疾病等方面扮演重要的角色。

□ 9.你行走的時候腳尖向外展開。（只要你不是有意改變的話，這試驗很容易）在你走路的時候，注意看你的腳，它們二者都指向前方嗎？或者有一側腳向內或向外展開？或者雙側？腳外展也是頭頸部或顱骨基底部壓力不均衡的信號。

自測你的肌肉是否健康

你想知道你的肌肉狀況嗎？下面就教大家自測肌肉彈力程度的方法，看看你的肌肉是否有僵硬萎縮的情況吧！

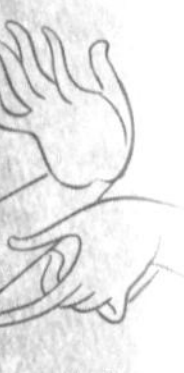

□ 1.俯臥，雙手叉握抱頭。抬起頭和上體，腳不離地。如果無法做到，請人按住雙腳再試試。

□ 2.仰臥，屈膝，腳掌著地，雙腳略分開，雙手叉握抱頭，下頦抵胸部。做仰臥起坐。

□ 3.站立，雙腳分開同肩寬，雙手自然垂於腿側。慢慢屈膝半蹲，膝蓋分得越寬越好。

□ 4.俯臥，做俯臥撐。做動作時，不要塌腰翹臀。

□ 5.在單槓上做引體向上，要拉到下頦高於單槓。

如果按要求能輕鬆完成上述所有動作，說明你的肌肉狀況很好。如果完成這些動作比較費力，那就要特別注意肌肉「生鏽」的部分。若無法完成這些動作，則應加強體育鍛鍊，使肌肉恢復健康。否則，不用多久，你就有可能要去看醫生了。

頸肩腰腿痛按摩手法及注意事項

按摩對頸肩腰腿痛的意義

糾正運動器官解剖位置異常

對於運動損傷所造成的骨、關節解剖位置結構的改變（如常見的骨折、脫位以及關節交鎖等），透過正骨按摩的手法可使其恢復到原來的解剖位置和固有的功能狀態。這也就是中醫所講的「正骨復位，矯正畸形」。

如橈骨小頭半脫位、肩關節脫位、椎骨小關節紊亂及肌腱滑脫等，凡骨骼、關節、肌肉等有關解剖位置異常病症，均可在患者體表特定部位按摩加以糾正。

解痙鎮痛

人體運動系統各種器官組織均有感覺神經分佈，當這些組織遭受損傷時，必然引起周圍肌肉反射性痙攣，引發疼痛。

在壓痛點處施以強刺激手法能解痙鎮痛，按摩還可以使細胞膜的穩定性增強，改變鉀離子濃度，使疼痛症狀緩解或消失。

另外，按摩能促進血液、淋巴液的循環，改善組織缺血缺氧狀態，加速損傷組織水腫液及代謝產物的吸收，消除代謝產物對末梢神經的不良刺激以達鎮痛作用，有利於腫脹、攣縮的消除。

改善肌肉的工作狀態，鬆解組織粘連

按摩對肌肉的作用包括改善肌肉的物理性能和生理功能，改善肌肉的工作狀態，改善血管、淋巴管、神經的外周環境，解除血管痙攣，促進血液循環，增加肌肉含糖量，改善肌組織的營養狀況，增強肌肉的功能，消除肌肉僵硬、痠痛及萎縮，如對腰椎間盤突出症、陳舊性關節脫位等所引起的肌肉萎縮有良好作用。

粘連和腱鞘狹窄是造成長期疼痛及關節活動功能障礙的主要原因。

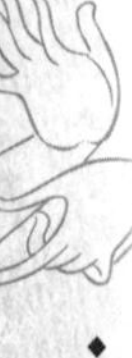

透過適宜的按摩手法，可以使粘連攣縮的軟組織鬆解，韌帶的彈性增強，局部組織腫脹消散等，這正與中醫中的「理筋復位、鬆解粘連、疏通狹窄、滑利關節」相通，使其活動功能恢復正常。

如關節痛，伸腕肌、屈腕肌粘連，鞘內滲液等炎性改變等，用按摩治療均可取得較好的效果。

促進血液循環及改善血液成分

按摩能使肌肉產生被動性收縮與舒張，並可放鬆肌肉緊張度，保證血管舒張，增加局部血流量。按摩還能使血液成分發生明顯變化。

例如紅細胞、血小板及白細胞總數增加；白細胞分類中淋巴細胞比例增高；血清中補體效價及白細胞對細菌吞噬能力明顯增高，提高機體的免疫能力，利於病變組織的修復，同時還能消除局部炎症。

常用的按摩手法

按　法

按法可分為指按、掌按、肘按、踩壓四種操作方法。

○指按法

用拇指指腹在穴位或局部做垂直向下的按壓，片刻即可。常與揉法結合使用，組成按揉法。全身各部位均可應用，尤以穴位處最為常用。

○掌按法

手指合併，利用掌根或手掌或小魚際著力於體表治療部位進行按壓，也可以雙手交叉重疊對定點穴位進行按壓。適合腰背部、骶部、下肢部。

▼指按法

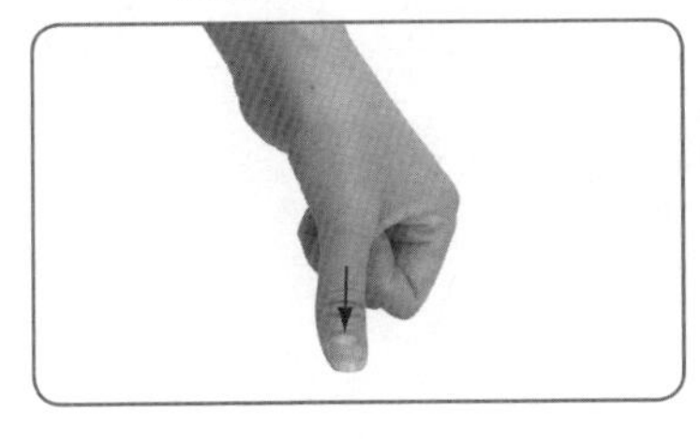

▼掌按法

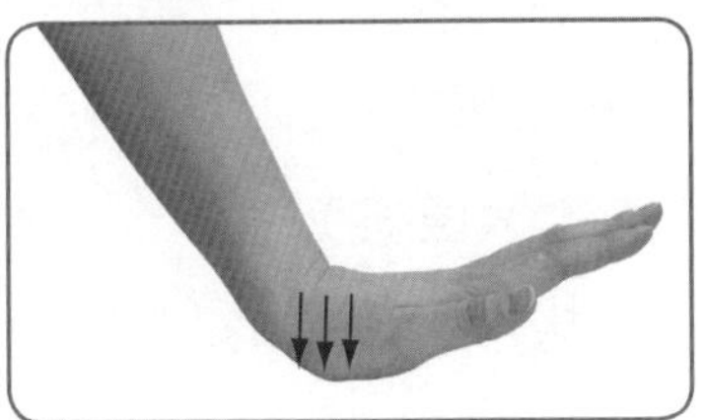

○肘按法

肘關節彎曲，利用肘端針對定點穴位施力按壓。適合肥胖者及肌肉豐厚的部位，如腰背、臀部、大腿的痠痛部位。

○踩壓法

用足踩壓的一種按法，用於腰、臀、大腿等部位。

▼肘按法

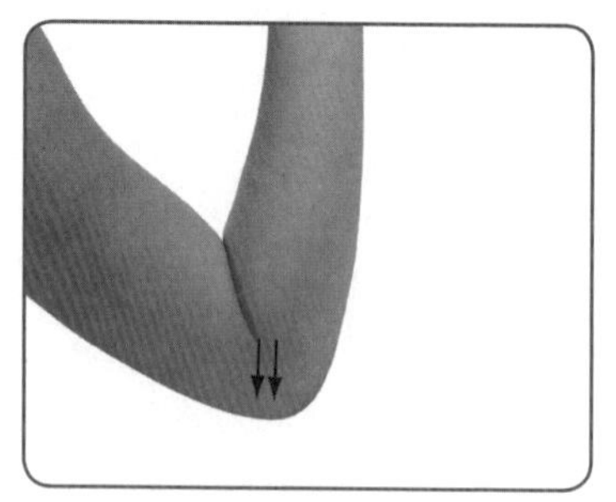

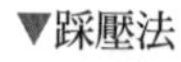

▼踩壓法

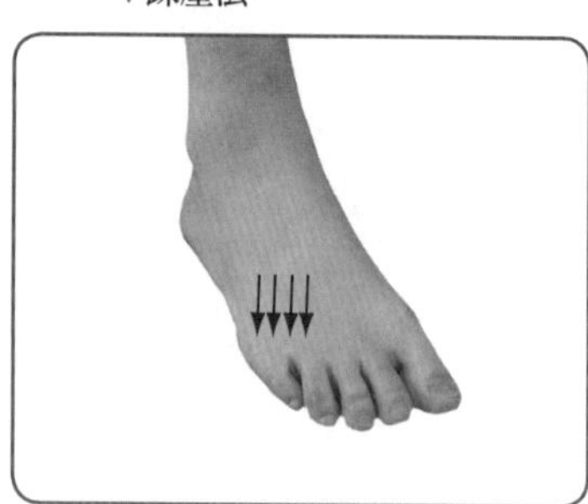

揉　法

用掌根、掌面或大魚際吸定於穴位上，做輕柔緩和的迴旋揉動。

揉法分為掌根揉法和大魚際揉法。

○掌根揉法

手指合併，利用掌根或雙手交叉重疊的方式，針對痛點或穴位進行片刻、由輕而重的迴旋揉動。適合面積較大且平坦的痠痛部位，如腰背、四肢等。

○大魚際揉法

用大魚際揉動體表的方法。

▼掌根揉法

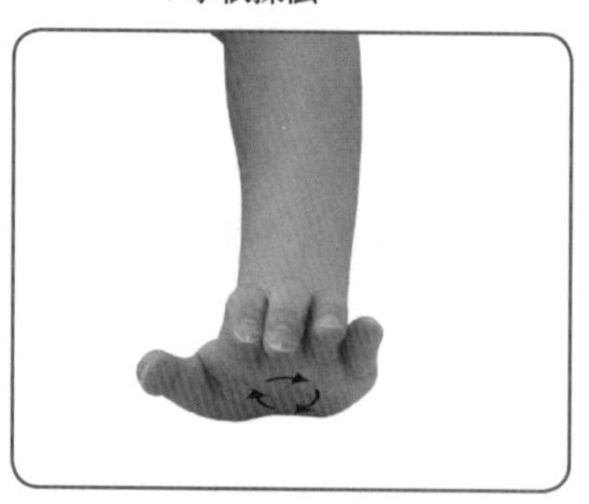

▼大魚際揉法

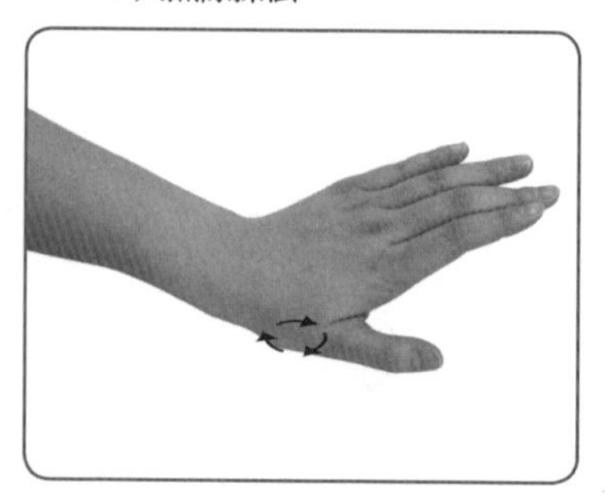

▼五指捏拿法

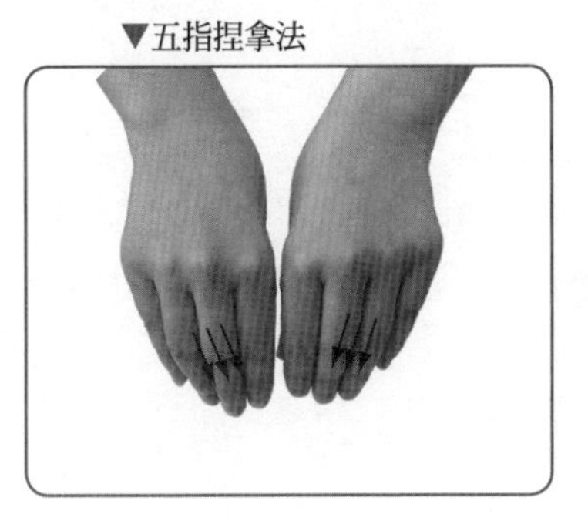

捏拿法

用拇指和食指、中指或拇指和其餘四指對合成鉗形，施以夾力，捏拿提起治療部位。

動作要聯貫。常用在頸部、肩部及四肢等部位。

推　法

○指推法

以拇指指腹或側面，在穴位或局部做直線緩慢推進。適合肩背、腰臀、四肢。如肩膀痠痛，四肢局部痠痛。

○掌推法

利用掌根或手指著力於體表治療部位，緩慢推動。也可利用雙手交叉重疊的方式推進。適合面積較大的痠痛部位，如肩背、腰臀、下肢部位。

○肘推法

肘關節彎曲，利用肘端緩慢施力推進。適用於較肥胖者及肌肉豐厚的部位，如臀部和大腿。

▼指推法

▼掌推法

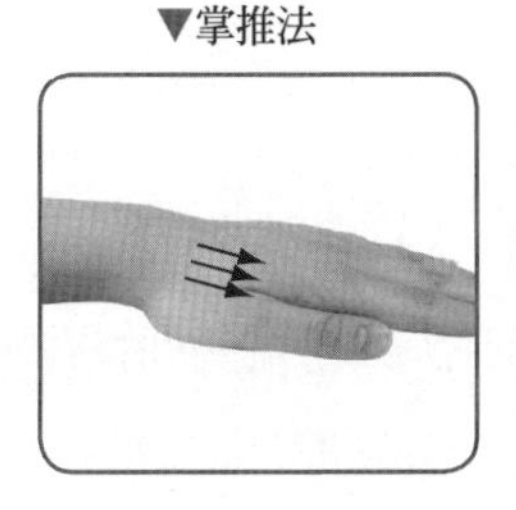

▼肘推法

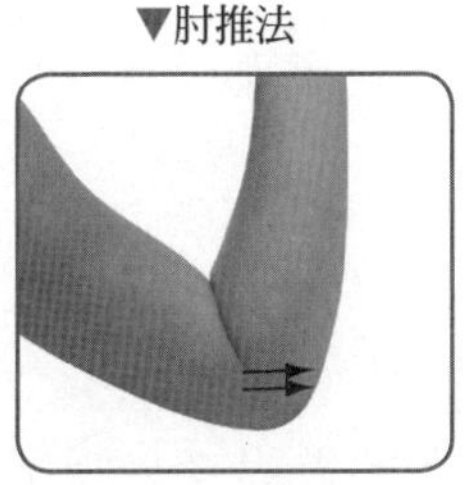

擦　法

用掌根，或大小魚際，或四指併攏，著力於一定部位，沿直線做上下或來回擦動。擦法可分為掌擦、大魚際擦和側擦三種。

○掌擦法

手掌伸直，用掌面緊貼於皮膚，做上下或左右方向連續不斷的直線往返摩擦。適用於肩背面積較大而又較為平坦的部位。

○大魚際擦法

掌指併攏微屈，用大魚際及掌根部緊貼皮膚，做直線往返摩擦。本法接觸面積較小，適用於四肢部。

○側擦法

手掌伸直，用小魚際緊貼皮膚，做直線來回摩擦。適用於肩背、腰骶及下肢部。

▼掌擦法

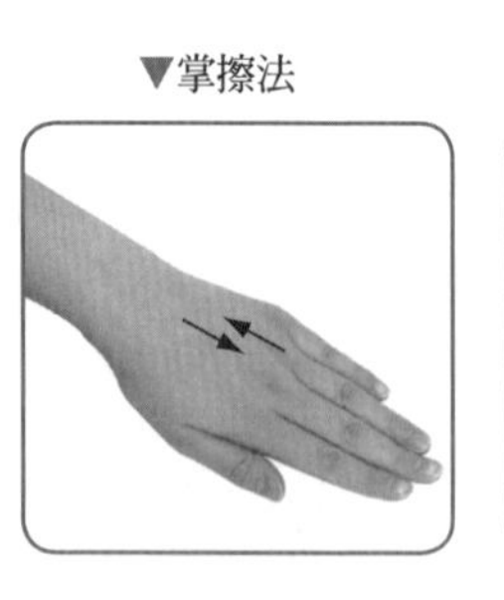

▼大魚際擦法

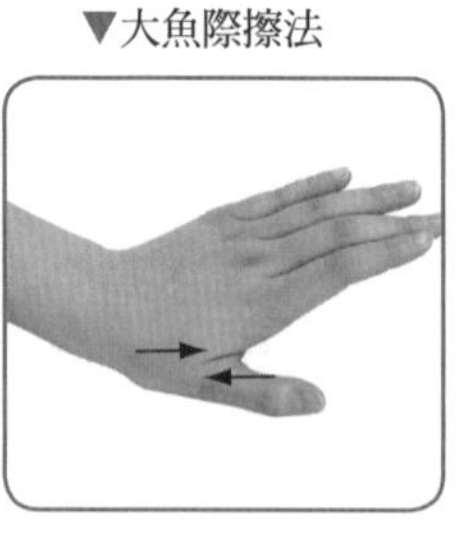

▼側擦法

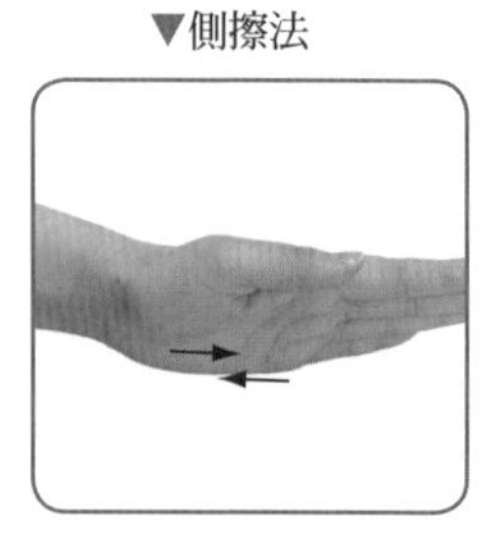

擊打法

用掌根，或大小魚際，或拳叩擊體表，往往兩手同時叩擊，可分為側擊法和拳擊法兩種。

○側擊法

五指伸直，雙手相合，同時擊打施治部位。這種方法可由振動緩解肌肉痙攣，消除肌肉疲勞。

○拳擊法

以拳面、拳背、拳底有節奏地擊打特定部位。適合背部、腰骶部及下肢。

▼側擊法

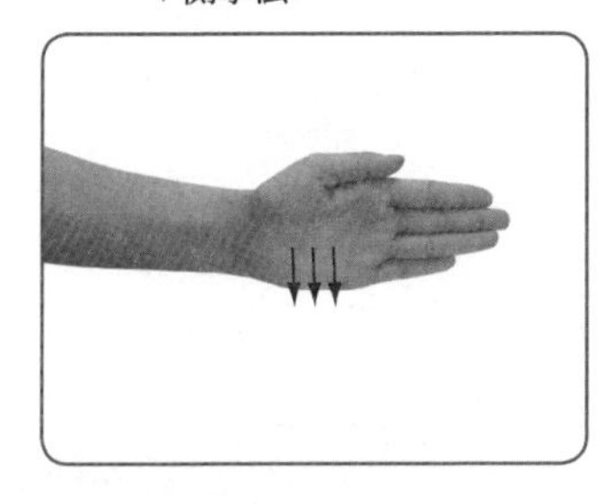

▼拳擊法

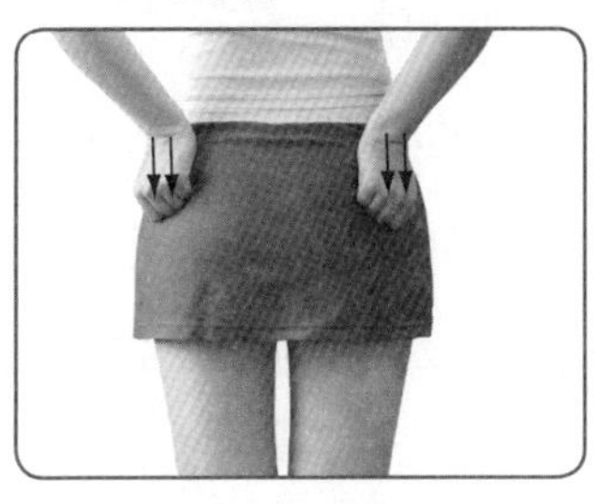

點　法

用指端或器具尖端，固定於體表某個部位或穴位上點壓的方法，適用於四肢和腰背、臀部穴位，分為拇指點法、屈指點法和三指並點法。

○拇指點法

用拇指端點按在穴位上，拇指指端著力，點按時拇指與施術部位成 80°角。

○屈指點法

用掌指關節背側面突起處點穴的方法。

○三指並點法

用三指點體表某部位的方法，即食、中、無名指指端併攏，用指端點壓於經絡上，定而不移。

▼拇指點法

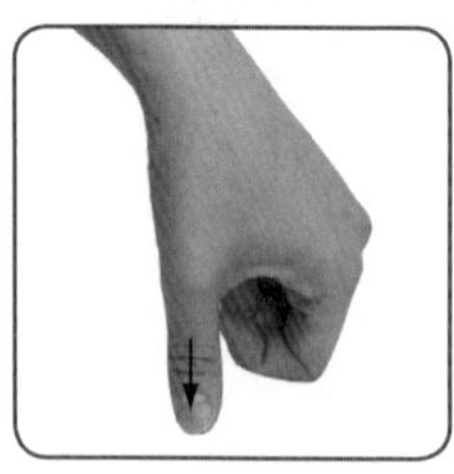

▼屈指點法

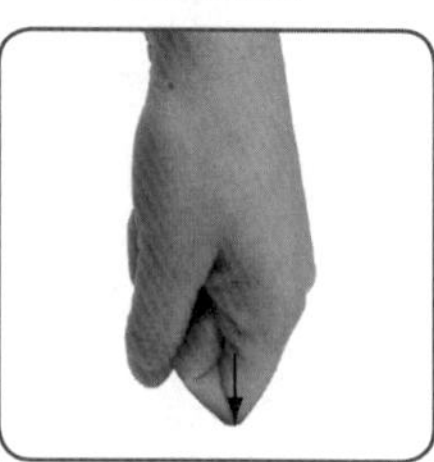

▼三指並點法

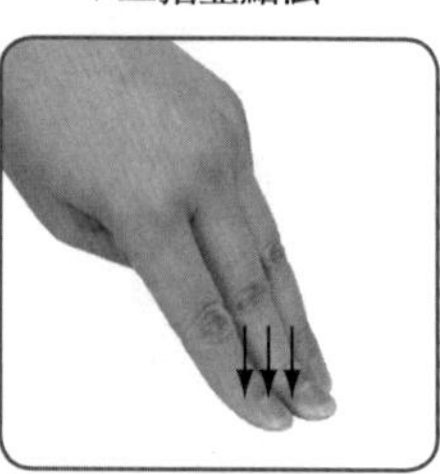

拍　法

▼拍法

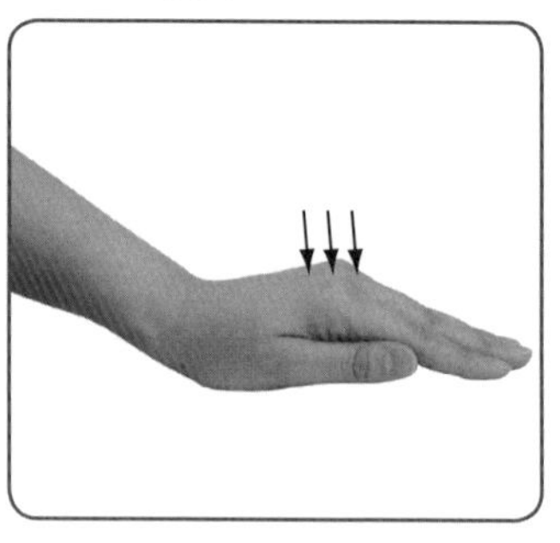

五指併攏且微屈，以前臂帶動腕關節自由屈伸，指先落，腕後落；腕先抬，指後抬，虛掌拍打體表。

適用於全身各個部位，尤其是頸肩部、背部、腰骶部以及大腿部。

揪　法

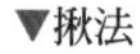

▼揪法

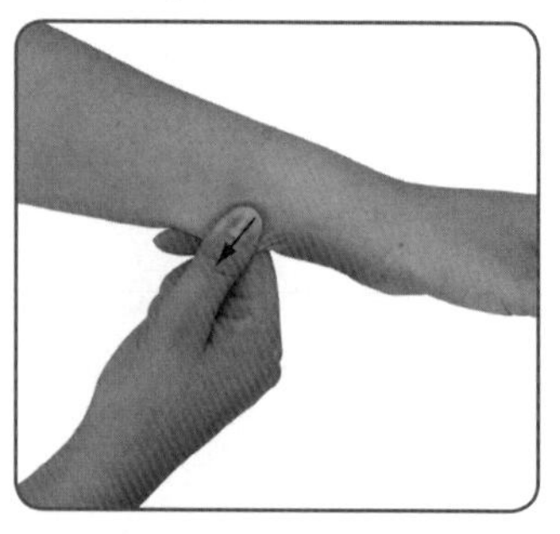

用拇指與食指指腹對合呈鉗狀，夾攝住皮肉、肌筋，捏而提起，隨即使肌筋滑脫離去，並使之「咯咯」作響。快速提捏，快速滑脫。主要用於項後、頸前、背部。

按摩注意事項

按摩前的準備工作

按摩要注意保暖。溫度控制在25℃以上，可以很好地激發經絡、穴位，按摩的效果會更好。

按摩時要排空大小便，穿舒適的衣服，修剪指甲，不戴戒指、手錶、手鏈等硬的飾物。

按摩在任何環境下都可進行，但一個幽雅、整潔、安靜、舒適的環境必然有利於心理及生理上的放鬆。屋內的空氣要流通，讓臥室空氣新鮮，但要避免過堂風。

按摩到敏感部位的穴位時不要拘謹、嬉笑或者出現性衝動，要保持平和的心態，享受按摩的感覺。

按摩應注意的力道

○力道的輕重

力道由輕到重，以點帶面使功力充分滲透體內。

○力道的方向

一般指向病變所在，開始垂直用力，克服皮膚的阻礙，使功力進入深部後再轉向病所。

○力道的作用部位

一般為病變引起的局部異常處、重要的穴道。

○力道的大小

按摩用力要恰當，過小起不到應有的刺激作用，過大易產生疲勞，且易損傷皮膚。

按摩的禁忌證

不適宜按摩的病症及人群

按摩療法雖然適用範圍很廣，但不是任何條件、任何人都適用的，下列幾種情況，不宜進行按摩：過於緊張、飢餓或過飽；高熱及各種傳染病患病期；患嚴重心臟病和高血壓病；外科急症；患惡性腫瘤、結核；嚴重醉酒、精神病患者；出血性疾病、女性月經期；內傷或關節脫位沒有得到復位者；皮膚感染、破潰、留瘢痕者；女性懷孕期間有些穴位不宜按摩，如腰骶部和腹部穴位，還有肩井、合谷、三陰交、崑崙、至陰等一些活血通經的穴位。

不適宜按摩的痛症

按摩雖然對多種痛症有益，但有一些情況不能採用此法，否則會適得其反，產生不利影響：

腫瘤所致的疼痛不宜按摩，否則會加速腫瘤的擴散和轉移；結核病，如四肢關節結核、脊椎結核所致的疼痛不宜進行按摩，這是因為結核桿菌由血液擴散，會導致骨骼如房子被白蟻啃空一樣，按摩的時候稍一用力，骨頭就會折斷；開放性皮膚損傷所致的疼痛，即皮膚上有傷口，如燙傷、化膿、潰瘍，局部破損的部位都不能接受按摩；嚴重胃潰瘍、消化道出血所致的腰背痛不宜進行按摩，否則可加重創口出血；嚴重腎病所致的腰部輻射性疼痛，不宜進行按摩；某些慢性炎症，如骨髓炎不宜進行按摩；急性炎症、膿腫所致的疼痛不宜進行按摩。

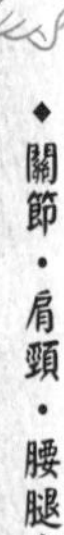

第2章

頸肩腰腿按摩常識——每天10分鐘，強化筋骨保健康

頸部保健按摩

認識我們的頸

頸，是人體的重要部位。頸部的作用就是把頭部和軀幹部聯繫起來。由於頸部的聯繫作用，腦發出的各種指令得以傳輸到軀幹和四肢，身體感受到的各種刺激以神經衝動的方式也可以傳送到腦。在頸部，神經活動的傳輸通道是脊髓。

頸椎位於頭部、胸部之間，又是脊柱椎骨中體積最小但靈活性最大、活動頻率最高、負重較大的節段，由於致病因素作用容易造成損傷。人體頸部的肌肉是頸部一切運動功能的動力，頸肌在神經系統的支配下牽動頸椎關節支持人們日常的各種運動。在運動中，頸肌常會造成勞損或損傷。

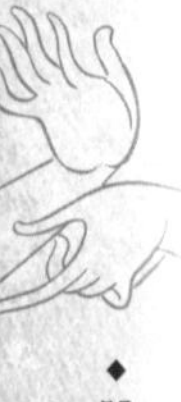

人體的頸部肌肉在外部包圍著頸椎，是頸椎的保護傘。要受傷先得頸肌受傷，要受外邪的侵襲也是頸肌先受過。人的頸部肌肉和頸椎之間的關係，好比是鋼筋和混凝土的關係。頸椎好比鋼筋，頸肌好比混凝土。鋼筋再硬沒有混凝土，也不能負擔沉重的壓力。因此，人的頸部肌肉，有著重要的支撐頭部的作用。

循行頸部的經脈

頸項部與經絡系統中的十二經脈、奇經八脈、十五絡脈、十二經別和十二經筋有著密切的關係。中醫認為，人體五官九竅、四肢百骸、五臟六腑、五體等均與經絡相關，經絡系統把人體各個部分有機地聯繫在一起，完成相互協調的各種功能活動。而頸椎位於頸項部，是經脈從四肢軀幹走向頭面，或從頭面走向四肢軀幹的必經之路，因而與經絡關係密切。

尤其是下面這些經脈，經常按摩能疏通頸部的經氣，促進頸部氣血的運行，疏散風寒於體表，緩解頸部疼痛。

頸項部與十二經脈的關係

○直接經過頸項部的經脈

手陽明大腸經：起於大指次指之端……上出於柱骨之會上（指經脈行於項部至第七頸椎），下入缺盆（鎖骨上窩）。絡肺下膈，屬大腸。其支者從缺盆上頸，貫頰。

手少陽三焦經：起於小指次指之端……從缺盆（鎖骨上窩）上項。

手太陽小腸經：起於小指之端……從缺盆（鎖骨上窩）框頸頰。

足陽明胃經：起於鼻……從大迎前，下人迎，循喉嚨，入缺盆（鎖骨上窩）。

足少陽膽經：起於外眥……循頸，行於手少陽之前，至肩上……下加頰車，下頸，合缺盆（鎖骨上窩）。

足太陽膀胱經：起於目內眥……共直者，還出別下項。

手太陰肺經：起於中焦……從肺系（指氣管與喉嚨一段，即位於頸部）橫出腋下。

手少陰心經：起於心中……其支者，從心系，上吏咽，繫目系。

足太陰脾經：起於大趾之端……上膈夾咽。

足厥陰肝經：起於大趾叢毛之際……循喉嚨之後，上入頏顙。

足少陰腎經：起於小趾之下……循喉嚨，夾舌本。

○間接與頸項部有聯繫的經脈

手厥陰心包經：雖不直接循行到頸項部，但由聯繫的臟腑（心包經屬心包絡三焦）與表經——三焦經相聯繫，後者又分佈於頸項部，即本經與頸項部是間接聯繫的。

頸項部與奇經八脈的關係

○奇經八脈中直接經過頸項部的經脈

督脈：起於腎下胞中，後入脊裡，上行項後，入腦內。

任脈：起於小腹之中……經臍到咽喉。

衝脈：起於腎下胞中，後行脊裡並督脈，前行並足少陰足陽明而行，達咽部。

陰維脈：起於小腿內側……合於任脈而上行。

陽維脈：起於小腿外側，上行項後，合於督脈。

陰蹻脈：起於內踝……上經人迎（人迎位於頸部）。

陽蹻脈：起於足跟外側……過頸。

○間接經過頸項部的經脈

帶脈：此脈行於腰腹部，不直接到達頸項部，似在軀下部位，透過與軀幹部十二經中各條縱行經脈的聯繫，從而間接與頸項部發生聯繫。

家庭理療常識

特效穴位按摩

○按揉大椎穴

【位置】頸部，第七頸椎下緣，鼓起最明顯骨頭的下緣。

【按摩方法】被按摩者取坐位，低頭，按摩者站於其身後，用大拇指順時針方向按揉大椎穴約 2 分鐘，然後逆時針按揉約 2 分鐘，以局部感到酸脹為佳。

【功效主治】經常按摩此穴可疏風散寒，活血通絡。能夠改善脖子痛、落枕、頸椎病等。

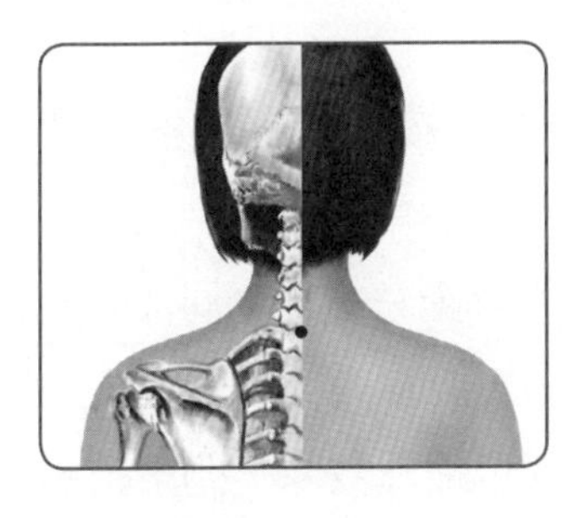

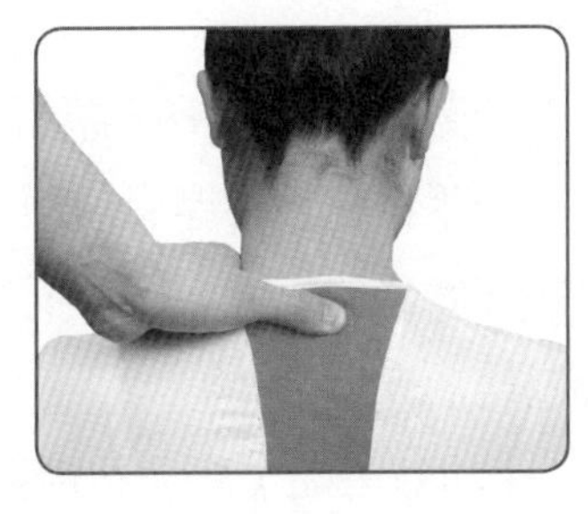

○按揉天柱穴

【位置】位於後頭骨正下方凹處，也就是頸項髮際下，大筋外側凹陷處，也就是在後髮際正中旁開約 2 公分，左右各一個。

【按摩方法】按摩者用兩手拇指和中指按在被按摩者左右天柱穴上，同時順時針方向按揉約 2 分鐘，然後逆時針方向按揉約 2 分鐘，以局部感到酸脹為佳。

【功效主治】該穴道是改善頸部、脊椎類疾病的首選穴之一，具有祛風止痛，活血化瘀的作用。經常按摩能夠改善頸椎痠痛、落枕以及肩膀肌肉僵硬、痠痛，治療疼痛、麻痺等後遺症。

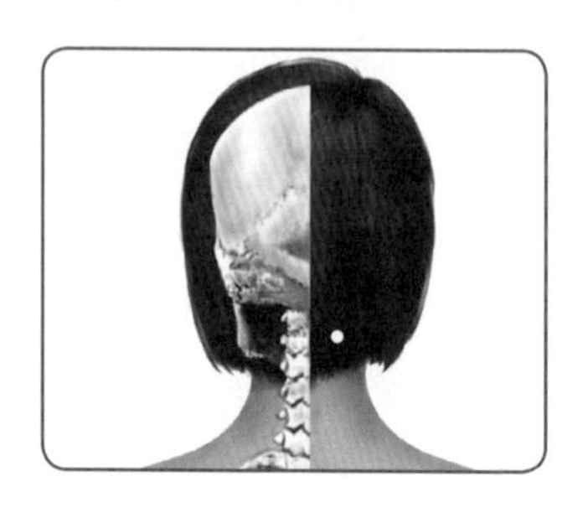
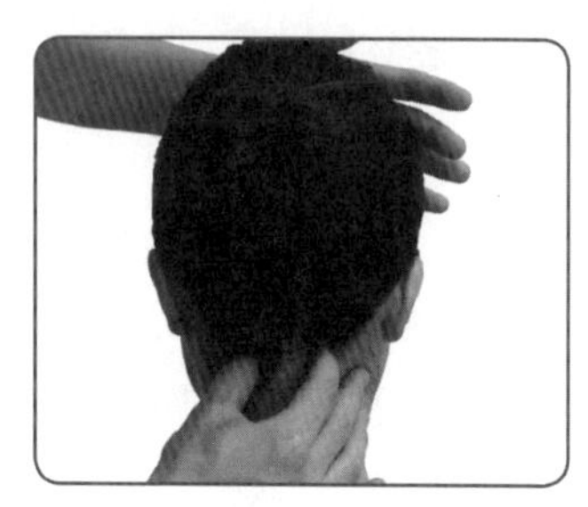

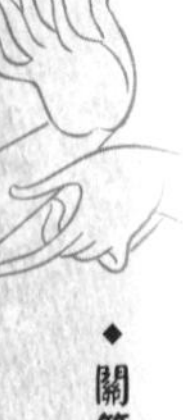

○按揉風池穴

【位置】位於頸後兩側枕骨下方，髮際的兩邊大筋外側凹陷處。

【按摩方法】被按摩者坐位，按摩者在被按摩者頭後，一手扶住被按摩者前額，另一手用拇指和食指分別置於被按摩者的風池穴處，揉捏半分鐘左右，以局部有酸脹感為佳。

【功效主治】經常按摩此穴可疏風散寒，開竅鎮痛，能夠改善頭脹痛、頸項強痛不適、頸椎活動受限、頸椎怕風怕冷等症。

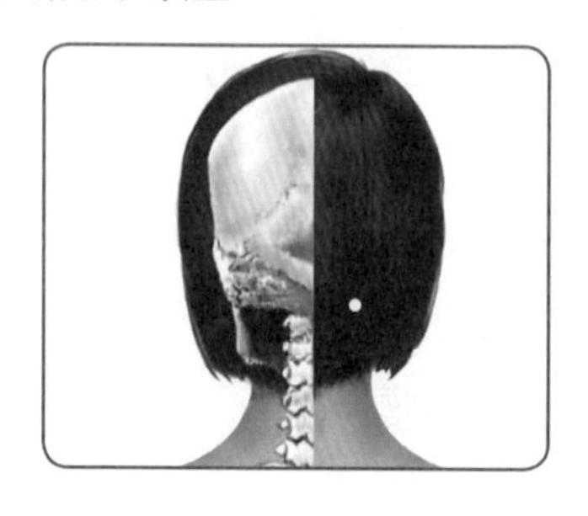
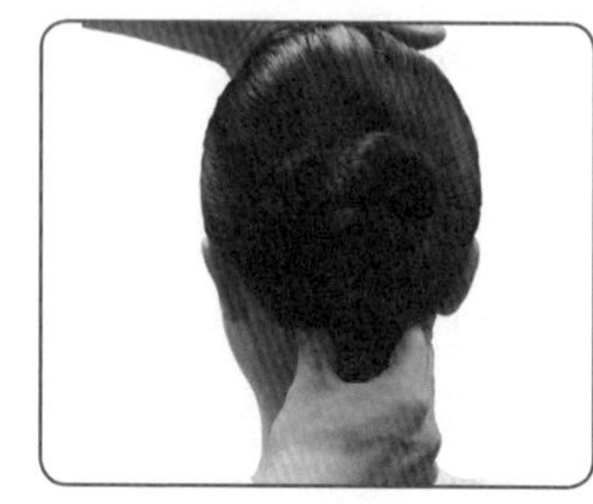

○點按天鼎穴

【位置】在側頸部的喉結約一指寬的下方。

【按摩方法】被按摩者取仰臥位或坐位，按摩者雙手中指或拇指點按兩側天鼎穴 1 分鐘，以不感到難受為宜。

【功效主治】經常按摩此穴可疏通經絡，理氣散結。能夠改善咽喉部腫塊、頸部強直、頸部肌肉痠痛等。

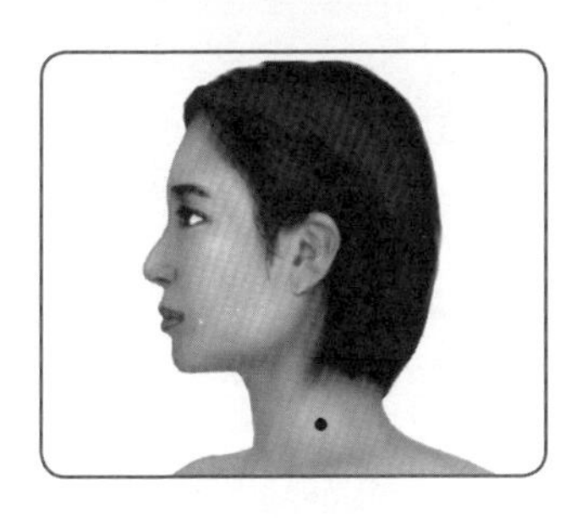

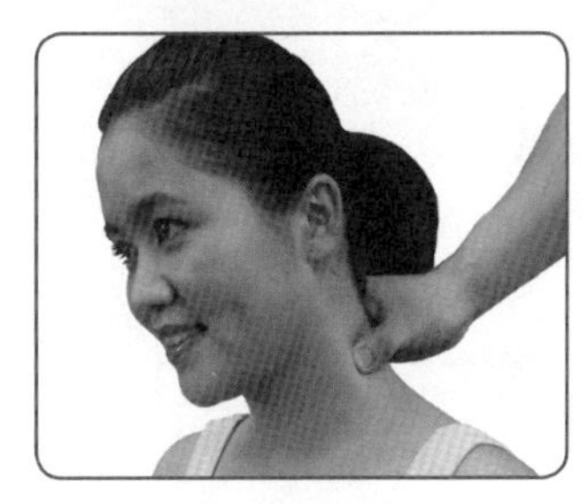

○按揉扶突穴

【位置】在胸鎖乳突肌的前、後緣之間。

【按摩方法】被按摩者取仰臥位或坐位，按摩者用雙手拇指點按其兩側扶突穴約 1 分鐘，以不感到難受為宜。

【功效主治】經常按摩此穴可通經活絡，理氣消腫。能夠改善頸部僵直、腫痛、左右活動受限等。

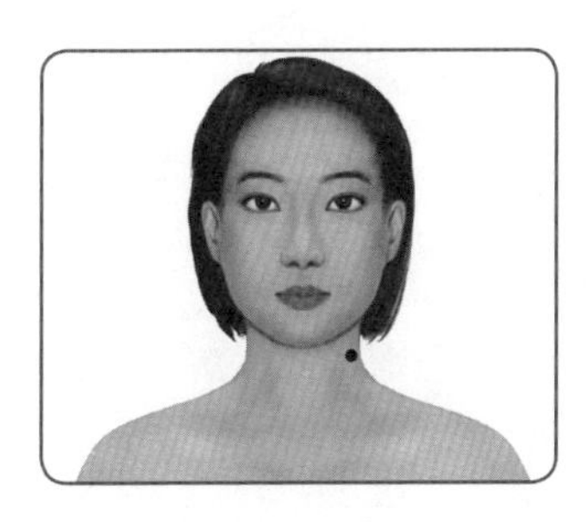

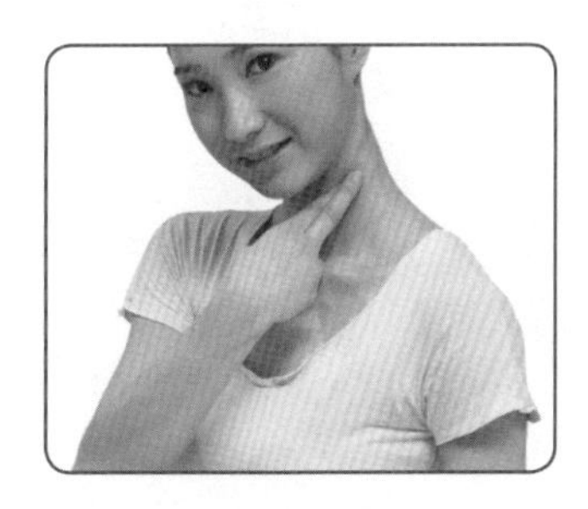

足底反射區按摩

步驟 01：食指扣拳法頂壓頸部淋巴結反射區 50 次。

步驟 02：拇指指腹推壓法推按頸椎反射區 30 次。

步驟 03：食指扣拳法頂壓頸項反射區 50 次。

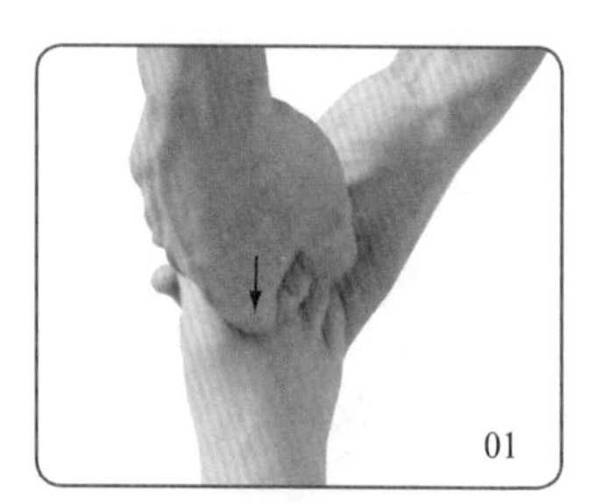

01

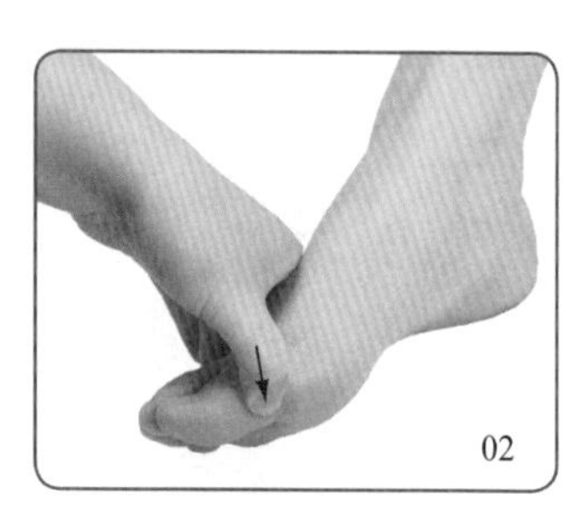

02

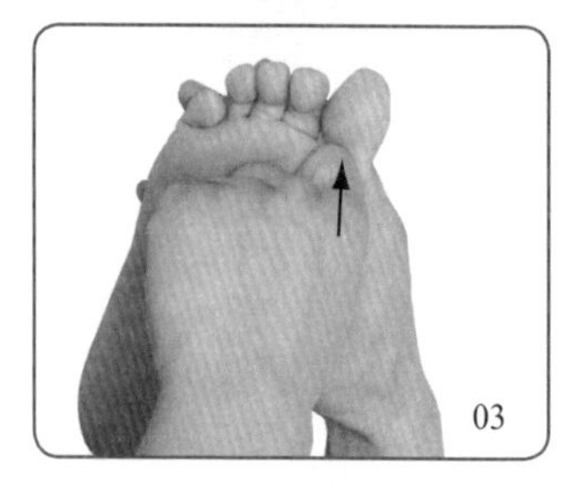

03

步驟 04：食指扣拳法依次頂壓腎（圖 04-1）、膀胱（圖 04-2）反射區各 50 次，按摩力度以局部脹痛為宜。

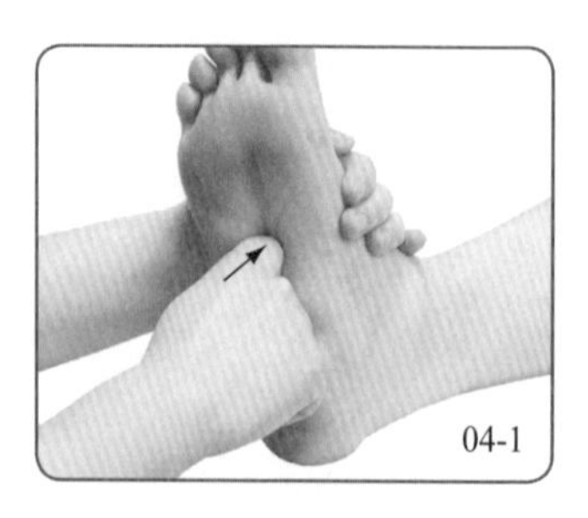

04-1

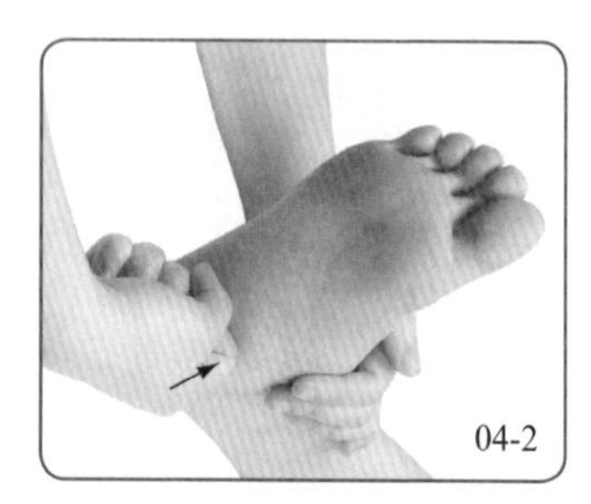

04-2

步驟 05：食指扣拳法頂壓肩（圖 05-1）、斜方肌（圖 05-2）、甲狀旁腺（圖 05-3）、腎上腺（圖 05-4）反射區各 50 次。

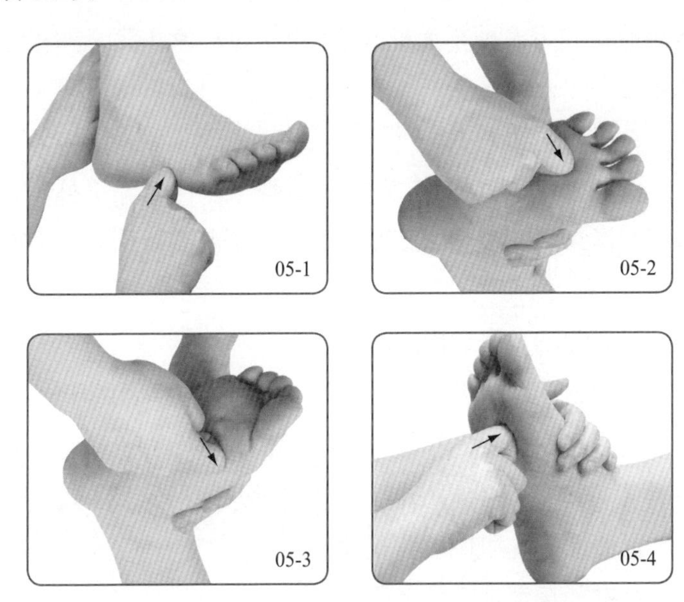

頸部保健其他按摩方法

○推揉頸肌

兩手四指併攏從上到下依次推揉頸後斜方肌、胸鎖乳突肌上段，認真推揉該二肌之間側偏後部位的副神經。因為副神經在該處容易受風，有時能觸到腫大而壓痛明顯的副神經，手法從輕，慢慢加重，最好能做 1～3 分鐘，同時需注意在推揉頸肌和按摩副神經時，儘量避免手與頸部皮膚發生摩擦，以避免頸部皮膚擦傷。

該手法可治療落枕。

○拿捏頸肌

將左手上舉置於頸後，拇指放置於同側頸外側，其餘四指放在頸肌對側，雙手對合，將頸肌向上提起後放鬆，沿風池穴向下拿捏至大椎穴 20 次。可解痙止痛、調和氣血。

○搓掌熱頸

快速對掌來回搓擦 20 次，以熱手捣住頸部後外側，時間與搓掌時間相同。反覆 3 遍。可治療受風引起的頸部冷痛。

○推揉岡上肌和提肩胛肌

用對側手繞過頸前拿揉對側岡上肌和提肩胛肌 1 分鐘。也可用對側手四指從頸後按揉對側提肩胛肌和斜方肌在肩胛骨內側緣的附著處，若為仰臥位，該手法效果最好，常使痙攣的肌肉解痙止痛。

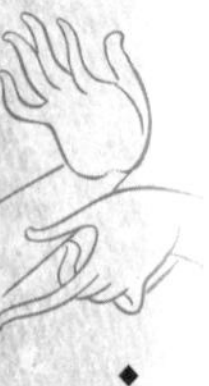

○推揉胸鎖乳突肌上段

四指併攏推揉同側胸鎖乳突肌上段，該部位觸之發涼時，常表示該部位血液循環不佳，同時有壓痛。此時變為輕而緩慢的推揉的手法，延長按摩時間，一般為 1～3 分鐘，在手法逐漸加重時，肌肉痙攣則相應緩解。

○挾頸和動頸

雙手各指插夾在一起，用雙掌根先輕輕挾住頸後部，使頸部做前屈、後伸、左右側屈和旋轉活動數次後，將頸後挾緊，利用槓桿作用使頸部儘量過伸，使頸部拉長，鬆弛頸肌，還可使錯位的頸椎復位，次數和時間由自己掌握。

按摩時的注意事項

由於頸椎病的病因複雜，病理改變多種多樣，所以粗暴的推拿手法是有害的，而且推拿按摩治療頸部疼痛並不是越痛越好，以感到舒適輕快為度。

在家自己進行推拿按摩的患者更應注意，最好手法由輕及重而行，若症狀加重使自己感到痛苦不堪，應及時停止按摩，休息片刻之後予以輕手法按摩推拿，不可強硬施術。

頸椎椎管明顯狹窄、頸椎嚴重骨質增生、高血壓、動脈硬化症及腦供血不足者，慎作推拿治療。

頸部日常保健指南

工作時，應安排環境（包括家具、用具等）確保頭部維持在水平位置，而不應為了遷就環境，經常低頭工作。

進行活動時，如感到頸部有任何不適，應立刻停止活動，讓頸部能放鬆休息，以免情況惡化。如頸部不適持續或越來越嚴重，應儘快向醫生諮詢，以免延誤治療。

頸部是脊骨最靈活的部分，較容易因長期活動或意外創傷而磨損，所以頸痛十分普遍。其形成原因以關節長期勞損及退化、不良的姿勢及創傷較為常見。

枕頭和床也是頸椎的親密伴侶，枕頭過高或者過低，或者床墊過於柔軟，都會連累到頸椎。枕頭寬度應達肩部，中間低，兩端高的元寶形的保健枕頭對頸椎有很好的支撐作用，可以讓頸椎得到很好的休息；對於頸椎不好的人來說，木板床、棕繃床是上選，而那種過分柔軟的床則不利於頸椎的健康。

肩部保健按摩

認識我們的肩

肩膀是由三塊骨頭再加上周圍的肌肉、肌腱和韌帶組成的複雜構造。

鎖骨連接肩膀與胸骨，使得肩膀可以懸掛在軀幹的外側。鎖骨同時也跟肩胛骨在肩峰處有相接。肩峰從肩胛骨投射出來，構成了肩膀的上方構造，並且它與喙突（也是肩胛骨的一部分）和周圍韌帶形成了一個窩狀構造叫作關節窩。

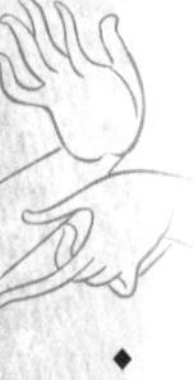

而肱骨的頭部就像球一樣裝在關節窩內，形成了所謂的關節窩肱骨關節，也就是俗稱的肩關節。

這個由類似球與凹處的構造所組成的淺關節，是身體內活動度最大的關節，由一群稱為「旋轉袖口」的肌腱群所支撐著，而這些肌腱則是附著在胸部與背部肌肉。肱二頭肌腱跨過肩關節而延伸至上臂的肌肉。

在肩峰和旋轉袖口之間有一個滑囊，這小小的囊狀物裏面充滿液體，它是韌帶和骨頭之間的緩衝墊，但卻是常常發生毛病的地方。

肩膀可使手臂活動範圍達 360°，包括往前、往後、往上和往下活動。肩膀能做這麼大範圍的活動是因為其內部有四個關節。其中的一個關節叫肩肱骨關節，它屬於一種樞紐關節，功能是舉起肩膀。

肩肱骨關節在人體中活動度最大而且是最脆弱的關節

之一，常常會因長時間舉臂、扛或拎重物，或者長時間保持一個姿勢導致關節受損，引起肩膀的疼痛，有時還會影響到手臂、手或頸部的活動，因此做好肩部保健很重要。

循行肩部的經脈

中醫認為，冬季有寒邪，易襲陽位，寒性收引，寒性凝滯，致經脈和經筋的氣血阻滯，故肩部有拘緊感，疼痛酸脹。

根據中醫治病理論「穴位所在，主治所及。經脈所過，主治所及」，近取及循經至肩部的穴位，可加強疏通肩部的經絡氣血，有較好的舒筋活血止疼之效。當出現肩痛時，不妨按摩以下行於肩部的經脈及穴位。

手少陽三焦經：上貫肘，循臑外上肩，而交出足少陽之後，入缺盆……

足少陽膽經：……循頸，行手少陽之前，至肩上，卻交出手少陽之後，入缺盆。

手太陽小腸經：起於手小指尺側端少澤穴，沿手背、上肢外側後緣，過肘部，到肩關節後面，繞肩胛部，左右交會並與督脈在大椎穴處相會，前行入缺盆……

手太陰肺經：……從肺系橫行出於胸壁外上方，出腋下，沿上肢內側前緣下行，過肘窩入寸口上魚際，直出拇指橈側端少商穴。其分支從前臂列缺穴處分出，沿掌背側走向食指橈側端……

足太陽膀胱經：……經項部下行交會於大椎穴，再分左右沿肩胛內側……

肩痛專家答疑

Q 頸肩痛就是肩周炎嗎？

A：肩周炎為肩關節周圍軟組織退行性、炎症性病變，冬天肩部受涼容易引發。主要表現為肩臂疼痛，活動受限，以夜間安靜時疼痛加重為特徵。但肩痛並非皆是肩周炎引起，下列疾病也常引起肩痛，千萬莫麻痺大意而貽誤了病情。

肺癌：肩痛是肺癌轉移壓迫臂叢神經引起，可出現在咳嗽、咯血、胸痛等呼吸道症狀之前。

頸椎病：長期伏案工作等職業因素，頸椎易發生增生等退行性病變，增生骨刺壓迫頸部神經可引起肩痛，但這種肩痛多伴有頸部的不適及頭昏眩暈等症狀。

膽囊炎、膽石症：炎症或膽石牽涉引起右肩痛，患者常有反覆發作的病史可詢，超音波可以確診，經抗感染、解痙止痛治療可緩解肩痛。

心絞痛、心肌梗塞：疼痛多是因心肌缺血放射至左肩而引起。

心絞痛經常是因勞累或興奮誘發，休息後疼痛可緩解。含服硝酸甘油有顯著的效果。

心肌梗塞則常在睡眠或安靜狀態下發病，常伴有面色蒼白、大汗淋漓及呼吸困難、休克、心衰嚴重表現，含服硝酸甘油及休息均無明顯效果。

這兩者常危及生命，有冠心病病史者尤應小心。

家庭理療常識

特效穴位按摩

○按揉肩前穴

【位置】位於肩部，正坐垂臂，在腋前皺襞頂端與肩髃穴連線的中點處。

【按摩方法】以拇指肚緊貼上臂三角肌的前緣，點按並做環形按揉肩前穴。持續按揉，以有酸脹感為宜。

【功效主治】經常按摩此穴能放鬆肩部緊張的血管，使肩部的血液循環順暢，克服肩部僵硬痠痛、臂不能舉、手指麻木等。

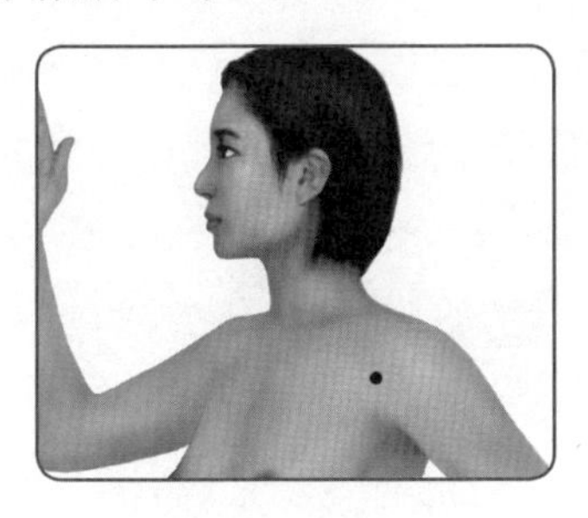

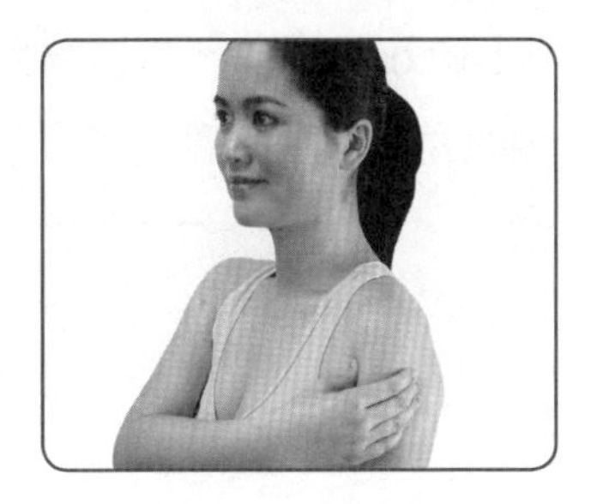

○點按中府穴

【位置】在胸前壁的外上方，雲門穴下方 1 寸處，前正中線旁開 6 寸，平第一肋間隙處。

【按摩方法】被按摩者取坐位或仰臥，按摩者用拇指指端點按肩部兩側的中府穴約 1 分鐘。

【功效主治】經常按摩此穴能夠促進肩部周圍的血液循環，緩解肩部肌肉僵硬痠痛。

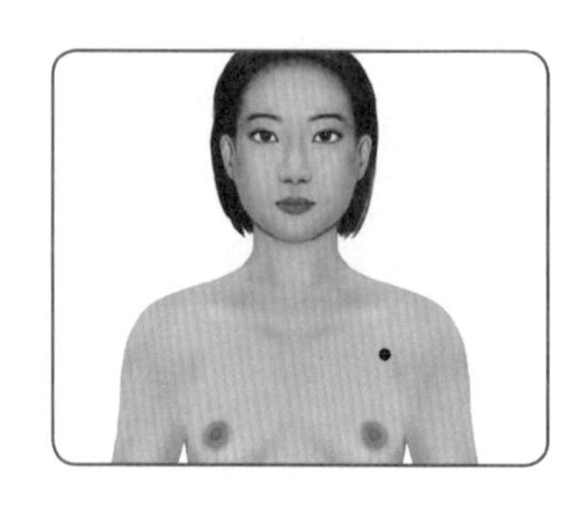

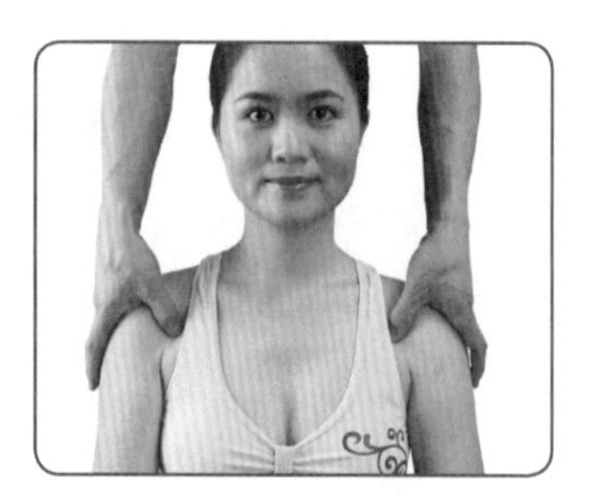

○按揉天宗穴

【位置】兩手食指、中指、無名指、小指搭在被按摩者肩膀上，拇指自然向下，拇指指端所指部位。

【按摩方法】被按摩者坐位或俯臥，按摩者兩手拇指先順時針方向輕輕按揉天宗穴 1 分鐘，逆時針方向按揉 1 分鐘。

【功效主治】經常按摩此穴可溫經活血，祛寒除濕。能夠改善頸椎病頸部僵痛、肩胛部疼痛、肩關節疼痛等。

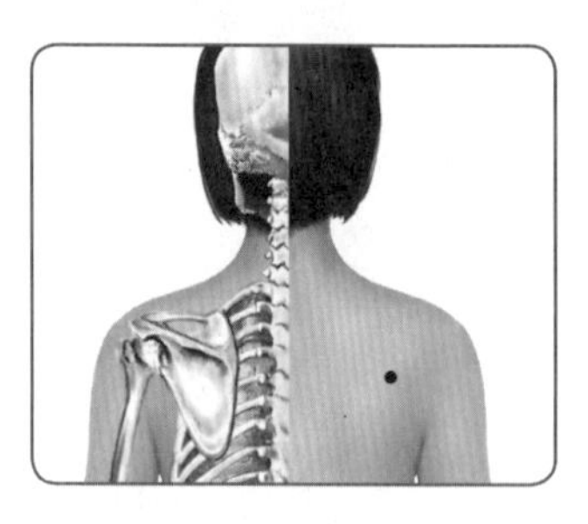

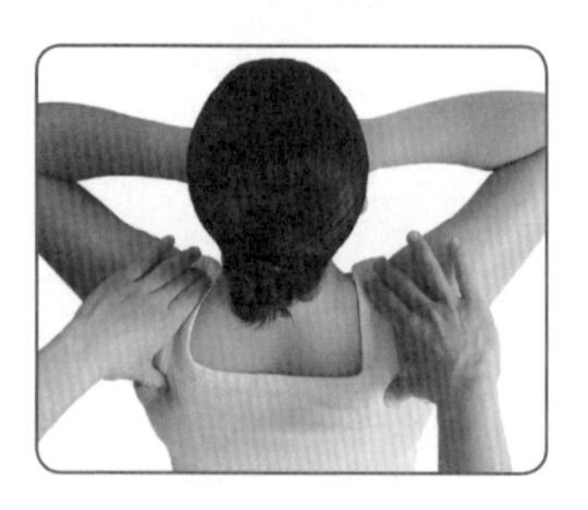

○按揉大杼穴

【位置】肩胛內側，第一胸椎棘突下旁開二橫指寬處。

【按摩方法】被按摩者取坐位或俯臥，按摩者雙手拇指順時針方向按揉該穴約 2 分鐘，以局部發熱為度。

【功效主治】此穴可改善肩部痠痛、肩周炎、頸椎痛等。

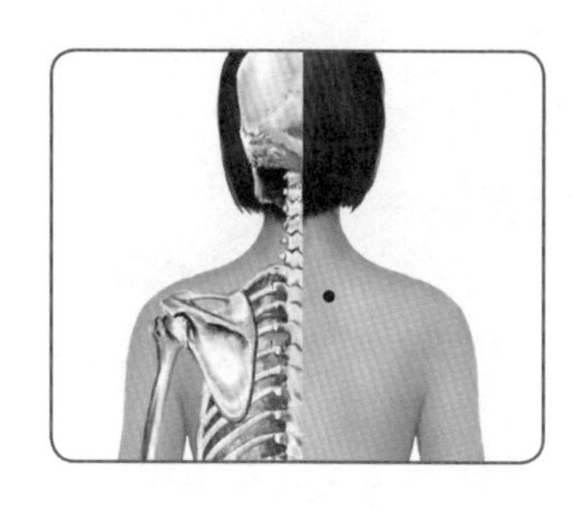

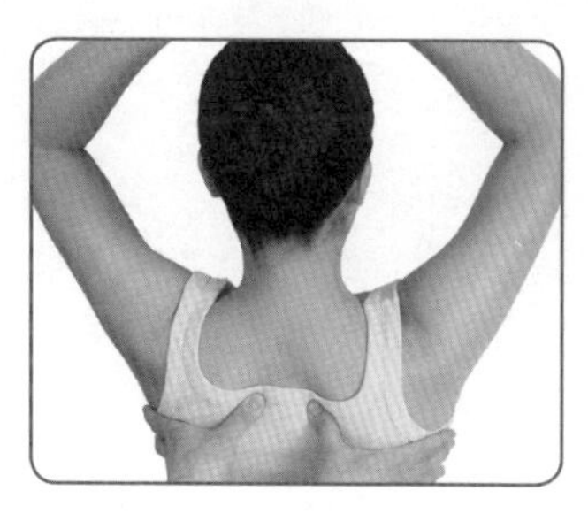

足底反射區按摩

步驟 01：食指扣拳法頂壓肩（圖 01-1）、肩胛骨（圖 01-2）、斜方肌（圖 01-3）反射區各 50 次。

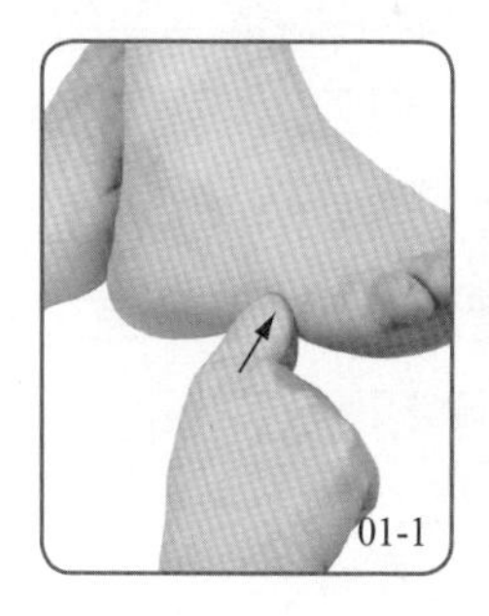
01-1

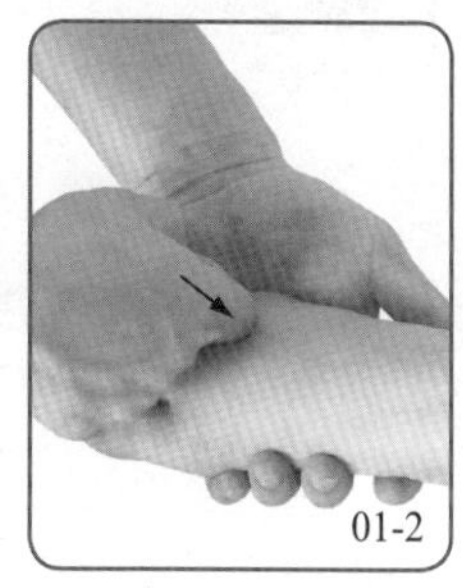
01-2

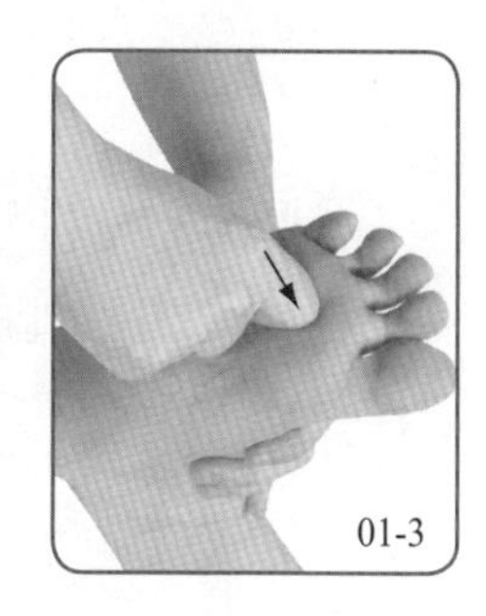
01-3

步驟 02：食指扣拳法頂壓頸項（圖 02-1）、肘（圖 02-2）、頸椎（圖 02-3）、胸椎（圖 02-4）、肝（圖 02-5）、脾（圖 02-6）、肺（圖 02-7）反射區各 50 次。

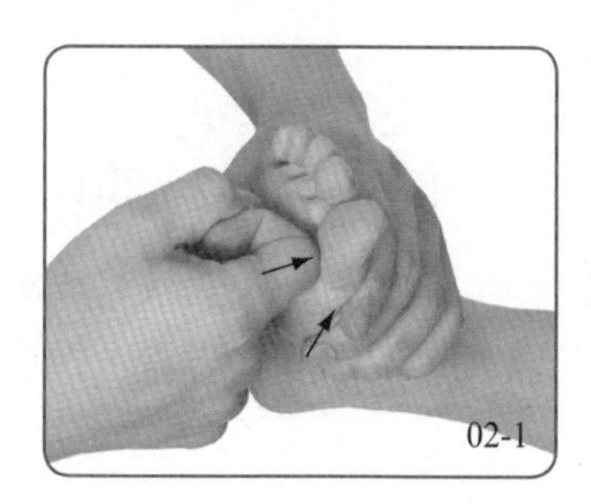
02-1

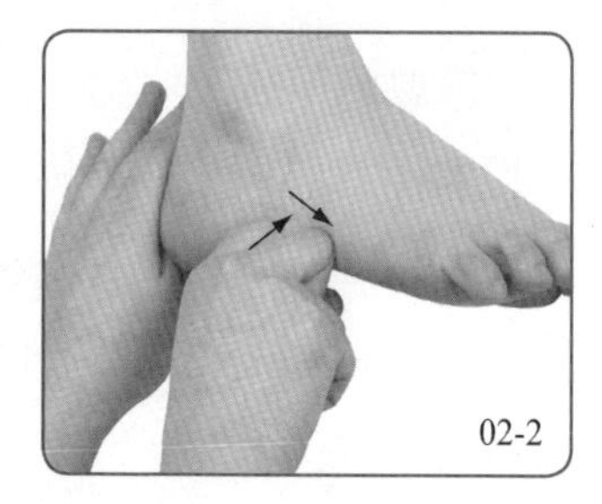
02-2

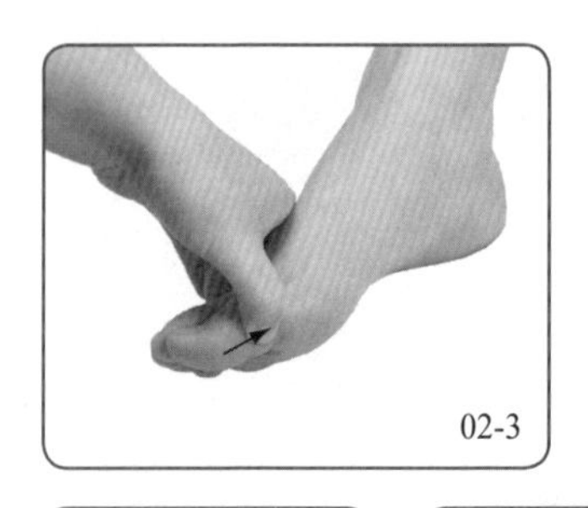
02-3

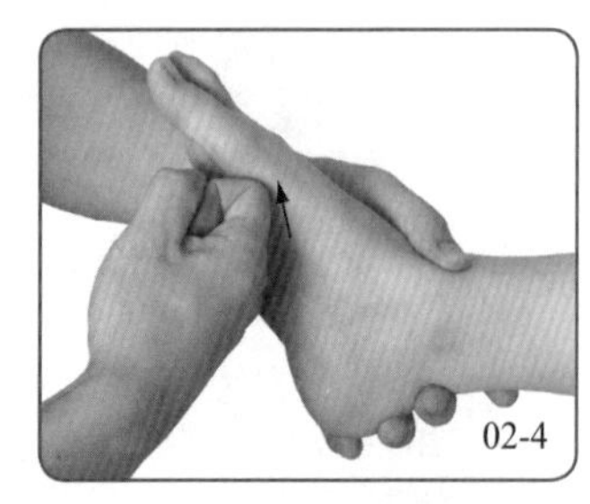
02-4

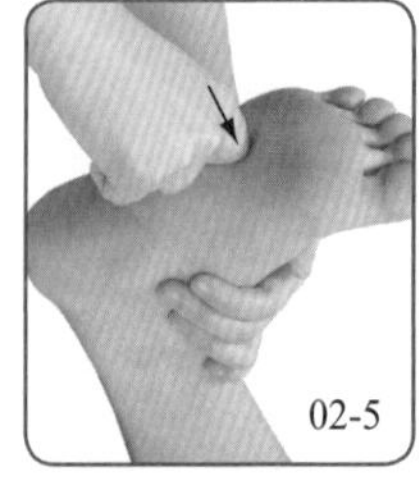
02-5

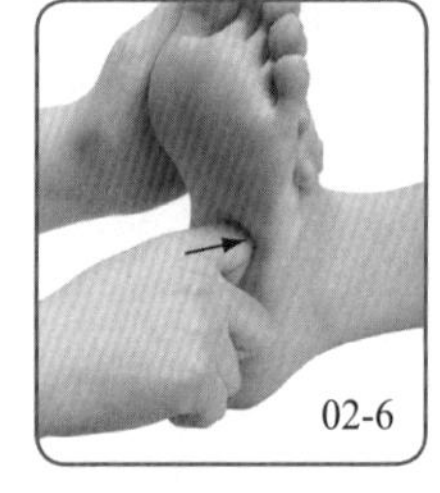
02-6

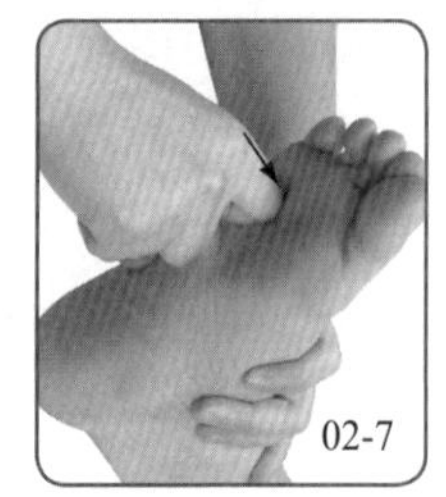
02-7

步驟 03：食指扣拳法依次頂壓腎（圖 03-1）、腎上腺（圖 03-2）反射區各 50 次，按摩力度以局部脹痛為宜。

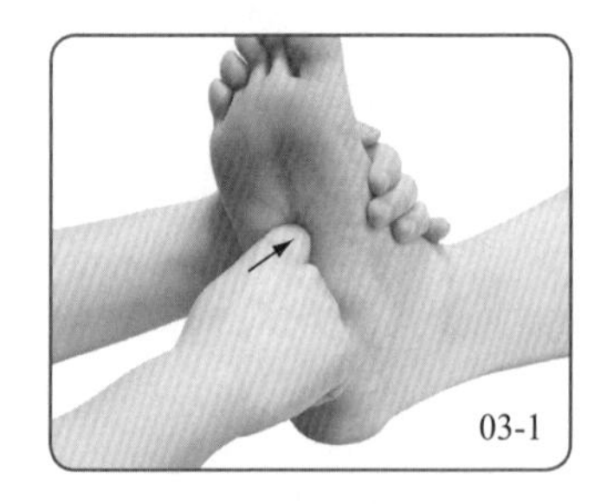
03-1

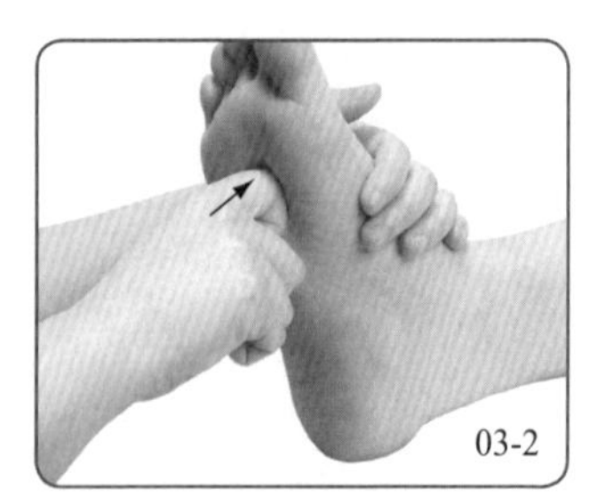
03-2

肩部保健其他按摩方法

○掌摩肩肌

以右手掌心置於左肩峰上方，由上向下摩動，再以左手掌置右肩峰上方，先後交替摩動 50～70 次。具有溫通經絡、解痙止痛的作用，有防治肩關節炎、凝結肩、頸肩綜合徵的功效。

○拿提肩肌

以拇指及其餘四指分開成鉗狀，置於肩部三角肌處，將肌肉拿定後，著力向上拿起 10～15 次。具有溫補氣血、剝離粘連的作用，對防治凝肩症、肩關節活動障礙、肩部肌肉萎縮有一定功效。

○握拳叩臂

以手握成空拳，沿上臂前側和外側至肘部，再沿前臂前側和外側至腕部各叩擊 20～30 次。具有疏通氣血、消除疲勞的作用，對上肢肌肉疲勞、肩肌勞損、肩關節疼痛等症有防治的功效。

按摩時的注意事項

在進行按摩時，患者都會感到疼痛，要忍痛堅持按摩，而且肩部功能的恢復不會很快，因此按摩應做到持之以恆，堅持下去，這樣才能達到痊癒的效果。

肩部日常保健指南

保暖避寒，避免受寒受風及久居潮濕之地。

勿過操勞，避免長久提重物，還要防止外傷。

要加強功能鍛鍊，如打太極拳、做柔軟體操、做頸部保健操等，使局部血液循環暢通。

對於經常伏案、雙肩經常處於外展工作的人，應注意調整姿勢，避免長期的不良姿勢造成慢性勞損和積累性損傷。在飲食方面，老年人要加強營養，多喝牛奶、骨頭湯，多吃雞蛋、豆製品、黑木耳等。

肩周炎發生後，最重要的是及早進行患側主動的和被動的肩關節功能鍛鍊，如彎腰垂臂擺動、旋轉、正身爬牆、側身爬牆、拉滑車等。

腰部保健按摩

認識我們的腰

腰是指背部第十二肋骨以下至髂嵴以上的軟組織部位。腰部的骨骼結構是由 5 個腰椎骨、骶骨和兩側髂骨構成。第五腰椎和骶椎構成腰骶關節，此處負重量大，是活動度大的腰椎與固定的骶椎相交處，承受的壓力較大，易患勞損。骶椎上沿與水平線的交角稱為腰骶角，正常為 34°～45°。椎骨間有椎間盤，並且相鄰兩椎間尚有兩個關節相聯繫，脊柱的各椎骨之間有很多韌帶相聯繫。

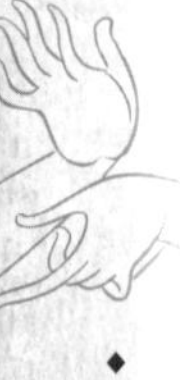

腰部占據著人體的主要部分，保持著人體正常的生理曲度，也是人體用力最多的部位，腰部脊柱承擔著人體60%以上的重力，並從事著複雜的運動，但由於其前方只有鬆軟的腹腔和髂腰肌，附近僅有一些肌肉、筋膜和韌帶，無骨性結構的保護。故在負重或不協調的運動中，椎體間關節、腰骶關節、骶髂關節、韌帶及周圍的肌肉、筋膜等極易受到損傷。

循行腰部的經脈

在經絡方面，督脈的主幹線貫脊行於腰背部中央，足太陽膀胱經全脈左右分行於脊柱兩側。在俞穴方面，腰背為眾多要穴集中之地，腰背部是臟腑的集中反應區，五臟六腑的代表穴——俞穴皆集中於腰背部中線的兩側，腰背這一區域包含著重要的整體訊息，故臟腑的病變可在腰背部反映出來。又由於腰部還有帶脈如束帶圍腰際一周，故腰骶部的變化有助於診斷腎及腹腔器官（包括生殖、泌尿系器官）之疾。再由於「背為陽」，循行於肩背腰部的經脈都是陽氣旺盛的經脈，如督脈總督一身之陽經，被稱為陽脈之海；足太陽膀胱經為巨陽之氣，統帥諸陽，又布達衛氣行於周身，加之背腰部有命門、陽關、腎俞等陽氣較為集中的要穴，故背腰部對預測陽氣的盛衰又有重要意義。人體陰陽失衡之時，即可反映於腰背。

足太陽膀胱經：沿脊柱兩旁向下行，到達腰部，進入脊柱兩旁的肌肉，深入體腔。

督脈：沿脊柱裏邊直向上行，到達項後，從風府穴處進入顱內。

帶脈：帶脈循行起於季脅，斜向下行到帶脈穴，繞身一周，並於帶脈穴處再向前下方沿髖骨上緣斜行到少腹。

家庭理療常識

特效穴位按摩

○按揉大腸俞穴

【位置】腰部，離第四腰椎下兩側各約 2 橫指寬處。

【按摩方法】取坐位或站位，兩手叉腰，用中指指腹部用力揉按兩側大腸俞約 2 分鐘；或握拳，用食指的掌指關節凸起部點按穴位 1 分鐘。以局部有酸脹感為佳。

【功效主治】經常按摩此穴可轉輸氣機，調和氣血，對改善因氣血不足、循環不暢所致的腰背疼痛很有效果。同時還能夠改善骶髂關節炎、骶棘肌痙攣、坐骨神經痛等。

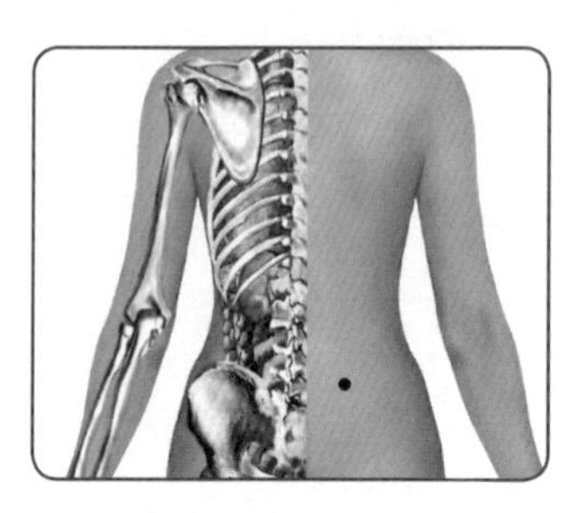
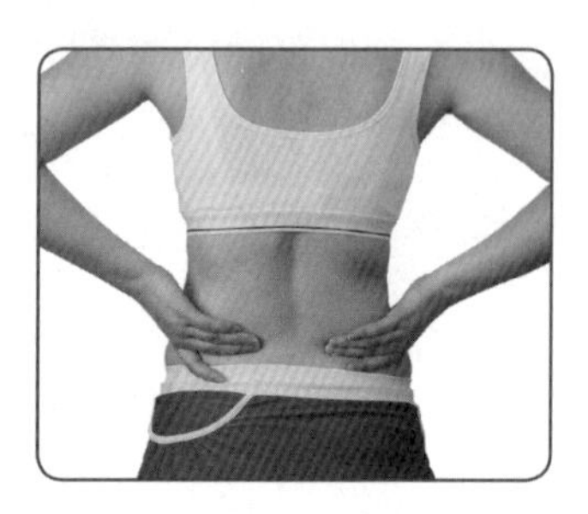

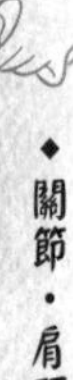

○按揉命門穴

【位置】腰部，第二腰椎棘突下緣的凹陷中。

【按摩方法】被按摩者俯臥，按摩者用大拇指順時針方向按揉 2 分鐘，然後逆時針方向按揉 2 分鐘。

【功效主治】經常按摩此穴可改善腰痠腿軟、腰肌勞損、腰椎間盤突出症以及陽痿、滑精、早洩等所致的腰痛。

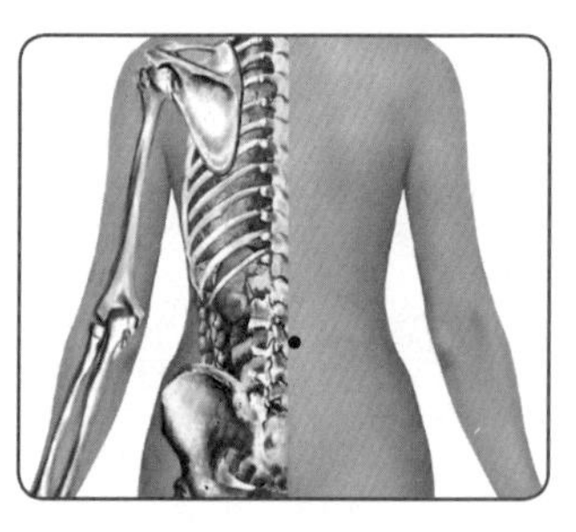
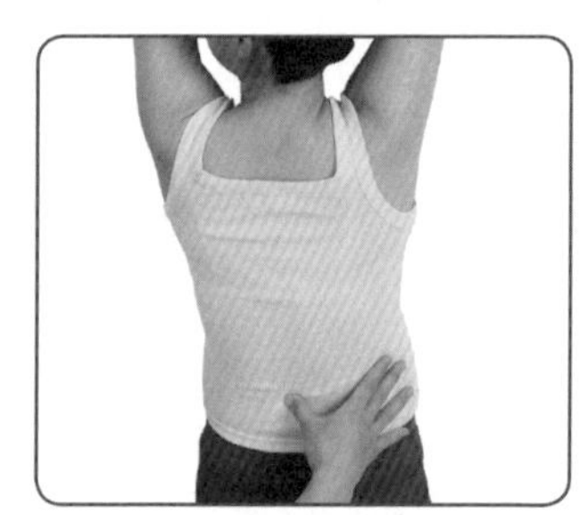

○按揉腰痛點穴

【位置】在手背側，當第二、三掌骨及第四、五掌骨之間，當腕橫紋與掌指關節中點處，一側2穴，左右共4穴。

【按摩方法】取立位，一手拇指指尖點按腰痛點 2～3 分鐘，出現酸脹感後，同時活動腰部，雙手交替進行。

【功效主治】經常按摩此穴可舒筋活絡，化瘀止痛。能夠改善急性腰扭傷、各種腰疼。

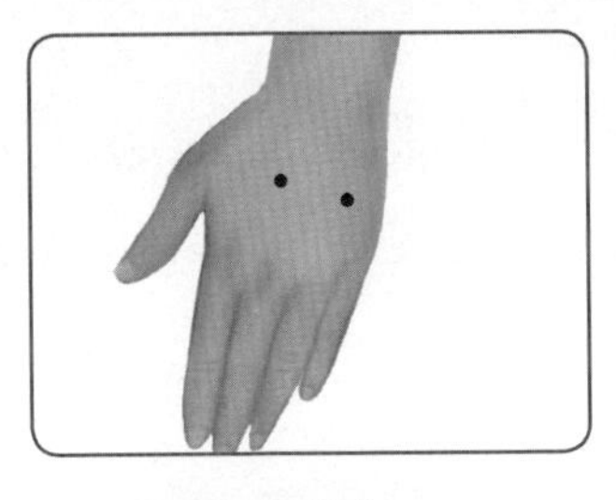

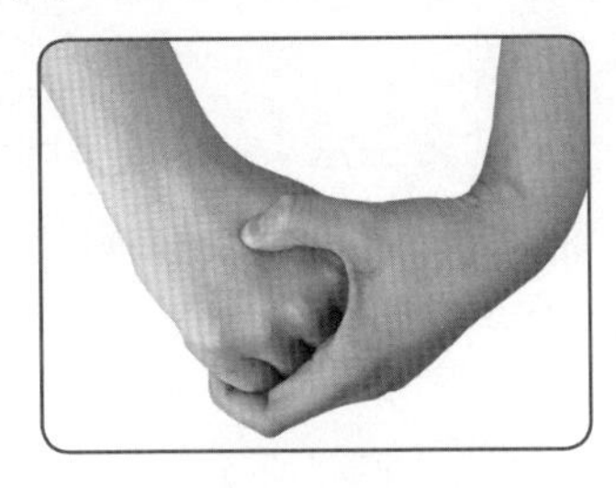

○揉擦八髎穴

【位置】在骶椎上，分上髎、次髎、中髎和下髎，左右共 8 個穴位，分別在第一、二、三、四骶後孔中，合稱「八髎穴」。

【按摩方法】被按摩者俯臥位，按摩者一手扶其背部，另一手緊貼骶部兩側八髎穴處，手掌著力往返橫擦骶骨八髎穴處 2 分鐘。

【功效主治】經常按摩此穴可調理下焦，通經活絡，強腰利濕。

能夠改善腰骶部疼痛、腰骶關節炎、膝關節炎、坐骨神經痛、下肢癱瘓、小兒麻痺後遺症等。

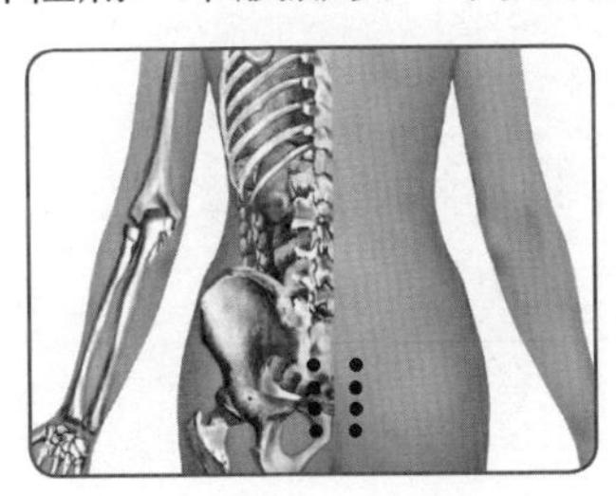

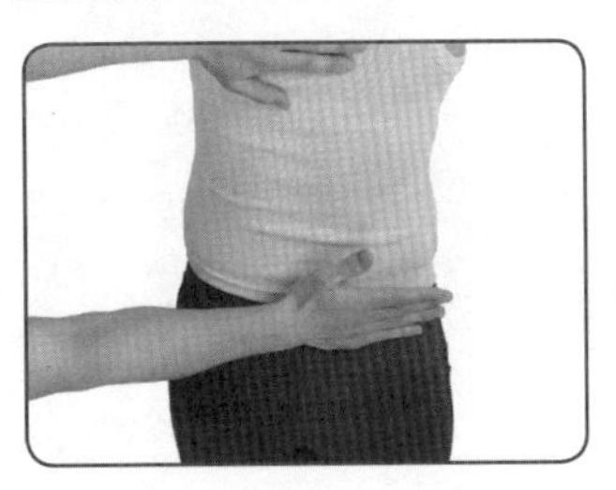

○按揉腰俞穴

【位置】位於骶部，在後正中線上，適對骶管裂孔處。

【按摩方法】取站位或俯臥位，用右手中指點按腰俞穴，先順時針方向壓揉 9 次，再逆時針方向壓揉 9 次，連做 36 次。

【功效主治】經常按摩此穴可調經清熱，散寒除濕，補益腎氣。能夠改善腰脊疼痛、腰骶神經痛、足清冷麻木等。

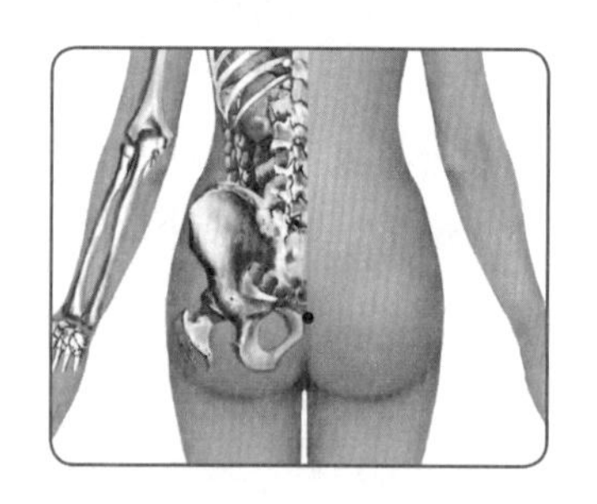
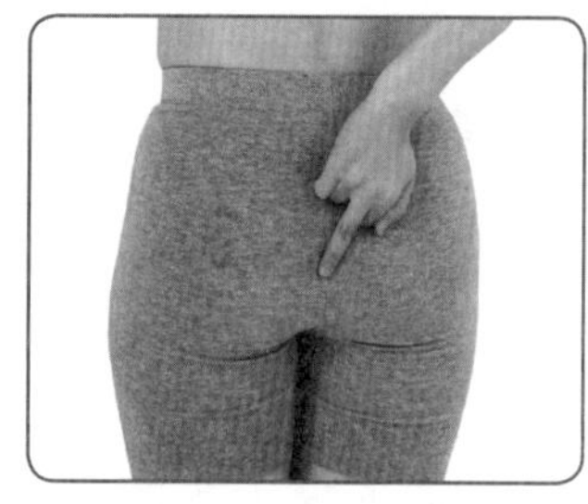

○點按長強穴

【位置】在尾骨下端與肛門之間的中點凹陷處。

【按摩方法】被按摩者俯臥，雙腿分開，按摩者用中指輕輕點按長強穴約 2 分鐘。

【功效主治】經常按摩此穴可解痙止痛，調暢通淋。

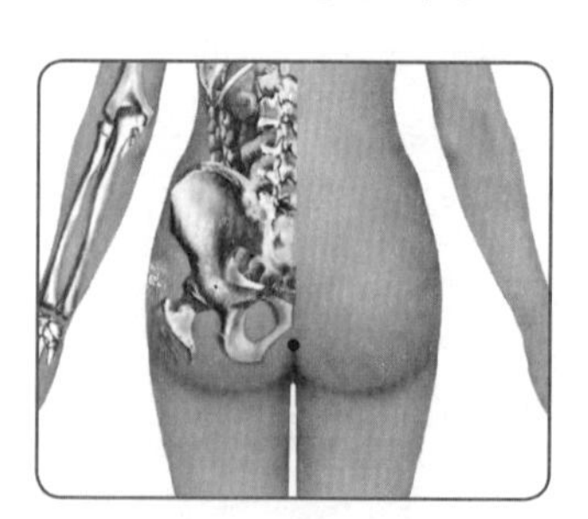
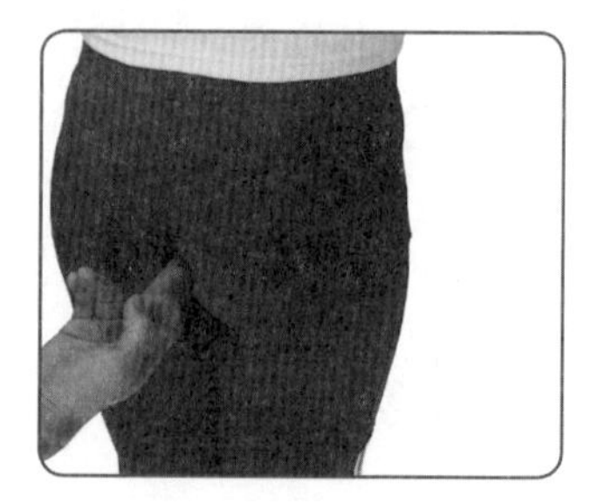

足底反射區按摩

步驟 01：食指扣拳法依次頂壓腎（圖 01-1）、膀胱（圖 01-2）反射區各 50 次，按摩力度以局部脹痛為宜。

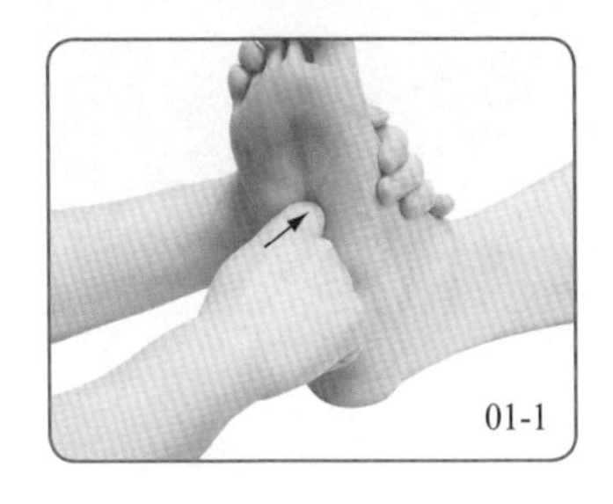
01-1

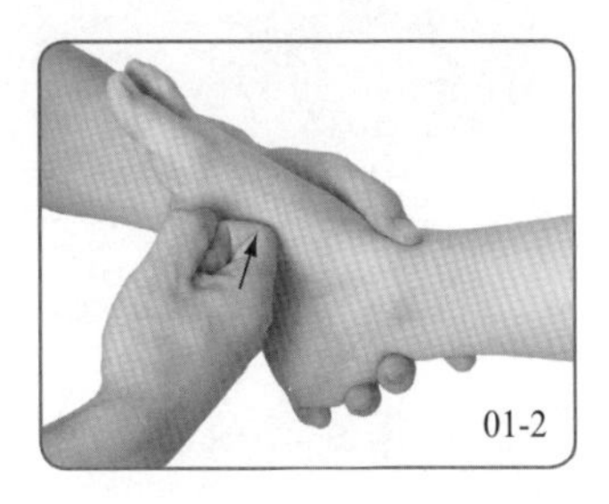
01-2

步驟 02：食指扣拳頂壓法頂壓輸尿管反射區 50 次。

步驟 03：食指扣拳頂壓法推按肺反射區 50 次。

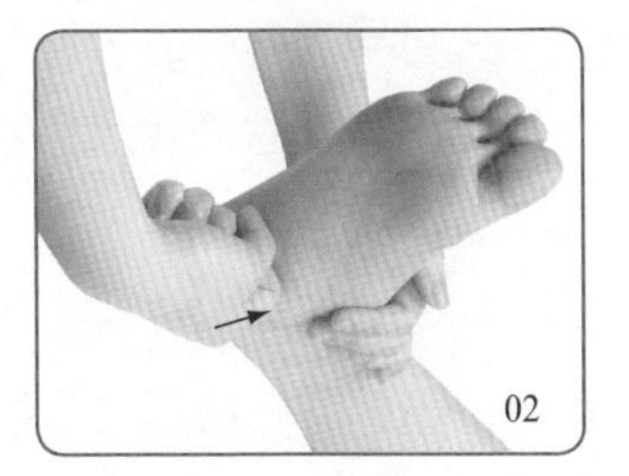
02

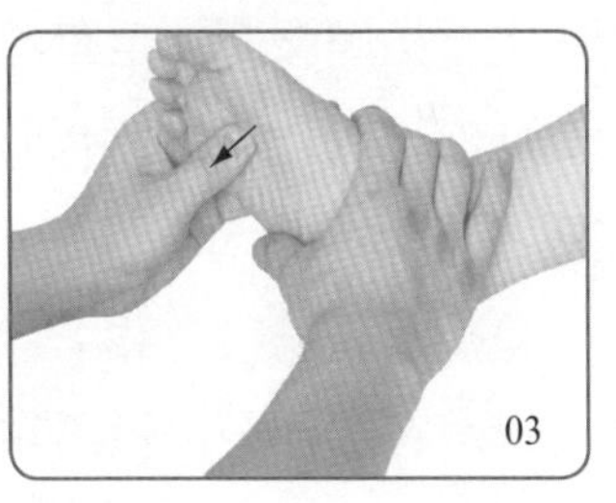
03

步驟 04：食指扣拳法頂壓腰椎（圖 04-1）、骶椎（圖 04-2）反射區各 50 次。

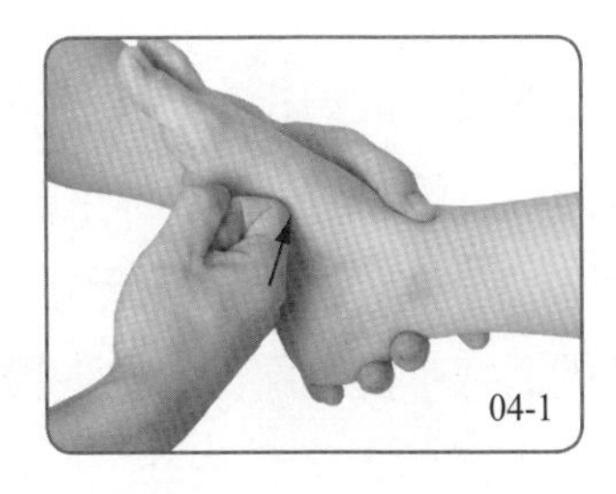
04-1

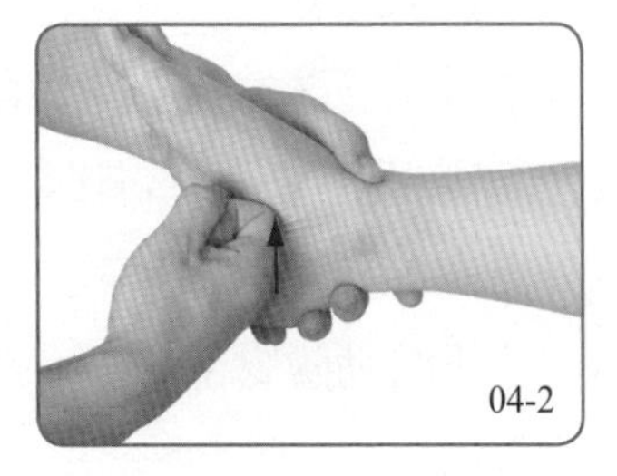
04-2

步驟 05：拇指指腹推壓法推按髖關節（圖 05-1）、坐骨神經（圖 05-2）反射區各 50 次。

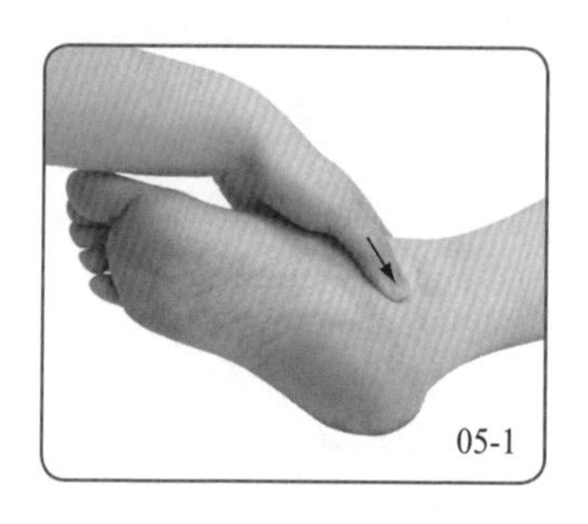
05-1

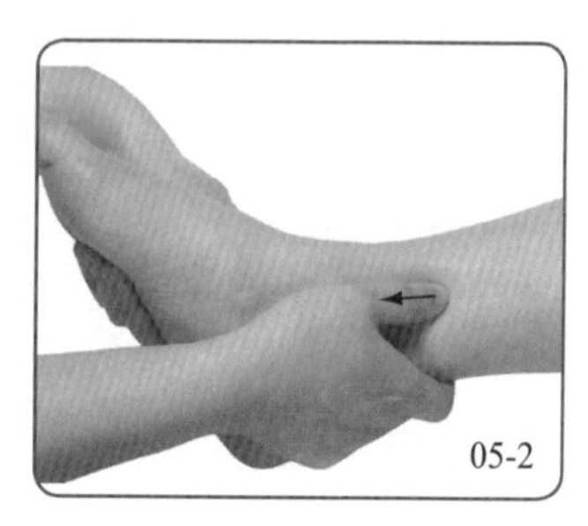
05-2

腰部保健其他按摩方法

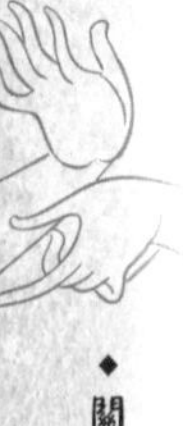

○摩腎益精

兩手掌對搓至手心熱後，分別放至腰部，手掌向皮膚，上下按摩腰部，至有熱感為止。可早晚各一遍，每遍約 200 次。動作要快速有力，以補腎納氣，祛風散寒和通經活絡。

○按揉痛點

握拳在腰部尋找壓痛點，用第一指間關節或第二掌指關節進行從輕到重的按摩，時間一般為 1～2 分鐘。如有數點壓痛則分別按揉。要注意隨時調整體位。

○腰部活動

兩手相互摩擦至熱，用兩手叉腰，大拇指在前，四指按在兩側腎俞穴處，先順時針方向旋轉腰臀部 9 次，再逆時針方向旋轉腰臀部 9 次，連做 36 次。意想腰部儘量放鬆。每天活動腰臀部，具有疏經活穴、滑利關節、強健腰肌等作用。

按摩時的注意事項

腰痛時，人們習慣藉助按摩來舒緩疼痛。確實，按摩能起到緩解作用，但不能除根治本，而且腰部和頸部一樣不能輕易按摩，否則容易加重病情，甚至造成事故。因此按摩時要注意不要過度用力，最好在按摩前諮詢醫生。

腰部日常保健指南

床鋪應選擇硬板床或者在木板床上放較硬的席夢思等彈性臥具，睡覺時雙下肢宜稍屈曲，以側臥位為好。

預防腰痛應避免坐臥濕地，若涉水、淋雨或身勞汗出後即應換衣擦身，暑天濕熱鬱蒸時應避免夜宿室外或貪涼飲冷。同時還要注意腰部保暖。

腰痛的護理，可做自我按摩，活動腰部，打太極拳，勤用熱水洗澡。

平時多做收縮腹肌、伸展腰肌運動，以及散步、倒步行走和騎自行車等，都能防止和減輕腰疼。

學會放鬆，減少緊張。緊張可使血液中激素增多促使腰間盤膨大而導致腰疼，所以合理安排工作和休息，保持愉快心境對防止腰疼有很大幫助。

保持正確姿勢。久坐的人坐時要使背部緊靠椅背，以使腰部肌肉得到放鬆和休息，時而向後伸腰也是預防腰疼的好方法。改進飲食習慣、避免肥胖。肥胖會給脊椎帶來過大的負荷，同時由於腹肌鬆弛而不能起到對脊椎的支撐作用，會迫使脊椎發生變形。

腿部保健按摩

認識我們的腿

腿是指人體腹部以下部分，包括臀部、股部、膝部、小腿部和足部。股部分前、內和後區，膝部分為前、後區，小腿部分前、外和後區，足部分踝、足背、足底和趾。

腿是由骨、肌肉、血管、神經及淺、深筋膜和皮膚形成的多層次鞘狀局部。可分為淺、深兩層結構。淺層結構由皮膚和淺筋膜構成，在淺筋膜內有豐富的淺靜脈、淋巴管和皮神經。深層結構由深筋膜、肌肉、血管、神經和骨構成，並以血管、神經及其行徑形成若干重要局部結構及局部核心結構。

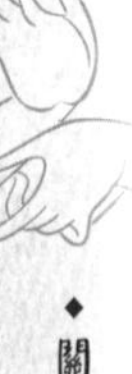

腿部有人體最大、最長而且最結實的關節和骨頭，它們要承受比人的體重大幾倍的力量，易受損傷，應注意保護。

循行腿部的經脈

足少陽膽經：在髖部與眼外眥部支脈會合，然後沿下肢外側中線下行。經外踝前，沿足背到足第四趾外側端。

足陽明胃經：下行至腹股溝處的氣衝穴，沿大腿前側，至膝臏，沿下肢脛骨前緣下行至足背，入足第二趾外側端厲兌穴。

足太陰脾經：本經起於足大趾內側端隱白穴，沿內側赤白肉際上行，過內踝的前緣，沿小腿內側正中線上行，在內踝上 8 寸處，交出足厥陰肝經之前，沿大腿內側前緣上行，進入腹部。

足太陽膀胱經：本經脈經過體腔後分出兩條分支，一分支從腰部分出，沿脊柱兩旁下行，穿過臀部，從大腿後側外緣下行至膕窩中。另一分支從項分出下行，挾脊下行至髀樞，經大腿後側至膕窩中與前一支脈會合，然後下行穿過腓腸肌，出走於足外踝後，沿足背外側緣至小趾外側端。

足少陰腎經：起於小趾下，斜走足心，出於然谷下，循內踝之後，別入跟中，以上踹內，出內廉，上股內後廉。

足厥陰肝經：起於足大趾爪甲後叢毛處，向上沿足背至內踝前 1 寸處，向上沿脛骨內緣，在內踝上 8 寸處交出足太陰脾經之後，上行過膝內側，沿大腿內側中線進入陰毛中。

腿痛專家答疑

Q 一到冬季就腿疼都是老寒腿嗎？

A：天氣變冷，血管收縮，下肢動脈硬化症狀經常在冬天出現惡化。動脈硬化閉塞症發生在下肢的概率高達 90%，它的早期表現是酸麻，再嚴重一些就會出現疼痛。因為它跟腿病引起的感覺極為相似，所以很多人容易把它當作「老寒腿」。

而區分腿部不適是由於血管問題造成的，還是真正的「老寒腿」，比較簡單的方法是注意腿部不適的時間。一般來說，「老寒腿」多是骨關節疾病，此類疾病靜息時也會疼痛，特別是清晨，會有「晨僵」的感覺，起來活動後有所緩解。一旦延長活動時間，關節負擔加重，疼痛又會出現，甚至加劇。而因血管問題導致的下肢不適，多在運動之後出現，因為此時全身各組織都需要能量，如供血不足則無法供給腿部所需，不適感就會表現得更為強烈，這時請及時諮詢醫生。

家庭理療常識

特效穴位按摩

○按揉居髎穴

【位置】當髂前上棘與股骨大轉子最凸點連線的中點處。

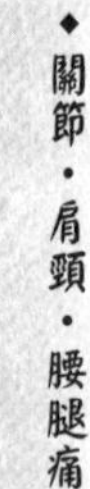

【按摩方法】取坐位，用大拇指指峰用力深推居髎穴，指力逐步加重，漸漸滲透，持續 2～3 分鐘。

【功效主治】舒筋活絡，改善腰腿痺痛、癱瘓等。

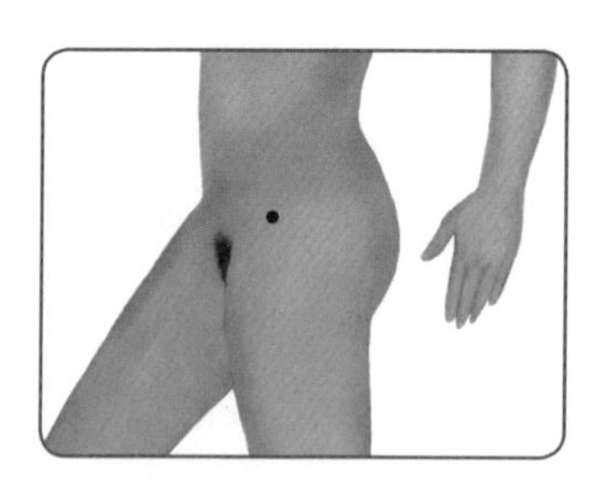

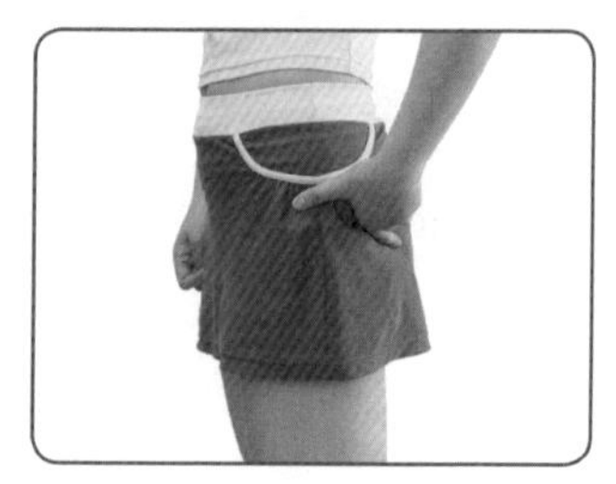

○按揉殷門穴

【位置】臀橫紋與膕橫紋連線中點稍微向上一橫指寬處。

【按摩方法】兩腿微張開，用中指點按殷門穴約 1 分鐘，再順時針方向按揉 2 分鐘，以局部感到酸脹為好。

【功效主治】舒筋通絡，改善腰腿疼、坐骨神經痛。

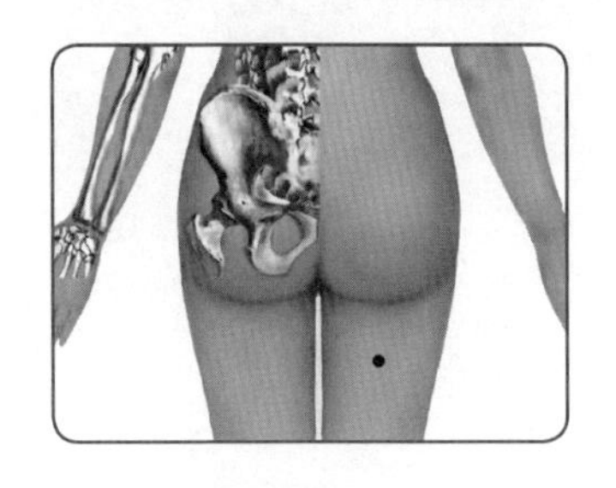
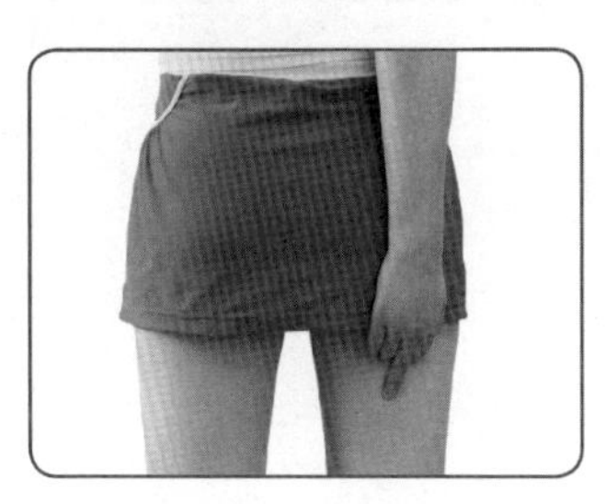

○按揉築賓穴

【位置】小腿內側，內踝尖向上五橫指寬處。

【按摩方法】按摩者用拇指順時針方向按揉築賓穴約 2 分鐘，然後逆時針方向按揉約 2 分鐘，以局部感到酸脹為佳。

【功效主治】調理下焦，寧心安神。能夠改善小腿內側痛、腓腸肌痙攣等。

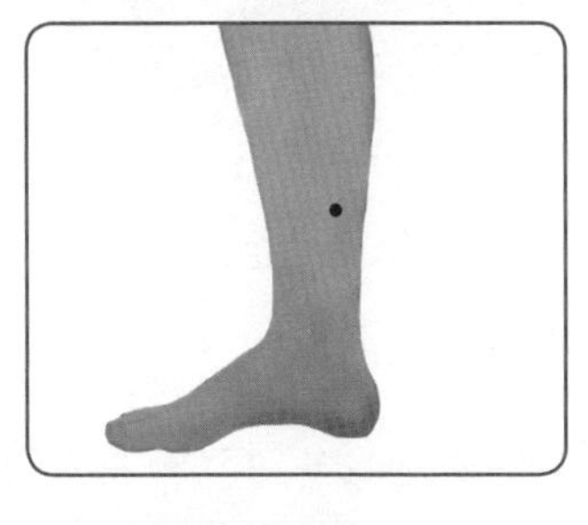
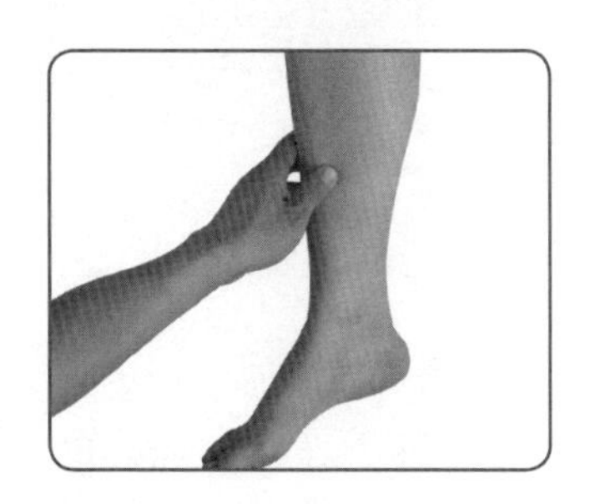

○按揉丘墟穴

【位置】外踝前下緣。

【按摩方法】取蹲位，用中指按於丘墟穴（拇指附於內踝後），向外揉按 2 分鐘，力度以能夠忍受為度。

【功效主治】經常按摩此穴可健脾利濕，洩熱退黃，舒筋活絡。能夠改善踝關節及周圍軟組織疾病、下肢痿痺等。

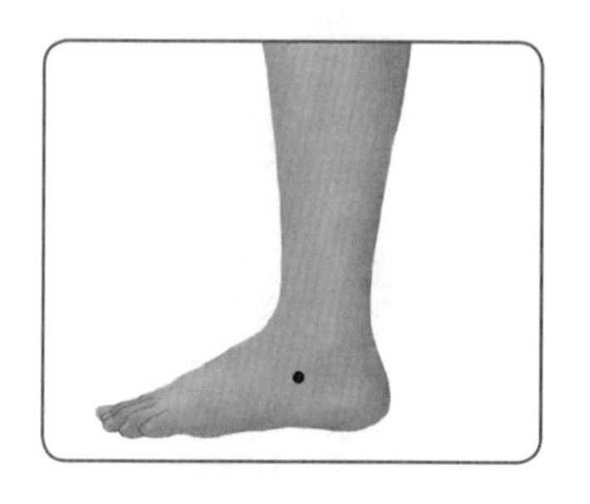
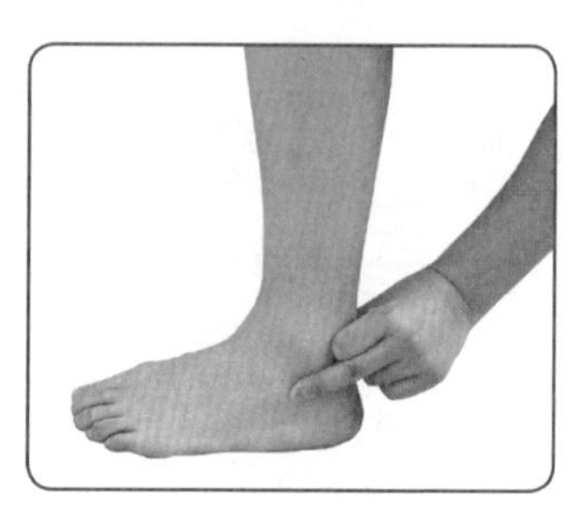

○按揉足三里穴

【位置】脛骨外側，在膝眼下方約三橫指寬處。

【按摩方法】取坐位，用雙手拇指按於兩側足三里穴，其餘四指附於小腿後側，順時針方向按揉 2 分鐘。

【功效主治】健脾和胃，通經活絡，改善腰腿疼痛等。

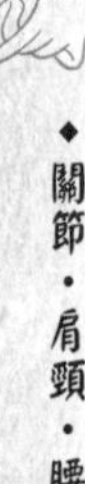

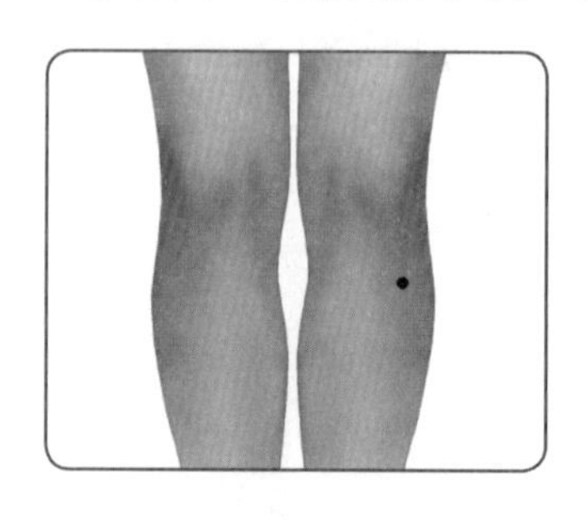
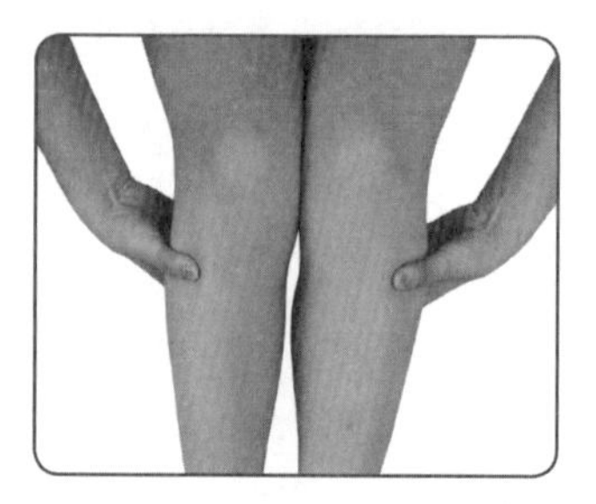

○按揉豐隆穴

【位置】在小腿前外側，當外踝尖上 8 寸，距脛骨前緣二橫指。

【按摩方法】取坐位，用雙手拇指指腹順時針方向按揉同側豐隆穴 2 分鐘，以局部酸脹為度。

【功效主治】健脾化痰，和胃降逆，改善肥胖病所致的腰腿疼、腿膝痠痛、肩周炎等。

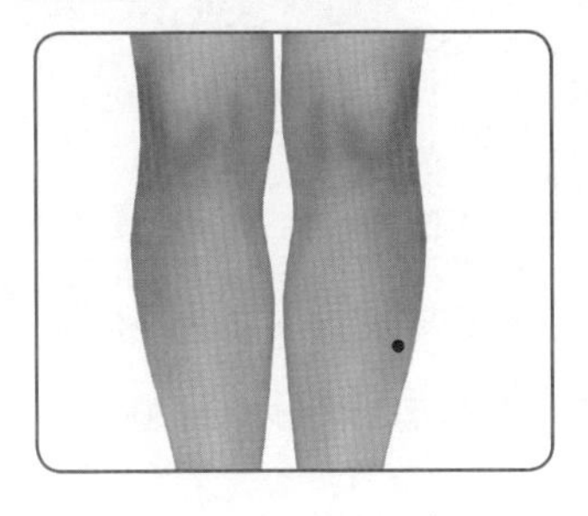

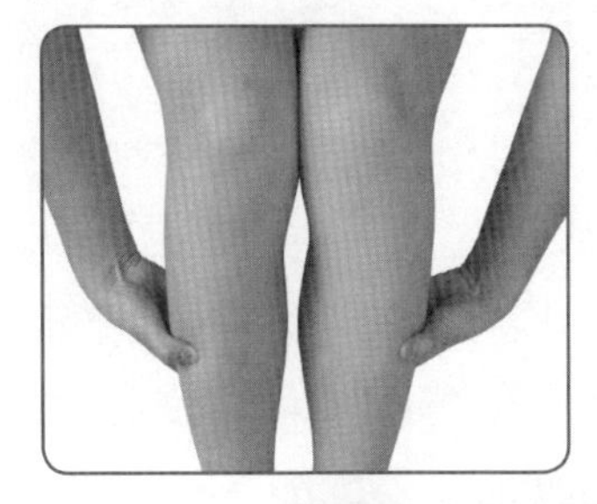

足底反射區按摩

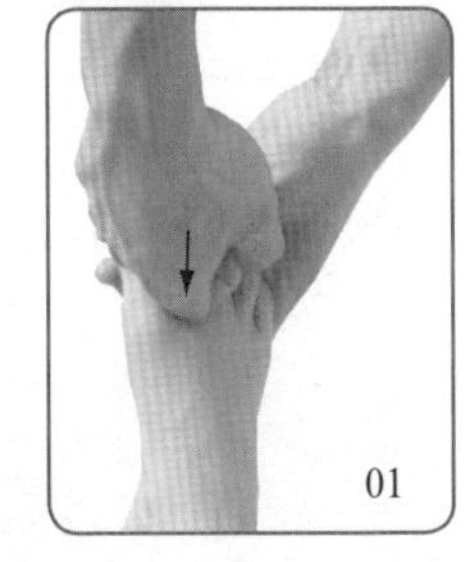

01

步驟 01：食指扣拳法頂壓下身淋巴結反射區各 50 次。

步驟 02：食指扣拳法依次頂壓膝關節（圖 02-1）、腎（圖 02-2）、肝（圖 02-3）、腎上腺（圖 02-4）、膀胱（圖 02-5）、甲狀旁腺（圖 02-6）反射區各 10 次。

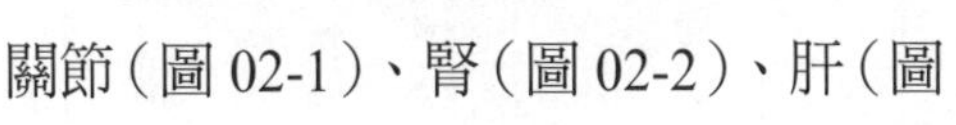

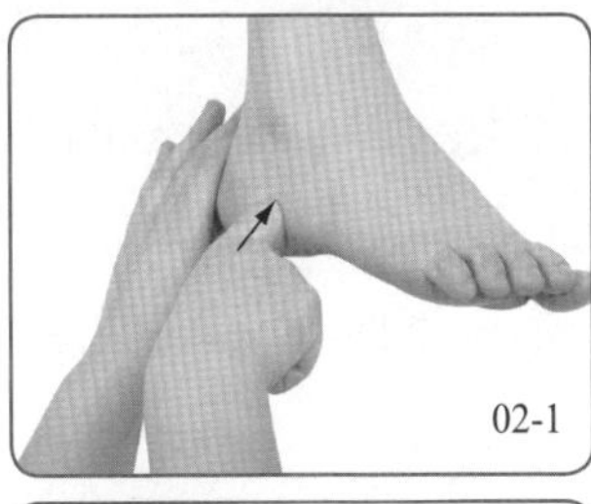

02-1

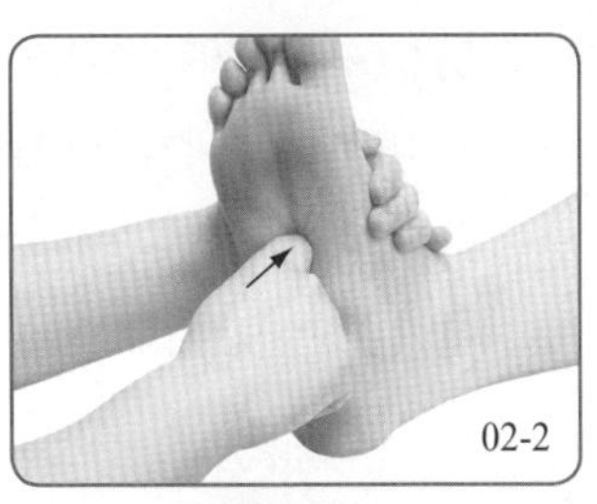

02-2

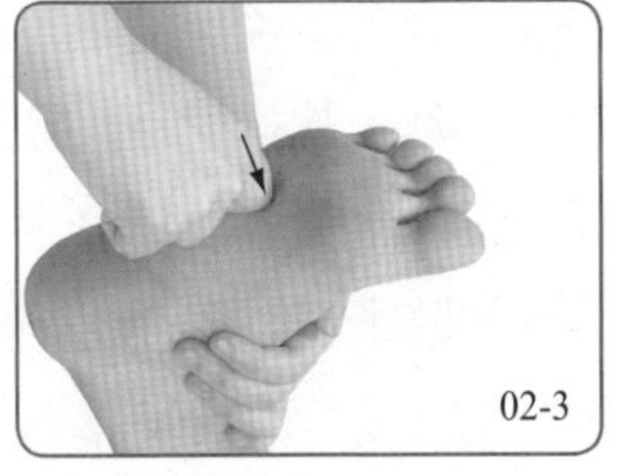

02-3

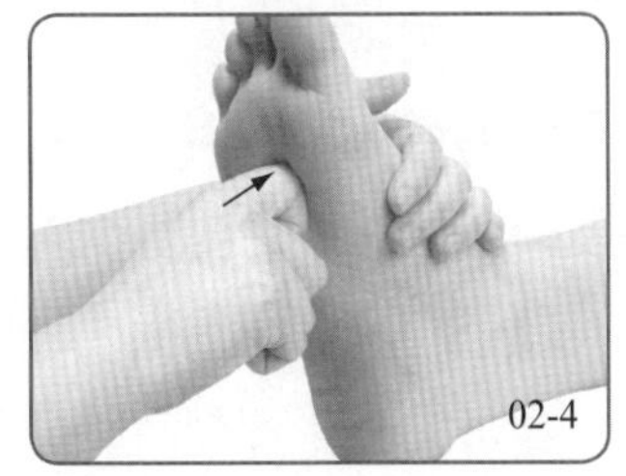

02-4

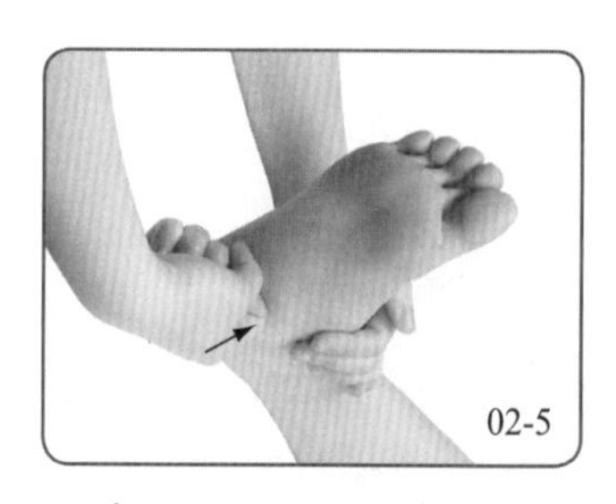
02-5

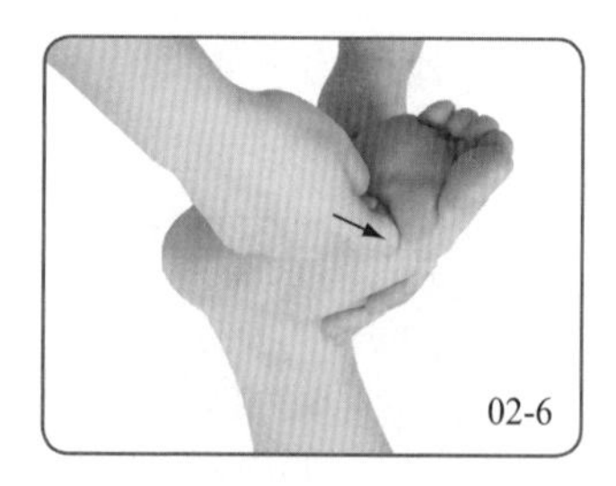
02-6

步驟 03：拇指指腹推壓法推按輸尿管反射區 50 次。

步驟 04：拇指指腹推壓法推按髖關節（圖 04-1）、坐骨神經（圖 04-2）反射區各 50 次。

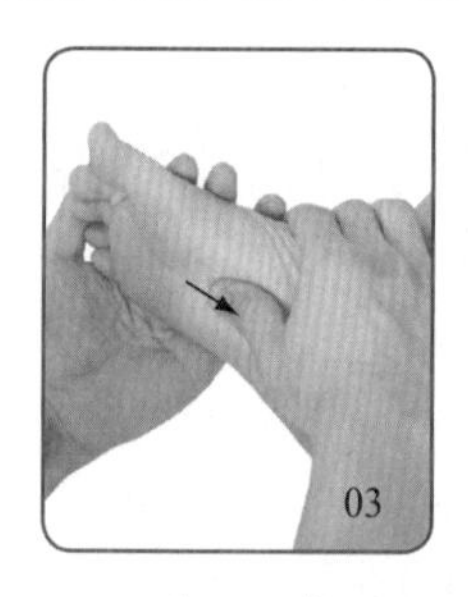
03

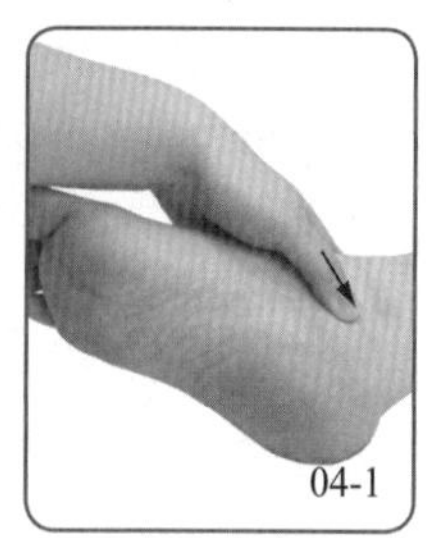
04-1

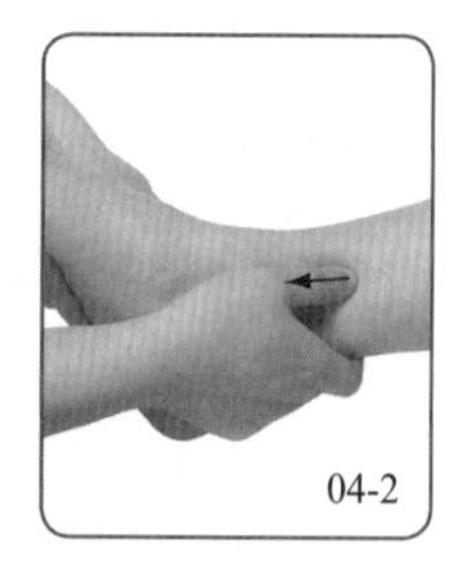
04-2

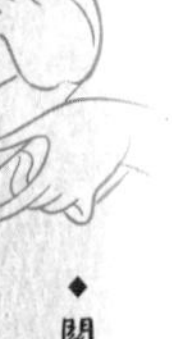

腿部日常保健指南

堅持做腿部運動，如步行、慢跑、游泳、騎單車等，以強化小腿肌肉，促進腿部血液循環，其中游泳有助於增強血管的彈性，是防治下肢靜脈曲張的最佳運動方式，可促進下肢靜脈的回流，防止下肢靜脈瘀血，減輕腿部腫脹疼痛等一系列症狀。

修剪趾甲應略呈弧形，與腳趾等緣，不可剪得過多而傷及甲溝導致甲溝炎。如有雞眼、胼胝、腳癬等足部疾患應及時治療，不可自行處理，以防感染化膿導致壞疽。

鞋子的選擇很重要。一雙合腳的鞋子可以讓你走路舒適，還可以減少運動時膝關節和足部承受的撞擊與壓力。

第 3 章

選準要穴集中袪病
——只需 10 分鐘，消除頸肩腰腿痛

頸部常見病對症按摩

頸椎病

頸椎病是由於頸椎間盤退行性變、頸椎骨質增生所引起的。臨床常表現為頸、肩臂、肩胛、上背及胸前區疼痛，手臂麻木，肌肉萎縮，甚至四肢癱瘓。

特效穴位按摩

○揉捏風池穴

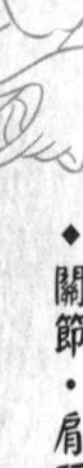

【位置】頸後兩側枕骨下方，髮際兩邊大筋外側凹陷處。

【按摩方法】被按摩者取坐位，按摩者站於身後，一隻手扶住被按摩者的前額，另一隻手用拇指和食指分別置於被按摩者的風池穴處，揉捏半分鐘左右，以局部酸脹為佳。

【功效主治】此穴具有平肝息風，祛風解表，通利官竅的作用。

多用於治療頸椎病所致的頭暈、頭脹痛等。

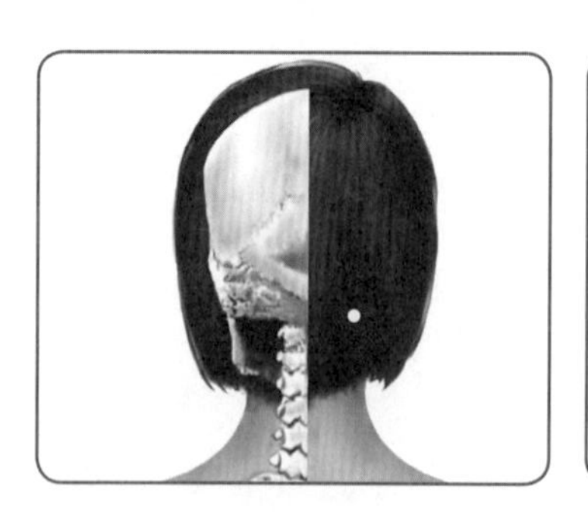

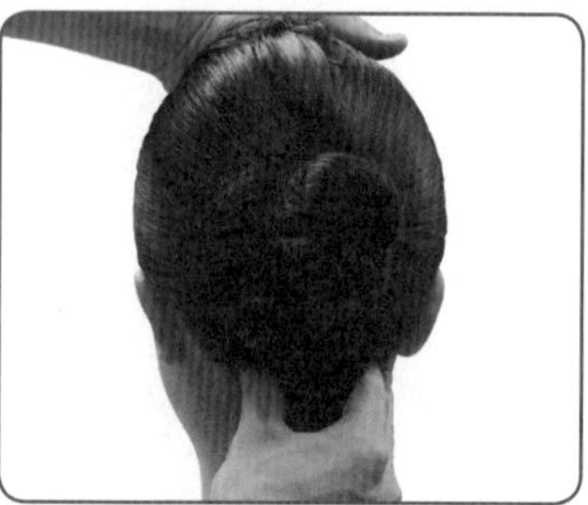

○按揉天牖穴

【位置】乳突後下方，胸鎖乳突肌後緣，約平下頜角處。

【按摩方法】取坐位，用拇指螺紋面按揉 3 分鐘，手法用力適中，以局部有明顯酸脹或痠痛感為佳。

【功效主治】此穴具有清頭明目、通經活絡的作用。多用於治療頸椎病所致的頭痛、頭暈以及頸肩背部痙攣強直。

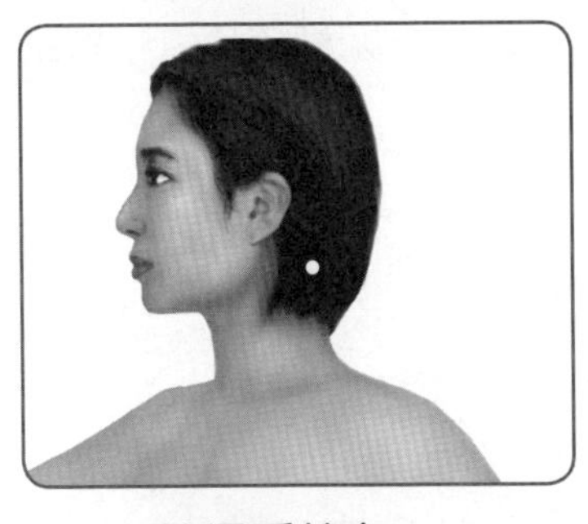

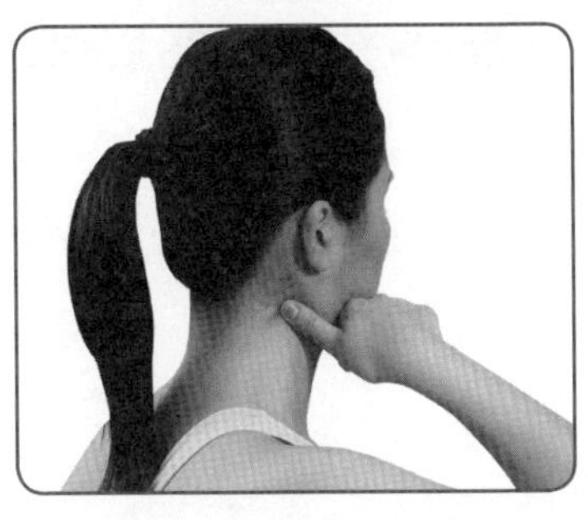

○按揉肩井穴

【位置】在後頸根部第七頸椎與肩峰之間的中點處。

【按摩方法】被按摩者取坐位，按摩者用雙手拇指按壓被按摩者肩井穴約 1 分鐘，再按揉約 2 分鐘，以局部酸脹為佳。

【功效主治】此穴具有祛風清熱、活絡消腫的作用。多用於治療頸椎病頭項強痛、頸椎活動受限、頸項肌痙攣等。

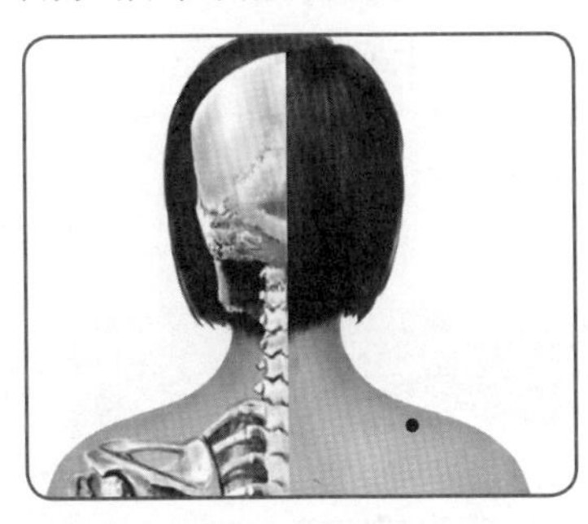

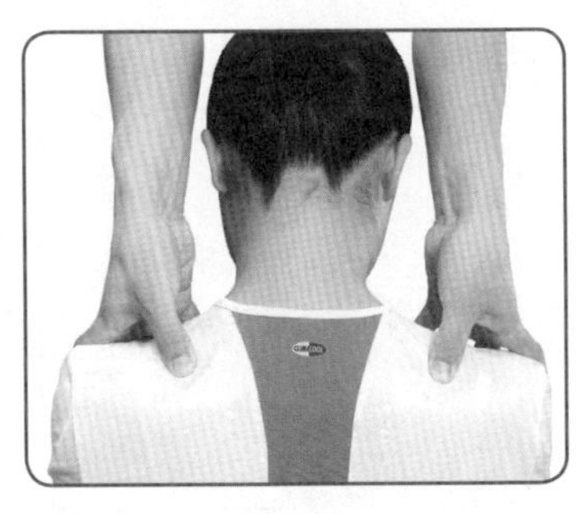

○按揉曲池穴

【位置】位於屈曲肘關節，肘橫紋的外側頭。

【按摩方法】取坐位，左手拇指順時針按揉右臂曲池穴 2 分鐘，再逆時針按揉 2 分鐘，左右手交替，以局部酸脹為佳。

【功效主治】此穴具有清熱和營、降逆活絡的作用。多用於治療頸椎病所致的頭痛、頭暈及頸椎疼痛、手臂麻木等。

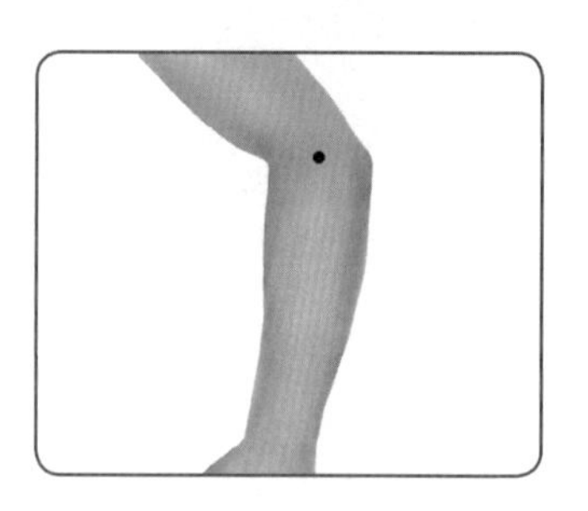

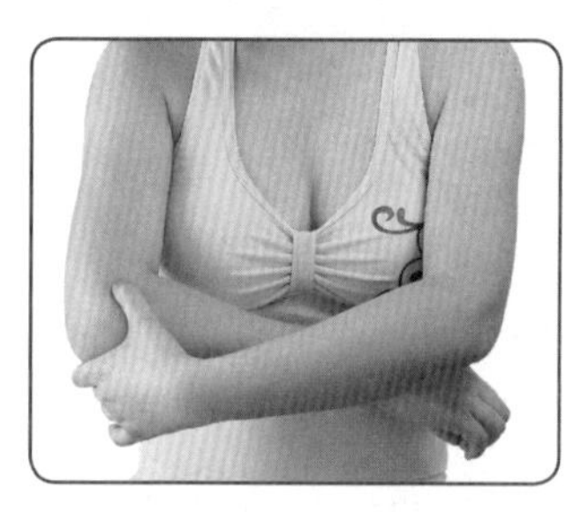

○按揉外關穴

【位置】手臂外側中間，腕關節橫紋上約三橫指寬處。

【按摩方法】前臂半屈，用一手的拇指尖按於另一手的外關穴，其食指或中指則按著內關穴，向內對按 20 次。

【功效主治】此穴具有清熱解表、通經活絡的作用。多用於治療頸椎病、落枕、偏頭痛、上肢關節痛等。

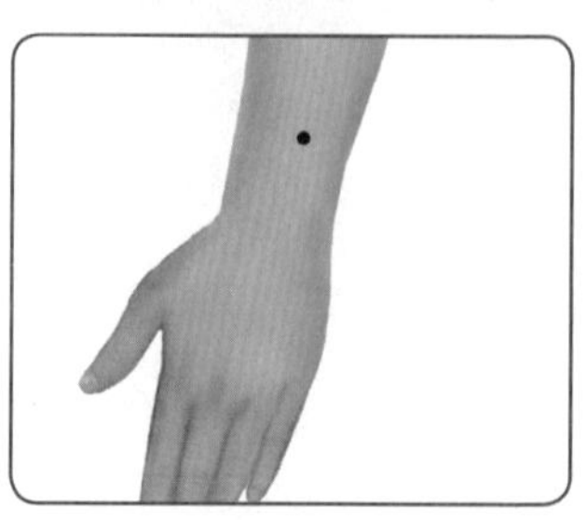

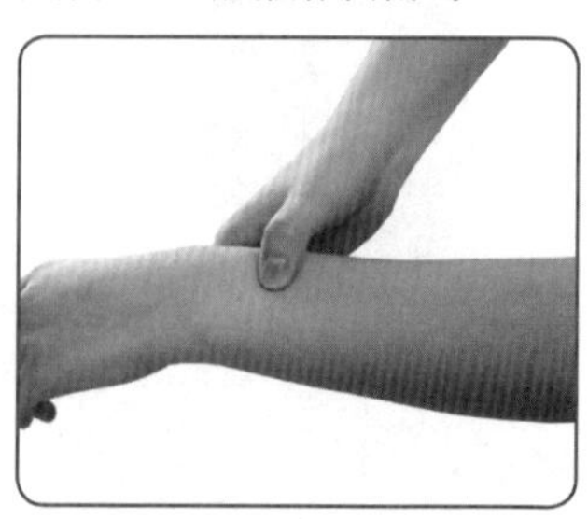

○掐揉合谷穴

【位置】位於手背部，在拇指與食指的根部交接處，肌肉最高點處。

【按摩方法】按摩者可以用一手拇指指腹掐揉被按摩者合谷穴 30 次，兩手交替，以局部感到酸脹為宜。

【功效主治】此穴具有鎮靜止痛、通經活絡、清熱解表的作用。

經常按摩此穴，可以輔助治療頸椎病所致的頭痛頭暈及腰扭傷等。

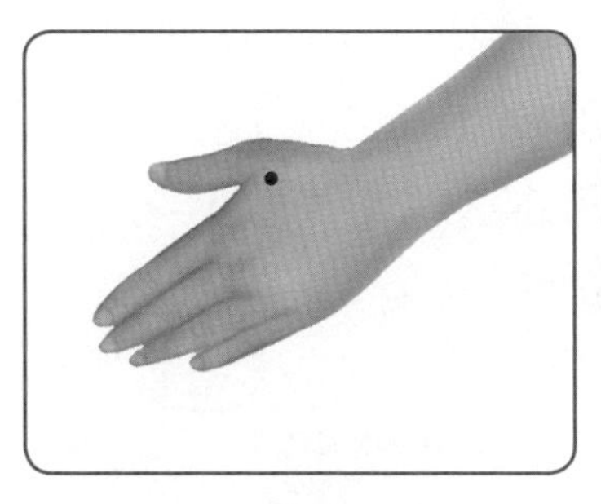

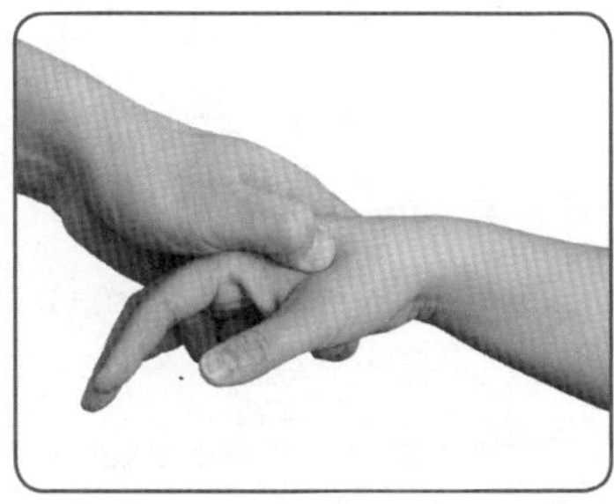

足底反射區按摩

步驟 01：食指扣拳法依次頂壓腎（圖 01-1）、膀胱（圖 01-2）反射區各 50 次，以局部脹痛為宜。

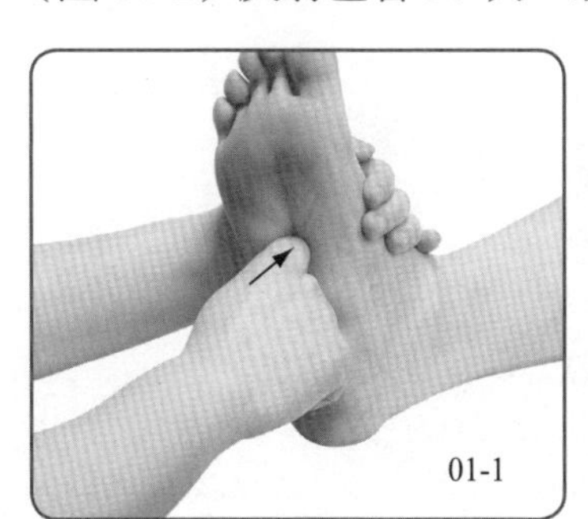

01-1

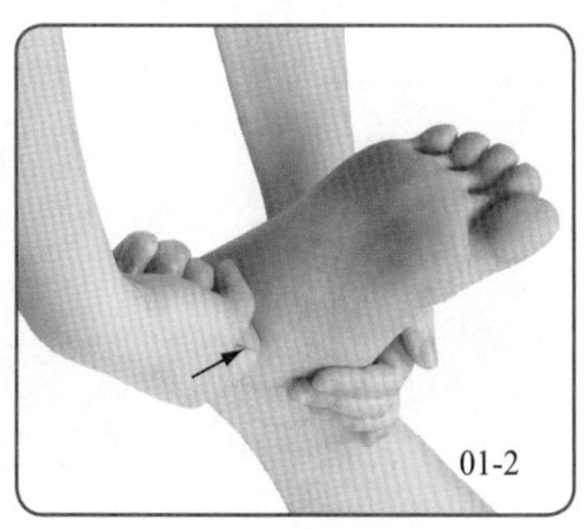

01-2

步驟 02：拇指指腹推壓法推按輸尿管反射區 50 次。

步驟 03：拇指指腹推壓法推按肺反射區 50 次。

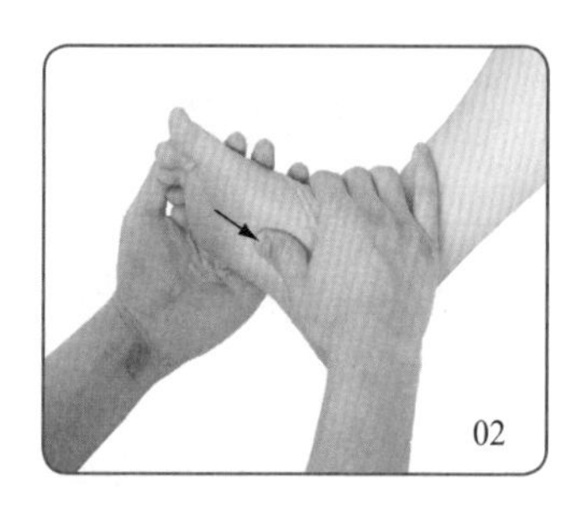

02

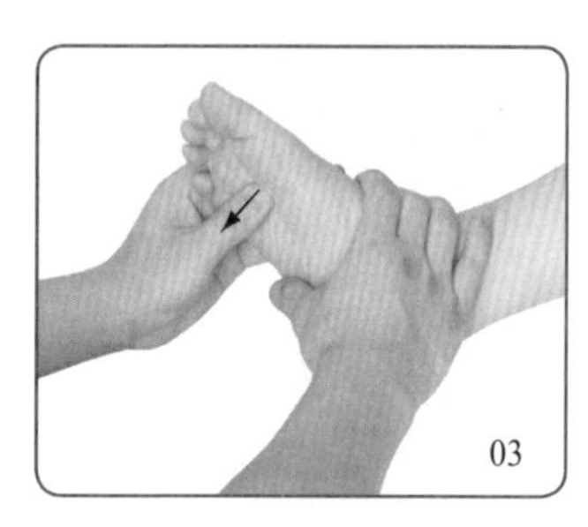

03

步驟 04：食指（或食指中指）扣拳法依次頂壓頸椎（圖 04-1）、頸項（圖 04-2）、肩胛骨（圖 04-3）、大腦（圖 04-4）、肩關節（圖 04-5）、斜方肌（圖 04-6）、頭頸淋巴結（圖 04-7）、甲狀旁腺（圖 04-8）、肘（圖 04-9）、腎上腺（圖 04-10）反射區各 50 次。

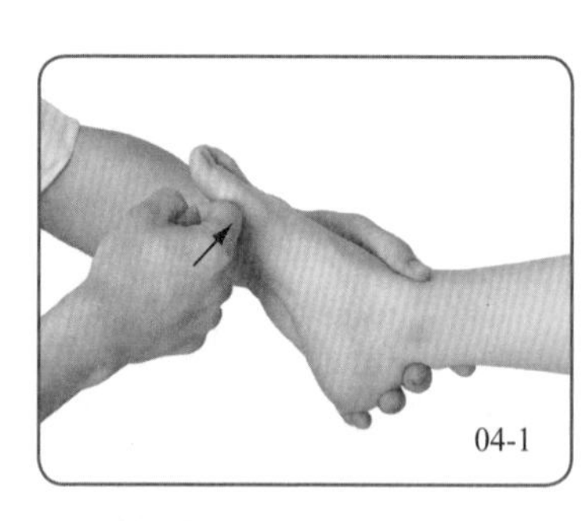

04-1

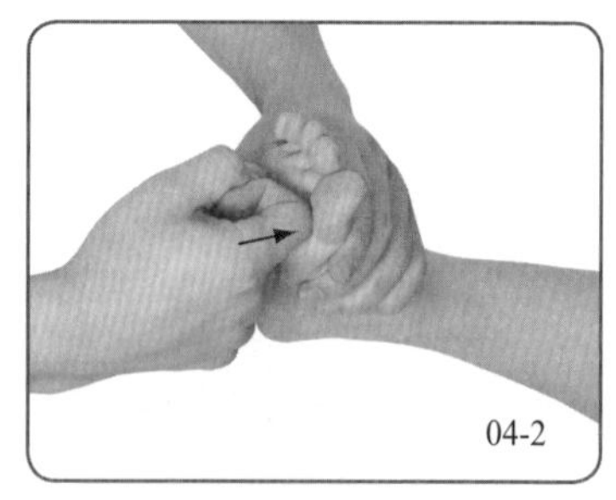

04-2

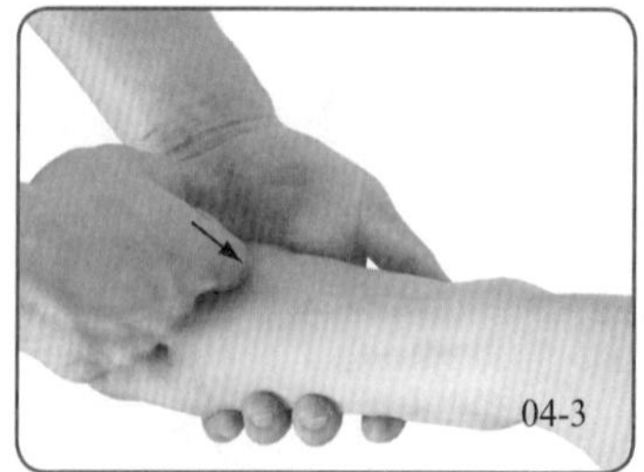

04-3

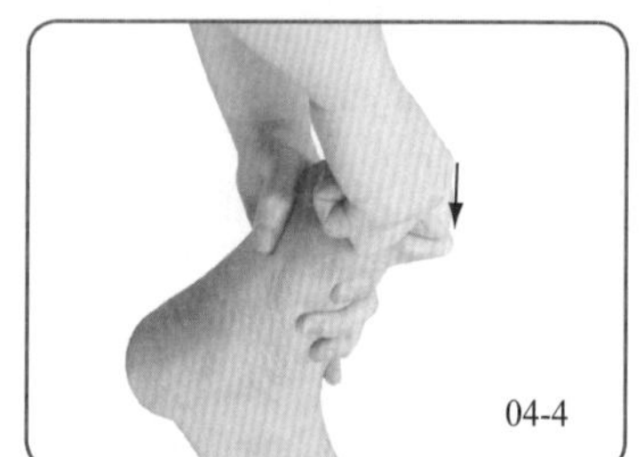

04-4

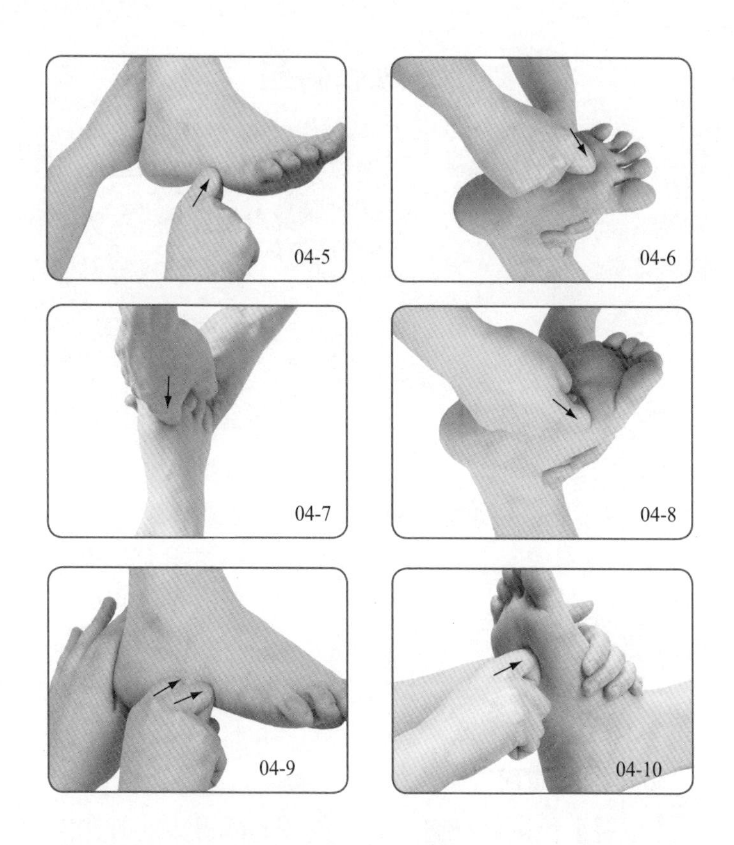

步驟 05：向足跟方向依序用拇指指腹推壓法推按胸椎（圖 05-1）、腰椎（圖 05-2）、骶椎（圖 05-3）反射區各 50 次。

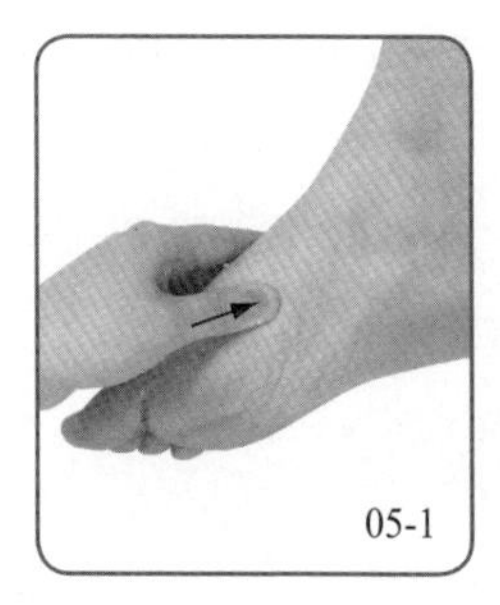

05-1

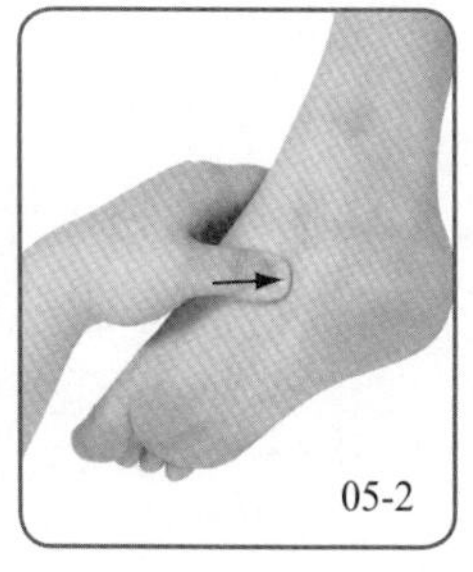

05-2

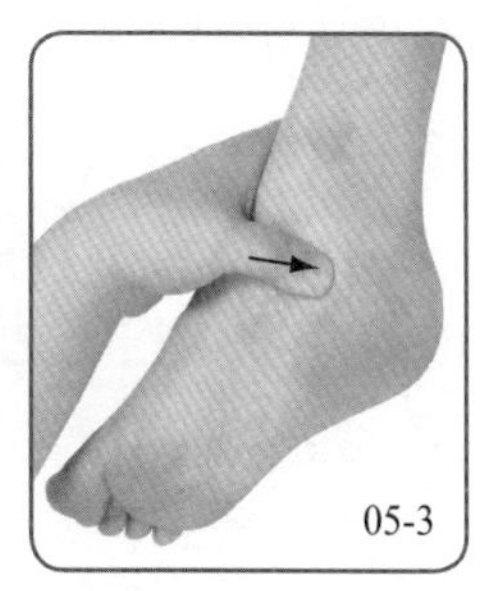

05-3

小兒肌性斜頸

小兒肌性斜頸又名「先天性斜頸」、「胸鎖乳突肌攣縮性斜頸」，俗稱「歪脖」。現代醫學認為，本病多與產傷、胎兒頭位不正或胎頭在子宮內位置處於歪斜狀態等有關。

上述原因使一側胸鎖乳突肌受壓而血液循環受阻，引起缺血性改變，最後導致胸鎖乳突肌發生攣縮而出現斜頸。

在小兒出生後數日發現頭向一側傾斜，臉面旋向另一側。如勉強轉動撥正，會引起小兒哭鬧，並很快轉回原位。

特效穴位按摩

○揉捏風池穴

【位置】後兩側枕骨下方，髮際的兩邊大筋外側凹陷處。

【按摩方法】被按摩者取俯臥，按摩者在被按摩者頭後，一手扶住被按摩者前額，另一手用拇指和食指分別置於被按摩者的風池穴處，揉捏半分鐘左右，以局部有酸脹感為佳。

【功效主治】此穴可解痙消腫，促進血液循環。能夠改善頸項強痛不適、頸椎活動受限、頸椎怕風怕冷、斜頸、頸部腫痛等。

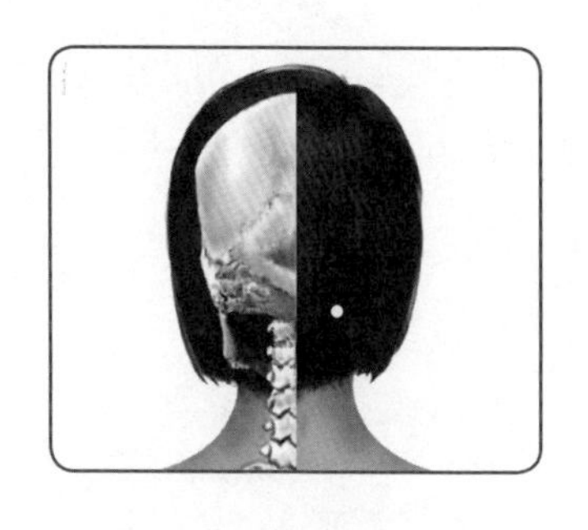
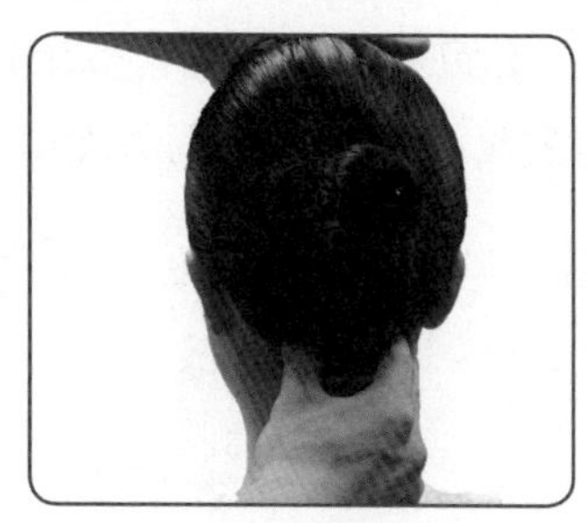

○按揉肩井穴

【位置】後頸根部第七頸椎與肩峰之間的中點處。

【按摩方法】被按摩者取俯臥，按摩者用雙手拇指按壓肩井穴約 1 分鐘，然後按揉約 2 分鐘，以局部感到酸脹為佳。

【功效主治】此穴可養陰清熱，益氣活血。能夠改善頸椎病頭項強痛、頸椎活動受限、斜頸、肩背部痠痛等。

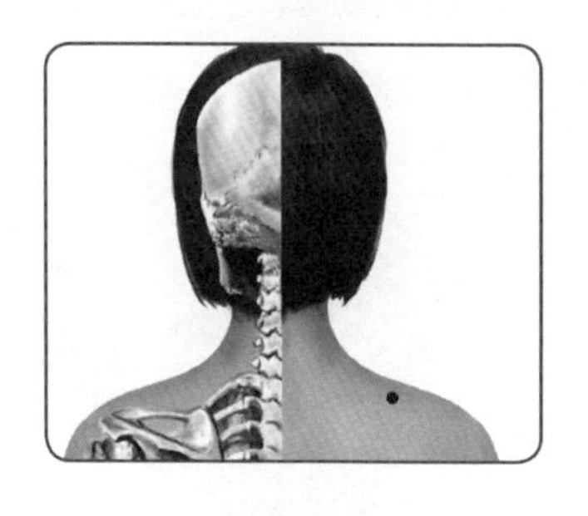
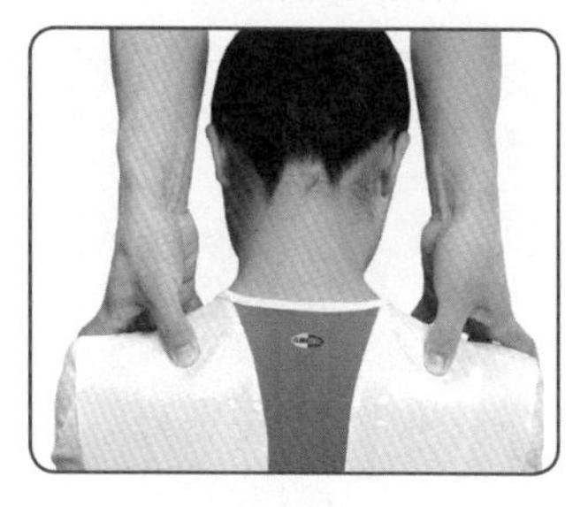

○按揉扶突穴

【位置】頸外側，喉結旁，在胸鎖乳突肌的前後緣之間。

【按摩方法】取仰臥位或坐位，食指按於扶突穴，順時針方向按揉約 2 分鐘，或揉按至患者自覺有津液分泌為宜。

【功效主治】經常按摩此穴可活血化瘀，舒筋活絡。能夠改善斜頸、頸部肌肉痠痛、頸部活動受限等。

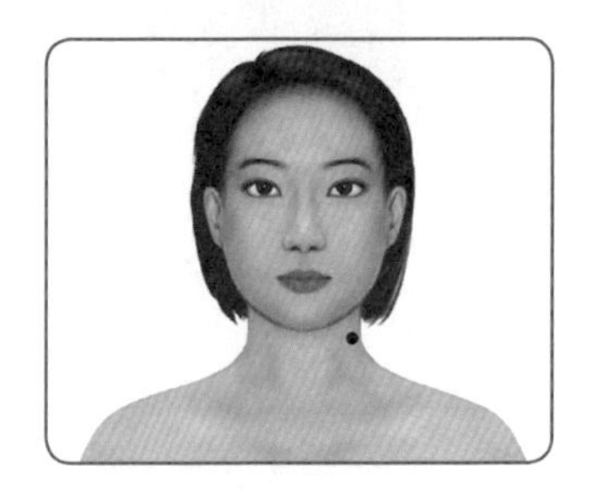

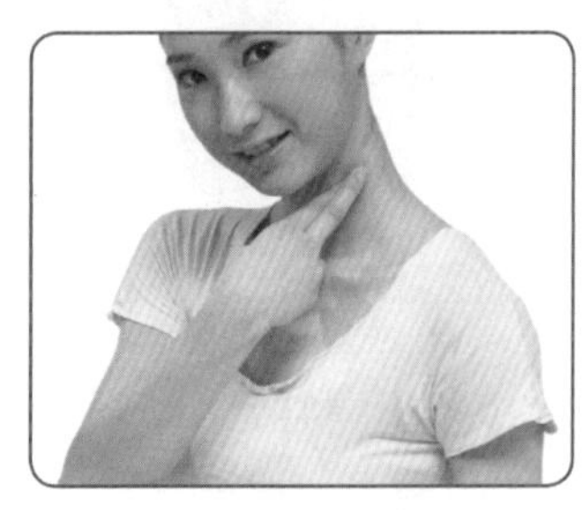

○點按天鼎穴

【位置】側頸部的喉結約一指寬下方，胸鎖乳突肌後緣。

【按摩方法】被按摩者仰臥或坐位，按摩者雙手中指或拇指點按兩側天鼎穴 1 分鐘，以不感到難受為宜。

【功效主治】經常按摩此穴可清利咽喉，理氣散結。能夠改善斜頸、頸部腫痛、頸淋巴結核等。

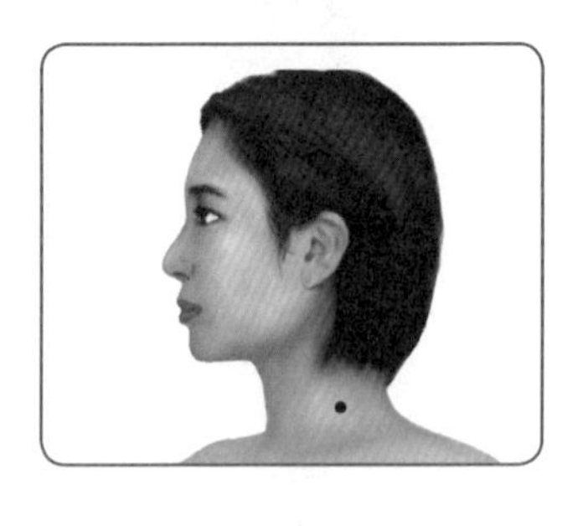

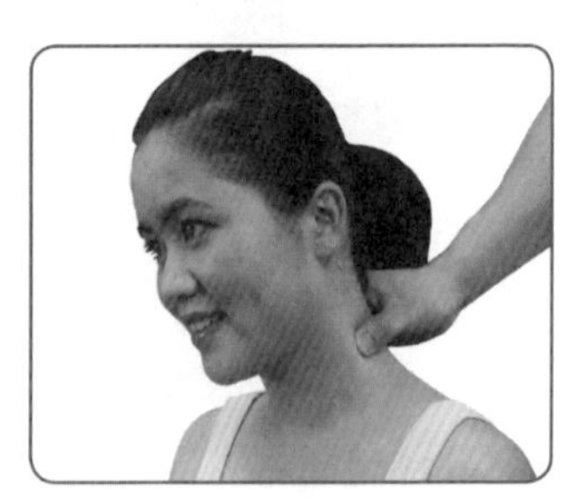

○按壓天柱穴

【位置】位於後頭骨正下方凹陷處，即頸部突起的肌肉（斜方肌）外側凹陷處，後髮際正中旁開約 2 公分處。

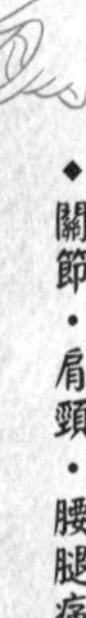

【按摩方法】用手指指腹端按壓頭部的天柱穴約 2 分鐘。

【功效主治】此穴可除濕祛寒、通絡止痛，能夠改善頸椎痠痛、落枕、五十肩、斜頸等。

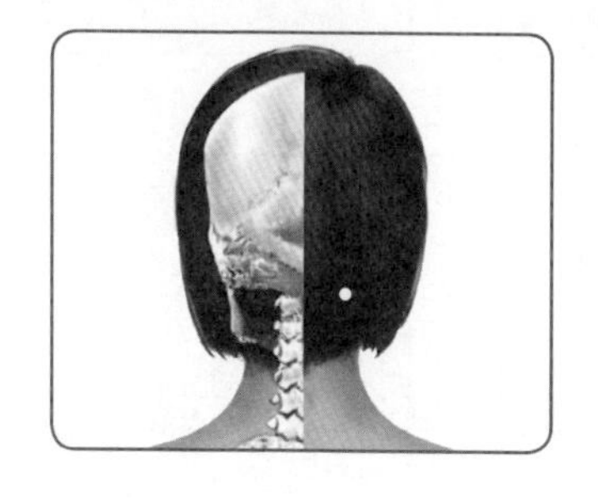

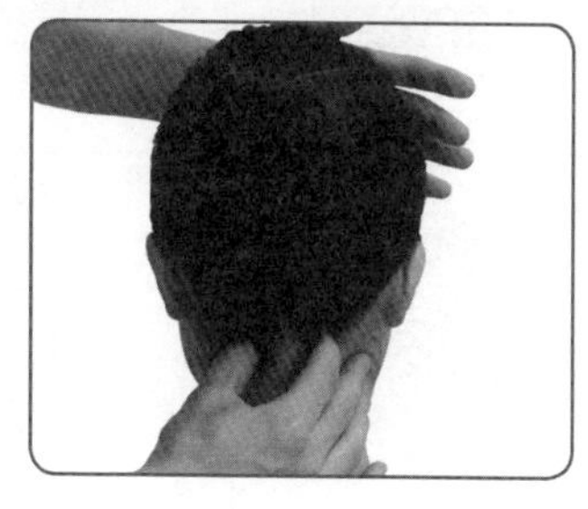

足底反射區按摩

步驟 01：食指扣拳法頂壓頸椎（圖 01-1）、頸項（圖 01-2）反射區各 50 次。

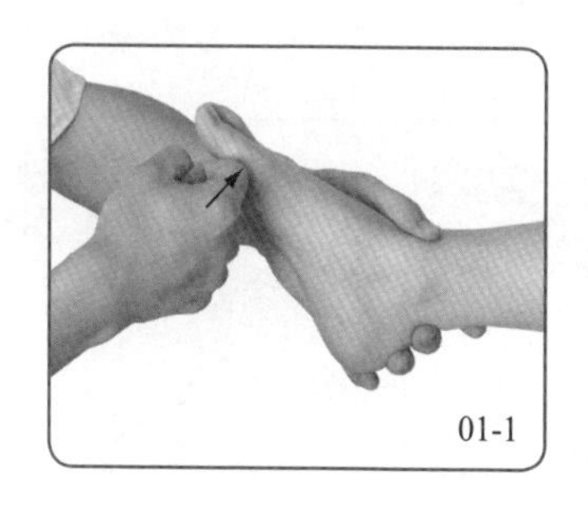
01-1

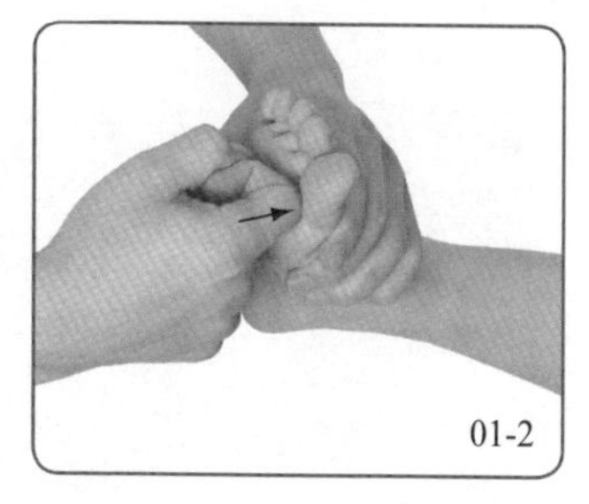
01-2

步驟 02：食指扣拳法頂壓肩（圖 02-1）、斜方肌（圖 02-2）、頭頸淋巴結（圖 02-3）、甲狀旁腺（圖 02-4）、腎上腺（圖 02-5）反射區各 50 次。

步驟 03：食指扣拳頂壓法頂壓輸尿管反射區 50 次。

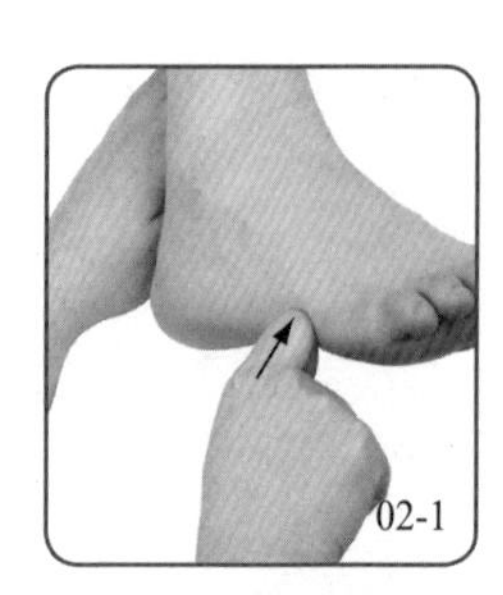
02-1

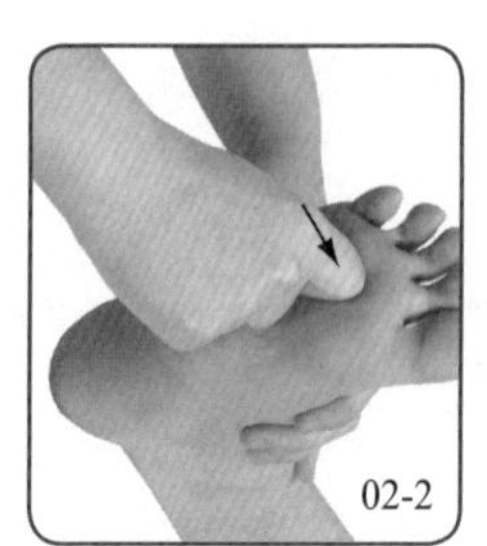
02-2

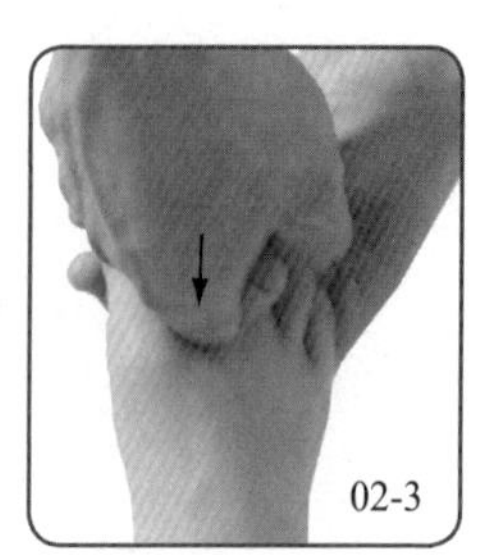
02-3

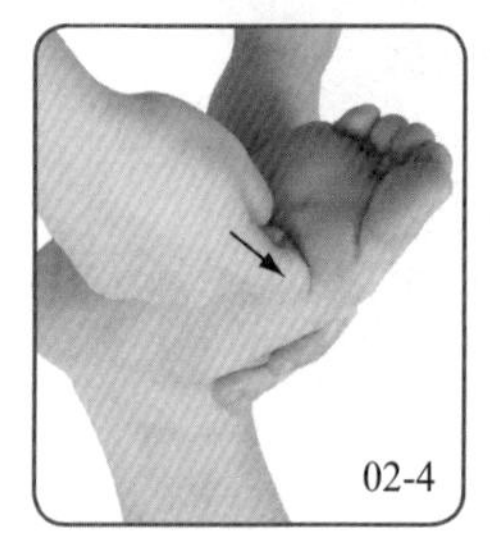
02-4

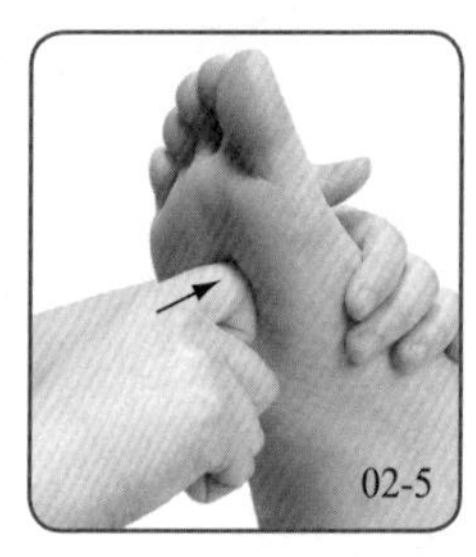
02-5

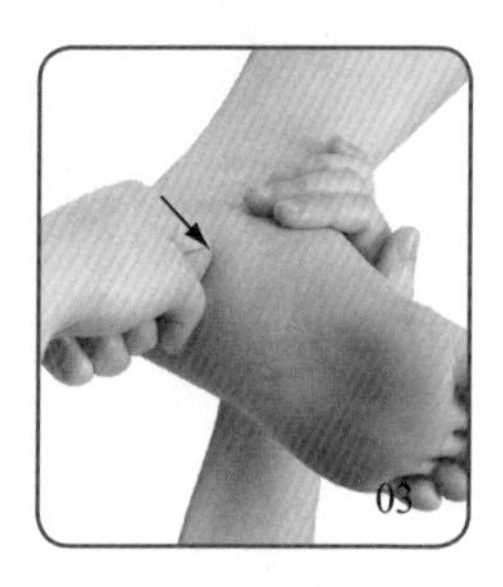
03

步驟 04：食指扣拳法依次頂壓腎（圖 04-1）、肝（圖 04-2）、膀胱（圖 04-3）反射區各 50 次，以局部感到脹痛為宜。

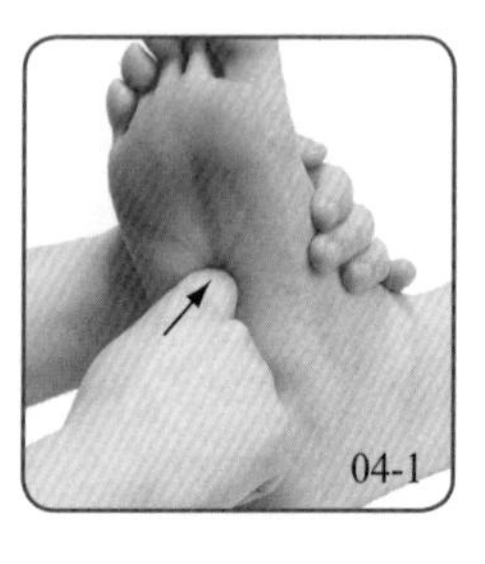
04-1

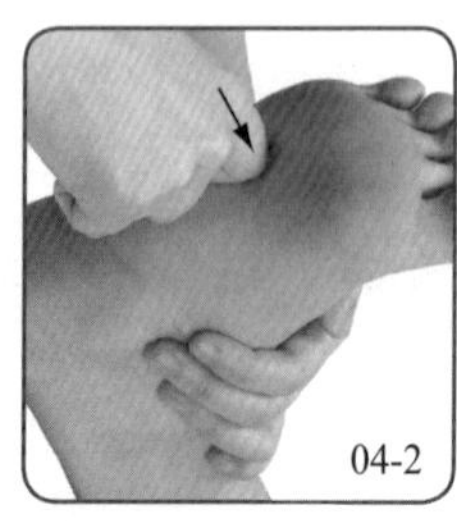
04-2

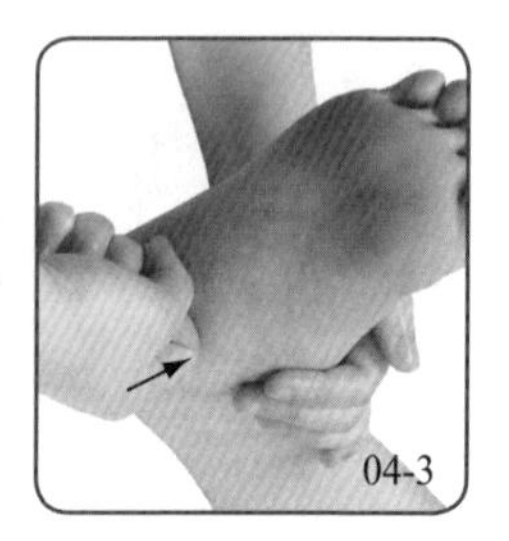
04-3

其他按摩方法

○拉長患側胸鎖乳突肌

一手扶住患側肩部，另一手扶住患兒頭頂，使患兒頭部倒向健側肩部，胸鎖乳突肌拉長，反覆操作5次。

○拿捏患側胸鎖乳突肌的腫塊

用拇、中、食三指仔細拿捏患側胸鎖乳突肌的腫塊。應稍微加大力量，猶如腫塊捏散樣，但需與輕揉相交替，以免患兒劇烈哭鬧。時間為2分鐘。

○按揉患側胸鎖乳突肌

患兒仰臥位，家長用一手托其頸部，一手用食、中、無名指在患側胸鎖乳突肌處按揉10分鐘。

○推摩患處活血法

患兒側臥，儘量使頸部暴露，按摩者用雙手拇指自上而下推摩患部3分鐘。

○牽拉上肢舒筋法

患兒仰臥，按摩者一手扶肩，另一手扶於患兒顳部，相對用力輕牽，抖顫3分鐘。

○推拿患肢疏散法

患兒姿勢不變，按摩者推拿患兒頸部，以促進血液循環，使炎性產物消散，時間2分鐘。

按摩時的注意事項

家長在平時可用食、中、無名指螺紋面在患兒患側的腫塊處輕揉，不要擦破皮膚。

由於小兒皮膚較嫩，操作時可在患處塗抹少許滑石粉，凡士林等潤滑劑。

用量根據患兒年齡而定，新生兒必須用最輕刺激，嬰幼兒一般用輕中刺激量即可。

按摩治療斜頸時，一般每日治療 1 次，每次不宜超過 15 分鐘。

按摩時，手法要輕柔，尤其是用拔伸搖晃手法時，宜由輕到重，幅度由小到大，切不可突然用暴力而超出正常生理限度。

兩個月以內的患兒，要堅持每天進行局部按摩，同時，在日常生活中注意糾正孩子的頭部位置，三個月後症狀一般都會消失。如果按摩無效，只能等孩子七八個月大時進行手術。

日常調理指南

家長在患兒吃奶以及睡眠時要有意將患兒頭向健側轉動以矯正畸形。

可配合局部溫熱或紅外線等理療，促進血液循環，幫助腫塊吸收。

定期到醫院進行複診，如需手術治療，最好在兩三歲以前進行，若年齡大後再行手術，則頭面部和頸部畸形將很難矯正。

肌性頸項強直

頸項強直是指由於支配頸部肌群的神經根受到壓迫等刺激後，引起的頸部肌肉痙攣，或被動屈曲頸部時有阻抗，下顎不能貼近胸部。頸項強直的程度有輕有重，輕度者屈曲時能感到一定阻力，重度時則不能屈曲頸部，甚至呈角弓反張。

該症狀出現時要與下列疾病作鑑別：強直性脊柱炎、腦膜炎、腦炎、頸部肌炎、頸椎脫位等。

特效穴位按摩

○按揉啞門穴

【位置】位於項部，在後髮際正中直上 0.5 寸，第一頸椎下即是。

【按摩方法】取坐位，用食指或中指向下按壓啞門穴 1 分鐘，然後順時針方向按揉約 3 分鐘，以局部有酸脹感為佳。

【功效主治】經常按摩此穴可散風熄風、開竅醒神。能夠改善頸項強直、脊強反折、脊髓炎、頸椎病、頸項部肌肉疼痛等。

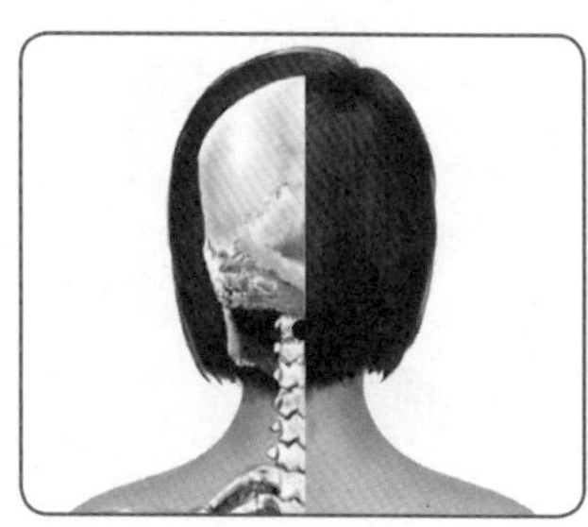

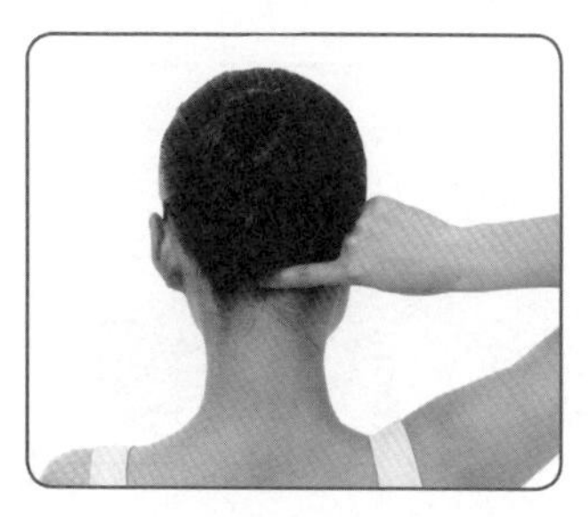

足底反射區按摩

步驟 01：食指扣拳法依次頂壓脾（圖 01-1）、胃（圖 01-2）、頸部淋巴結（圖 01-3）反射區各 50 次。

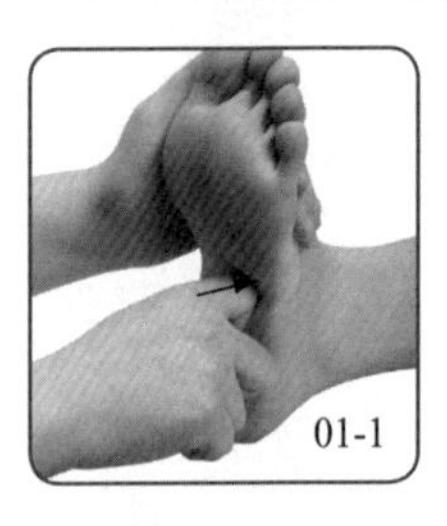
01-1

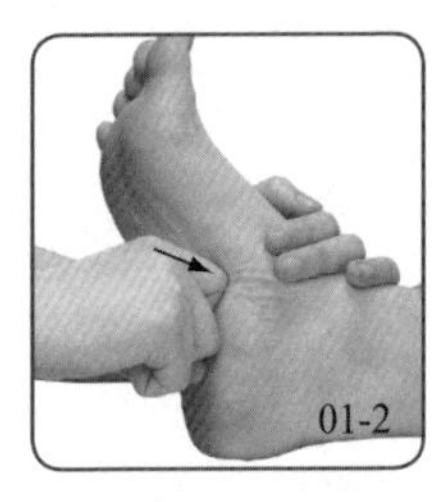
01-2

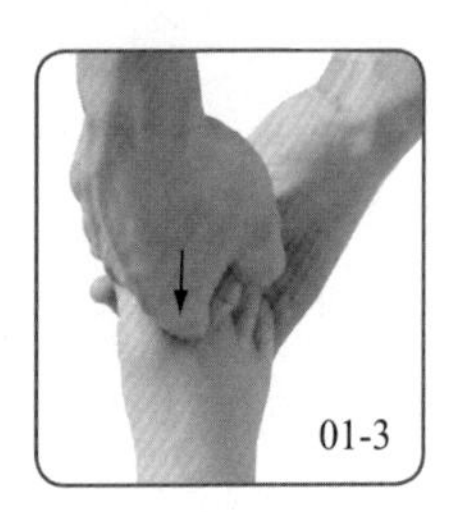
01-3

步驟 02：食指扣拳法依次頂壓腎（圖 02-1）、腎上腺（圖 02-2）、膀胱（圖 02-3）反射區各 50 次，按摩力度以局部脹痛為宜。

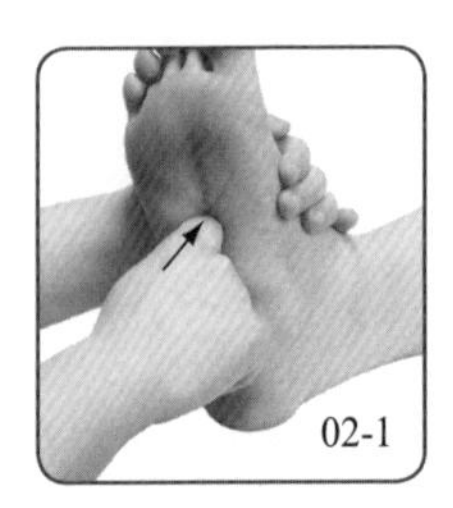
02-1

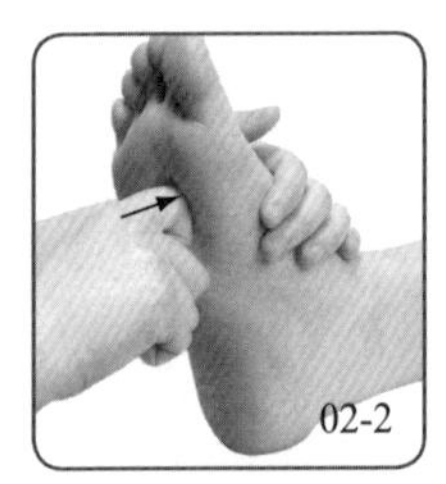
02-2

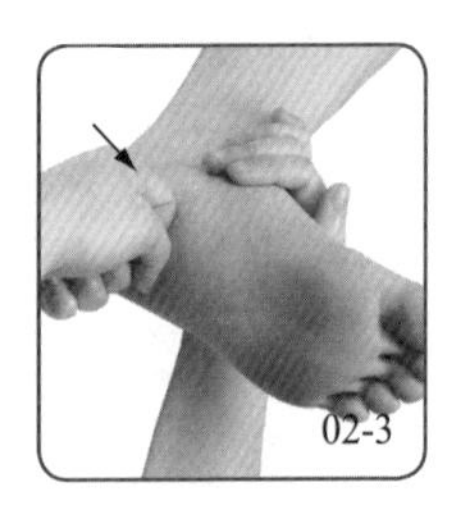
02-3

步驟 03：用拇指指腹推壓法推按甲狀腺反射區 50 次。

步驟 04：用拇指指腹推壓法推按頸椎反射區 30 次。

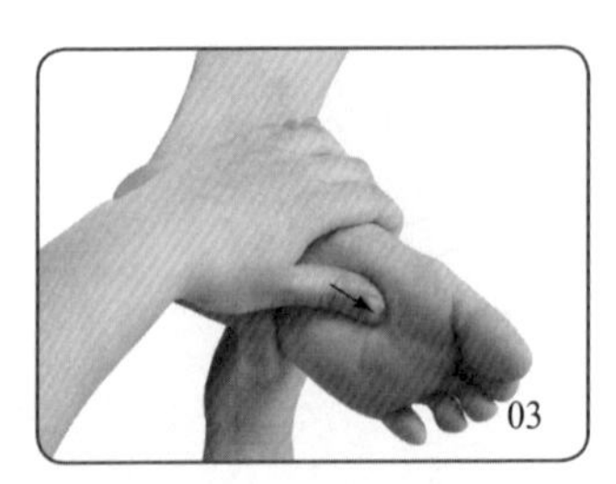
03

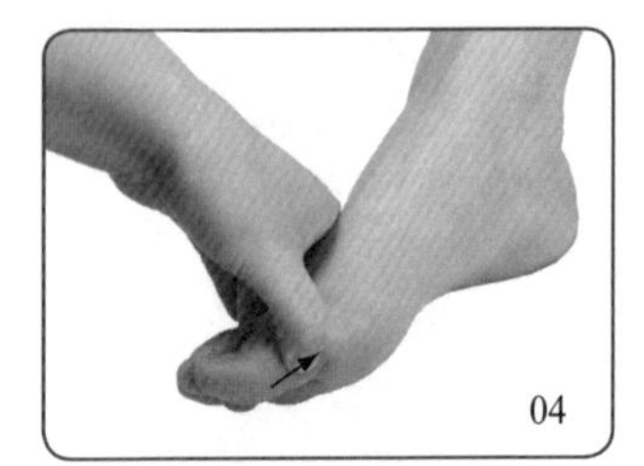
04

步驟 05：食指扣拳法依次頂壓頸項（圖 05-1）、肝（圖 05-2）、輸尿管（圖 05-3）、肺（圖 05-4）反射區各 50 次。

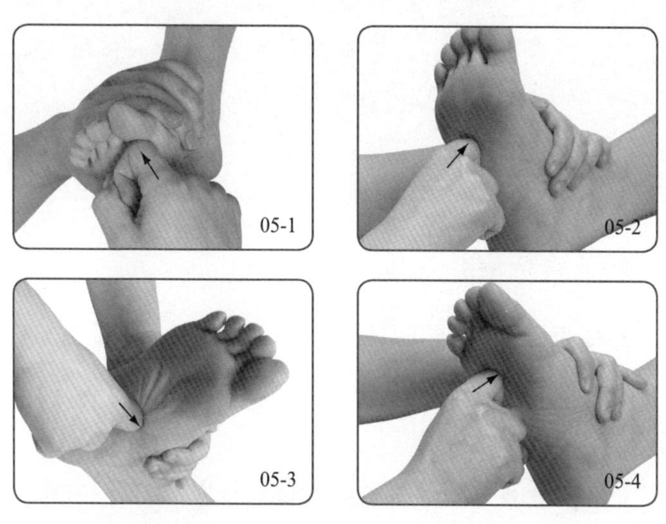

05-1 05-2 05-3 05-4

日常調理指南

養成良好的起居、生活姿勢。如：避免高枕睡眠；伏案工作者應定時改變頭部體位；談話、看書時要正面注視，保持脊柱的正直；頭頸應避免過度疲勞，不負重，坐車不要打瞌睡；勞動、行走時要防止閃、挫傷。

注意頸肩部保暖，避免風寒濕邪侵襲。

及時、徹底治療頸、肩、背軟組織勞損，防止頸項強直的發生。

飲食上應常吃具有補腎益髓、強筋壯骨的核桃、山萸肉、黑芝麻等食物，有推遲頸椎關節退變的作用。

落　枕

落枕是指急性單純性頸項強痛，運動受到限制的病症，繫頸部傷筋。其主要症狀為頸項疼痛、僵硬，不能自由旋轉，頭常向患側歪斜，有的患者可伴有肩胛骨內上角處疼痛。多是由於睡眠姿勢不當或受寒所致。

特效穴位按摩

○揉捏風池穴

【位置】頸後兩側枕骨下方，髮際兩邊大筋外側凹陷處。

【按摩方法】被按摩者取坐位，按摩者在被按摩者身後，一手扶住被按摩者的前額，另一手用拇指和食指分別置於被按摩者的風池穴處，揉捏半分鐘左右，以局部酸脹為佳。

【功效主治】此穴多用於治療頸椎病所致的頭暈、頭脹痛、頸項強痛不適、頸椎活動受限、落枕等。

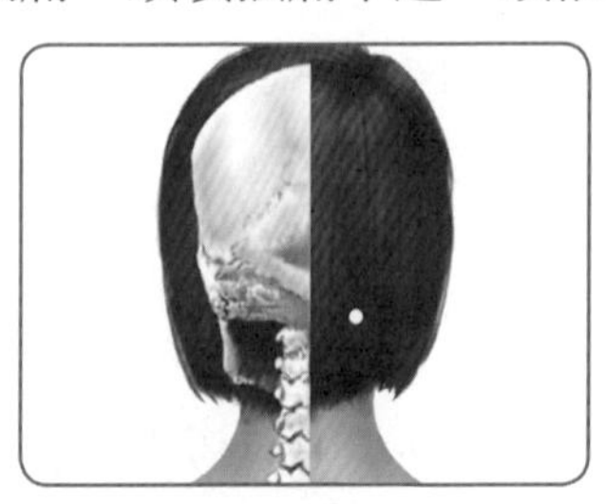
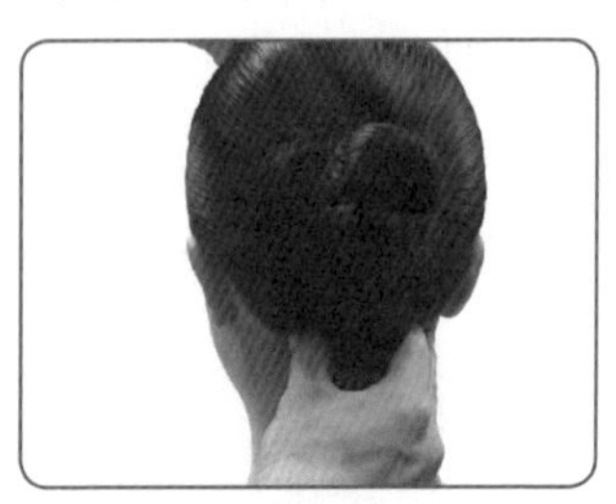

○按壓天柱穴

【位置】頸部，後髮際正中旁開兩邊大筋外側凹陷處。

【按摩方法】被按摩者取坐位，按摩者站於身後，用拇指、食指同時著力按壓天柱穴約 2 分鐘，以局部酸脹為佳。

【功效主治】天柱穴是治療頭部、頸部、脊椎以及神經類疾病的首選穴之一。多用於治療頸椎痠痛、落枕、肩周炎和肩膀肌肉僵硬、痠痛、疼痛、麻痺等。

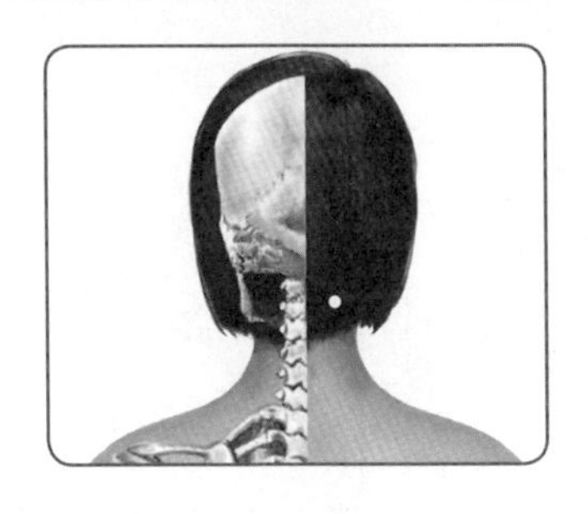

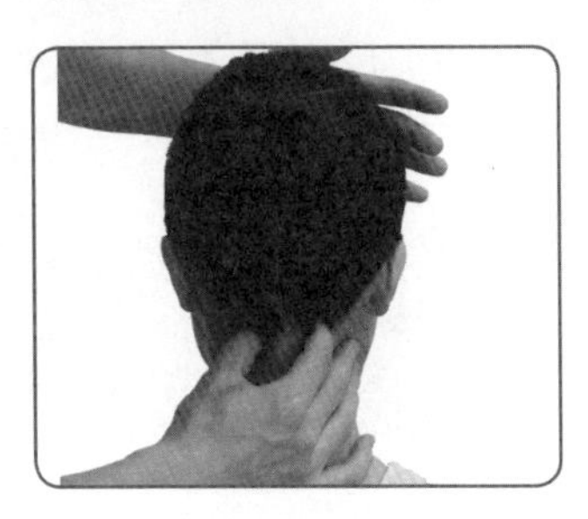

○揉拿肩井穴

【位置】位於肩上，在大椎穴與肩峰連線的中點取穴。

【按摩方法】取坐位，雙手中指分別按於兩側肩井穴，用指力由輕到重地邊拿、邊提拔肌肉。拿揉的次數和時間以肩、項肌肉放鬆為度。

【功效主治】此穴具有祛風清熱、活絡消腫的作用。多用於治療頸椎病、落枕、頸項肌痙攣、頭項強痛、頸椎活動受限、肩背部痠痛、肩周炎、肩膀疼痛、卒中後遺症、小兒麻痺後遺症等。

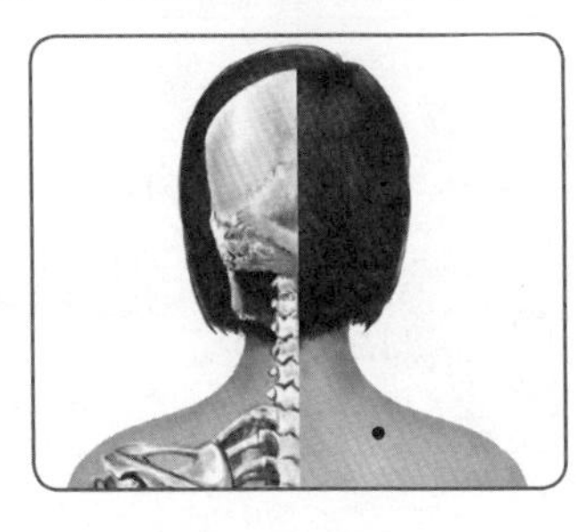

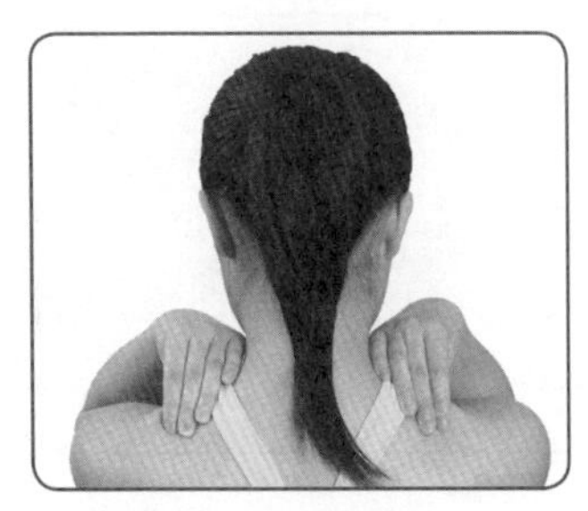

足底反射區按摩

步驟 01：向足跟方向用拇指指腹推壓法推按頸椎反射區 30 次。

步驟 02：食指扣拳法頂壓頸項（圖 02-1）、肩胛骨（圖 02-2）反射區各 50 次。

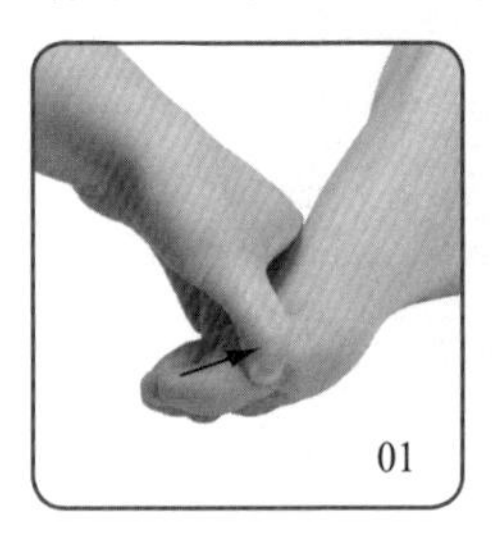
01

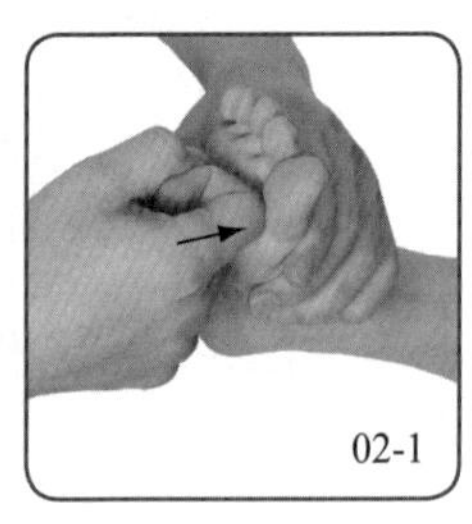
02-1

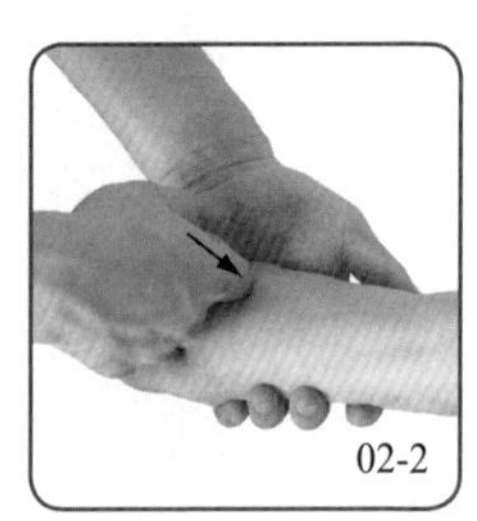
02-2

步驟 03：食指（或食指中指）扣拳法頂壓肩關節（圖 03-1）、斜方肌（圖 03-2）、頭頸淋巴結（圖 03-3）、肘關節（圖 03-4）反射區各 50 次。

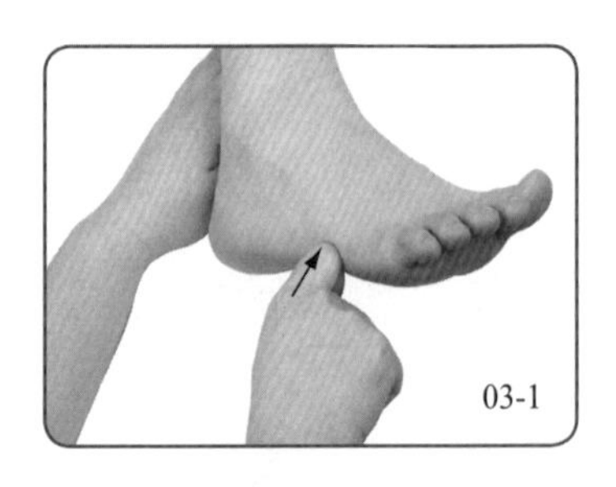
03-1

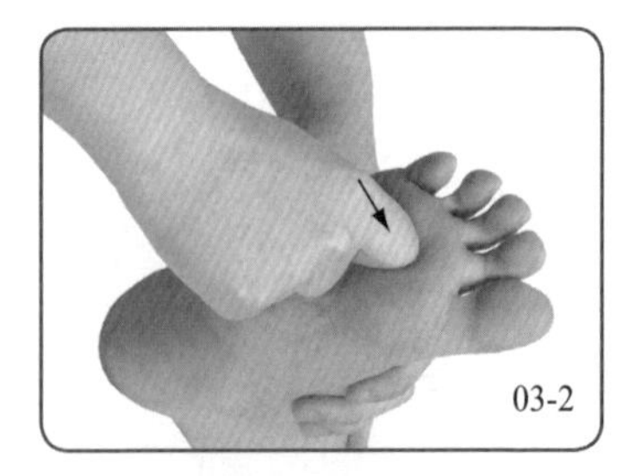
03-2

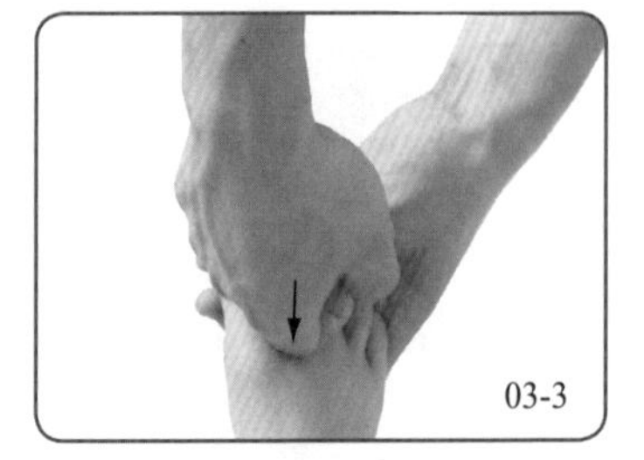
03-3

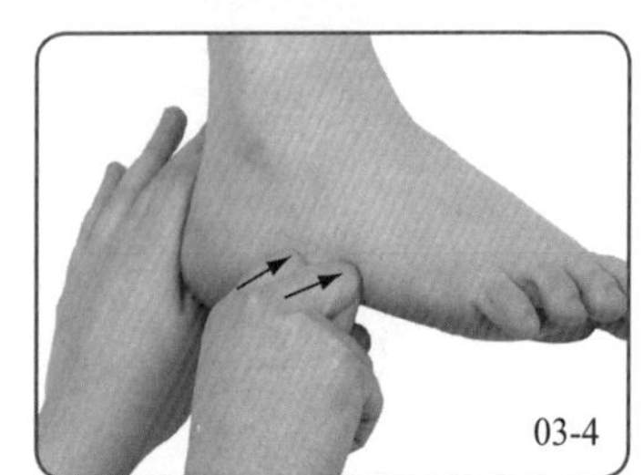
03-4

其他按摩方法

○頸椎枕頜牽引法

取坐位或臥位，雙手或肘窩托住落枕者的枕部與下頜部，沿身體縱軸牽引，持續 1 分鐘左右，反覆 3～5 次。

○捏擠頸部

雙手手指交叉，掌根抱住頸部，雙掌根相對用力，捏擠頸部，反覆 10 次，再用手掌在患部用掌擦法操作 20 次。

按摩時的注意事項

頸部特別緊張時可俯臥位操作，以放鬆肌肉。在項背部按摩基本程序的基礎上，需重點點按壓痛明顯部位。

若發現壓痛點同一平面的頸椎棘突偏歪或頸椎兩側不對稱，可試用頸部旋轉扳法。

對於疼痛嚴重的患者，點按遠端穴位尤其重要，可選取肩胛骨的天宗穴及手背上的落枕穴，同時應主動活動頸部。

頸椎扳法不可強求彈響聲。頸肩部點法不宜過重，以免導致頸交感神經功能紊亂，發生暈厥。

日常調理指南

頸椎病除自我按摩外，還需每日適度進行頸部鍛鍊。

同時還應該注意養成良好的習慣，不要長時間低頭、伏案工作或使用電腦，避免頭頂或手持重物。

頸部注意保暖，防止受涼，特別是頸部不要對著窗口、風扇、空調等風口；枕頭不宜過高，應枕在頸部。

項背部勞損

勞損部位軟組織由於局部張力增大而出現微小創傷，導致充血、組織液滲出、代謝產物堆積，刺激局部感覺神經而出現疼痛，是無菌性炎症。一段時間後，由於人體自身具有恢復功能，局部會出現粘連或形成瘢痕。

特效穴位按摩

○揉捏風池穴

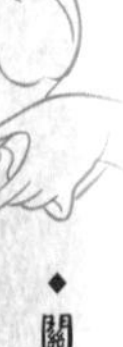

【位置】頸後兩側枕骨下方，髮際兩邊大筋外側凹陷處。

【按摩方法】被按摩者取坐位，按摩者站在被按摩者的身後，一隻手扶住被按摩者的前額，另一隻手用拇指和食指分別置於被按摩者的風池穴處，揉捏半分鐘左右，以局部有酸脹感為佳。

【功效主治】此穴具有平肝息風、祛風解毒、通利官竅的作用。多用於治療頸部不適所致的頭暈、頸項強痛不適。

○按揉大椎穴

【位置】位於頸椎根部，在第七頸椎下緣，鼓起最明顯骨頭的下緣。

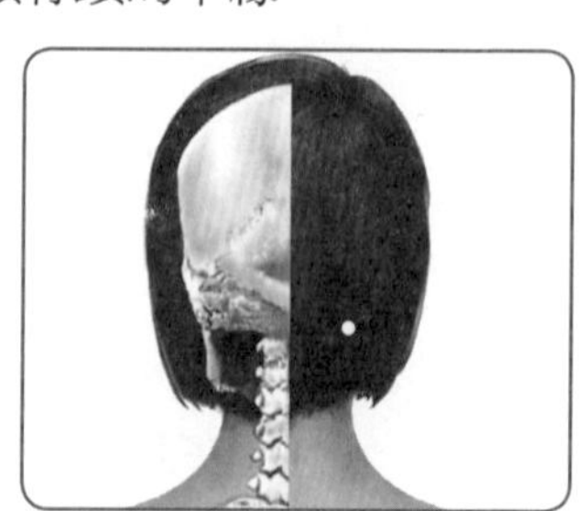

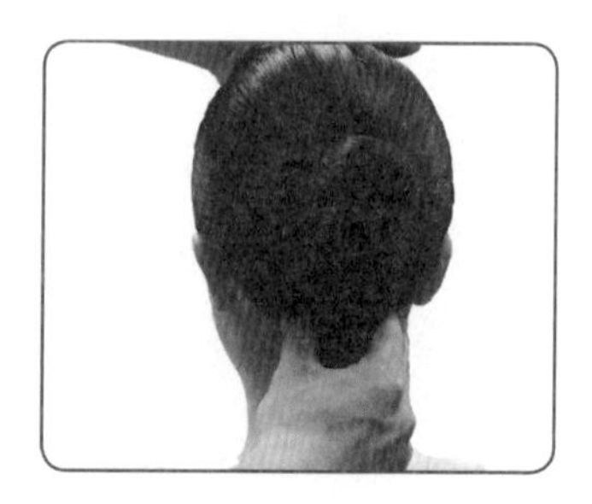

【按摩方法】被按摩者取坐位，低頭，按摩者站於其身後，用大拇指順時針方向按揉大椎穴約 2 分鐘，然後逆時針按揉約 2 分鐘，以局部感到酸脹為佳。

【功效主治】此穴具有清熱解表、益氣壯陽、舒筋活絡的作用。多用於治療項背部勞損、肩部痠痛、手臂疼痛等。

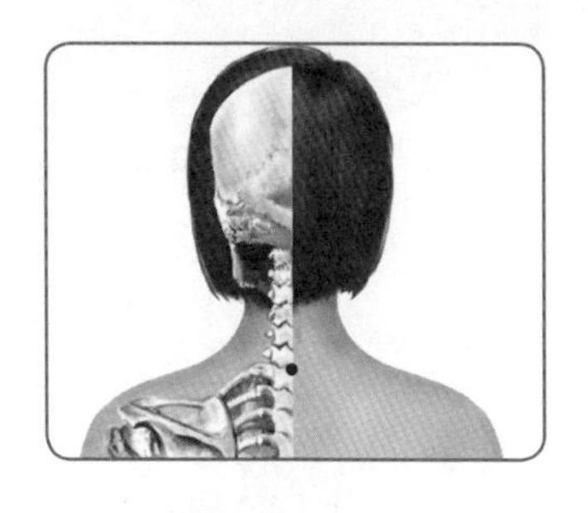

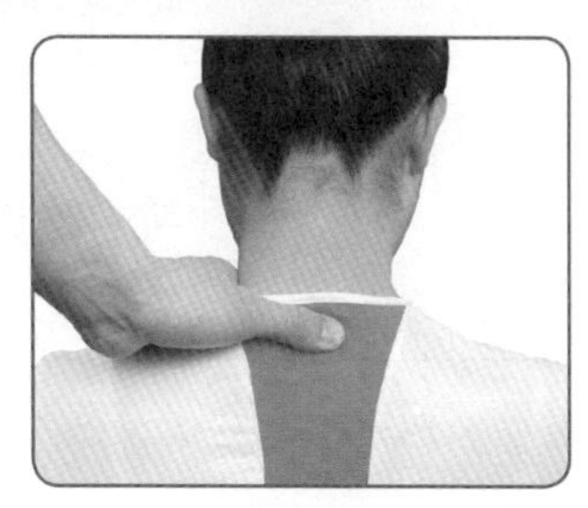

○按揉夾脊穴

【位置】在腰背部，第一胸椎至第五腰椎兩側，後正中線旁開 0.5 寸，一側 17 穴。

【按摩方法】被按摩者俯臥，按摩者分別用兩手拇指同時按揉夾脊穴各約 30 秒。

【功效主治】此穴可以調節胸椎、腰椎與周圍軟組織的關係，對脊椎之間的對合關係紊亂也有不可忽視的調節作用。

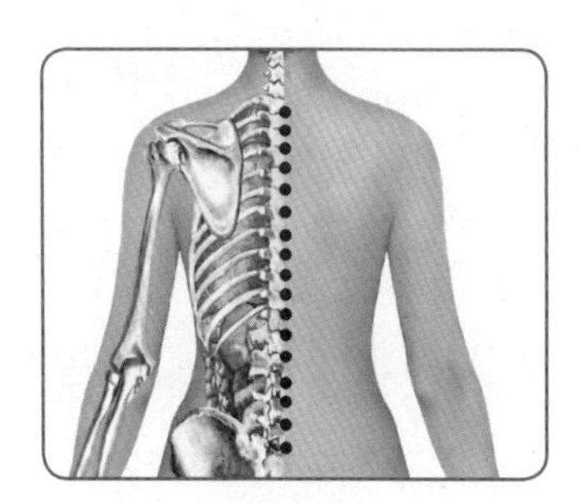

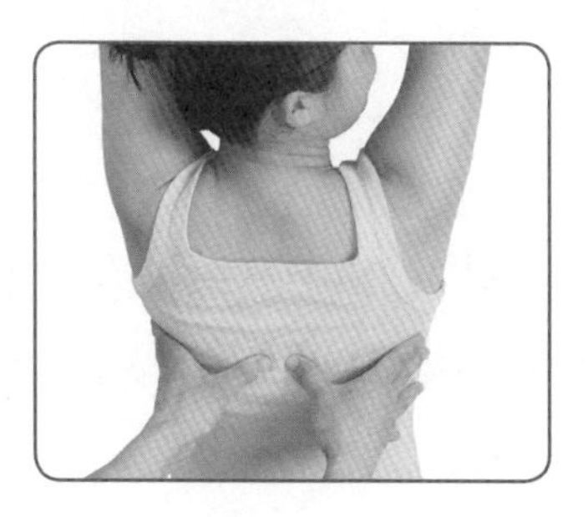

足底反射區按摩

步驟 01：食指扣拳法頂壓頸項（圖 01-1）、頸椎（圖 01-2）、胸椎（圖 01-3）、肝（圖 01-4）反射區各 50 次。

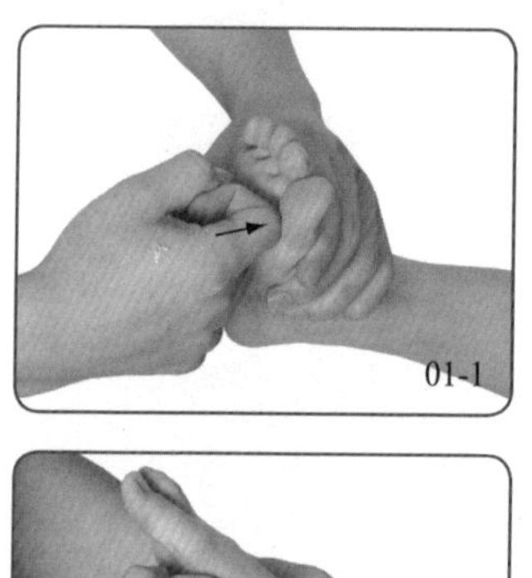
01-1

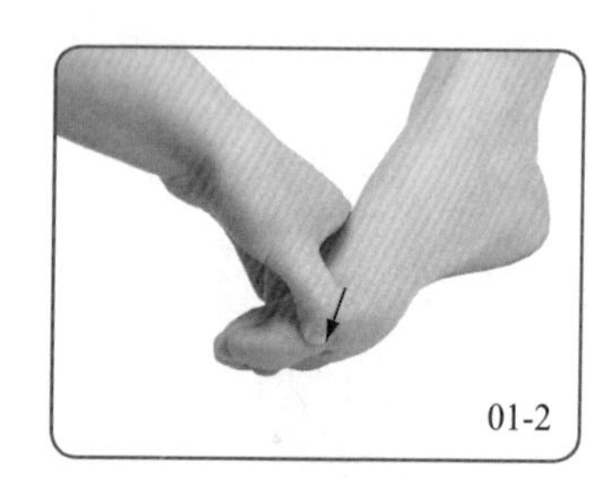
01-2

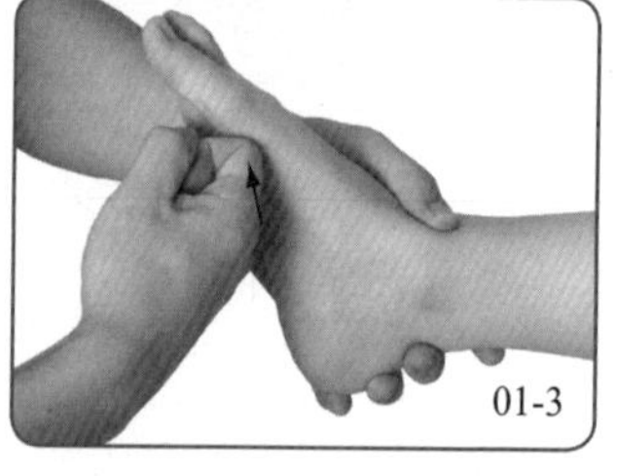
01-3

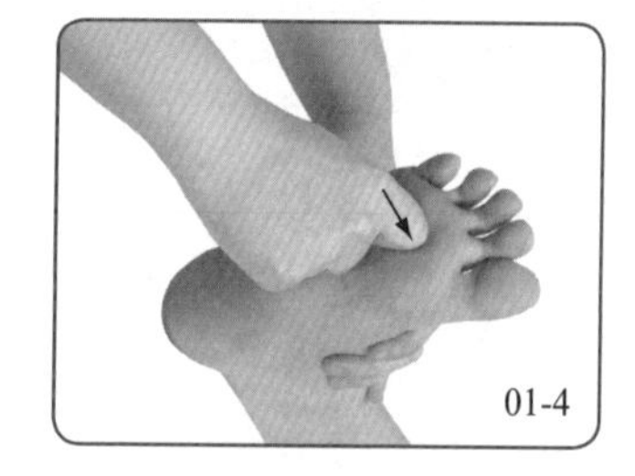
01-4

步驟 02：食指扣拳法頂壓肩（圖 02-1）、肩胛骨（圖 02-2）、斜方肌（圖 02-3）反射區各 50 次。

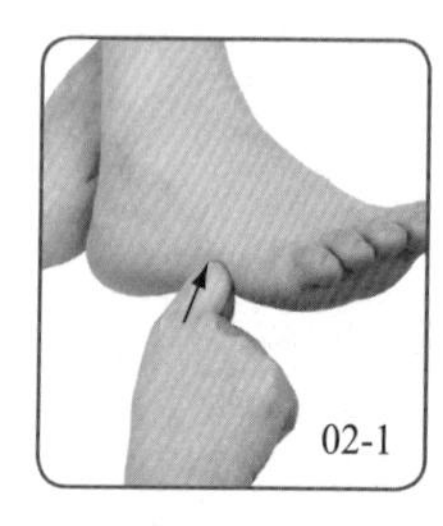
02-1

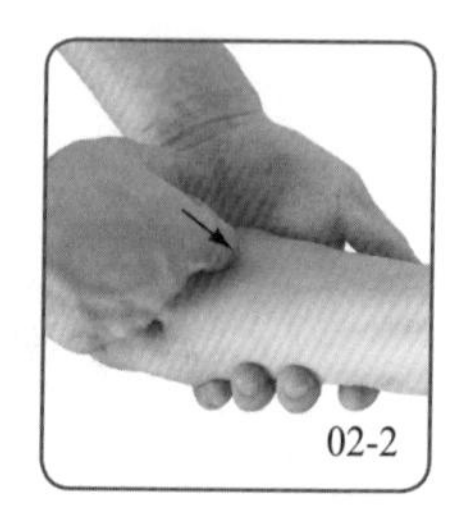
02-2

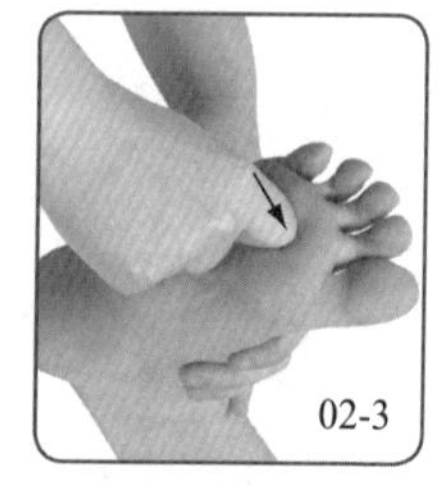
02-3

步驟 03：食指扣拳法頂壓頭頸淋巴結（圖 03-1）、胸部淋巴結（圖 03-2）、下身淋巴結（圖 03-3）反射區各 50 次。

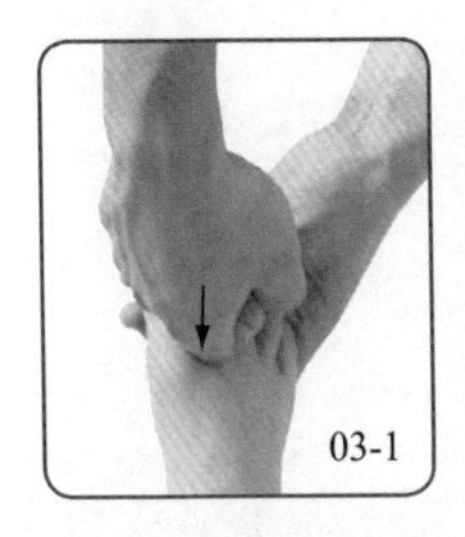
03-1

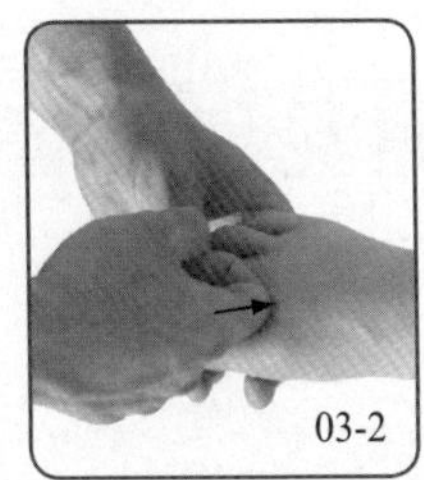
03-2

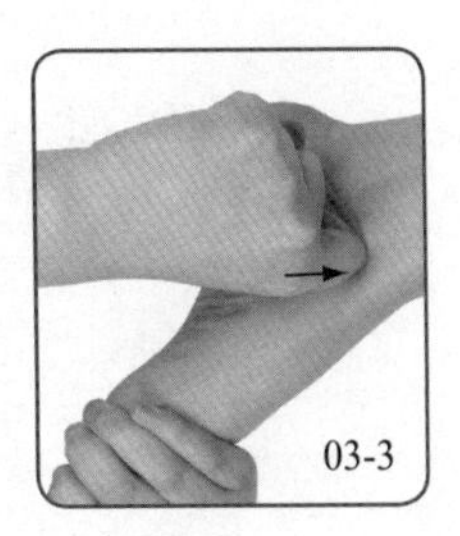
03-3

其他按摩方法

○拇指揉背部 5 條線

背部正中 1 條，兩側各 2 條。先健側後患側，從第 1 條線到第 3 條線依次進行。每條線從上而下，有痛點或摩擦感可稍用力。

○撥揉肩胛骨及其周圍

在肩胛骨內緣及上角處以拇指撥揉 3～5 次；在肩井穴附近找到肌肉的縫隙撥揉 3～5 次。

○點揉枕下部與頸上段

在第 2 個頸椎棘突旁找到痛點，用點揉或撥法按摩 3～5 次；在第 5 頸椎棘突旁找到痛點，用點揉或撥法按摩 3～5 次。

按摩時的注意事項

項背部勞損的按摩依項背部按摩基本程序進行操作，以勞損的局部痛點為重點，此處力量應稍大。

頸椎關節的扳法可用於深層軟組織的勞損，以輕柔力量進行操作。正規的治療建議尋求專業醫師。

肩部常見病對症按摩

肩周炎

肩周炎全稱為肩關節周圍炎，是關節囊和關節周圍軟組織的一種退行性、炎症性疾病，其炎症屬無菌性炎症。肩部疼痛後向頸、肘部放射，也可呈肩部廣泛性、靜止性痛。症狀主要為勞累後肩關節周圍疼痛，逐漸出現不能後展、無法上舉梳頭等症狀。

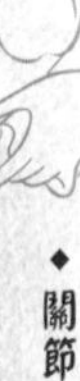

特效穴位按摩

○拿按肩髃穴

【位置】平舉上臂時，在肩峰前的凹陷處。

【按摩方法】被按摩者坐位，按摩者站於被按摩者一側，大拇指順時針按揉肩髃穴約 2 分鐘，然後逆時針按揉約 2 分鐘，以局部有酸脹感為佳。

【功效主治】此穴具有舒經活絡、疏散風熱的作用。多用於治療頸椎病、肩周炎、肩胛痛、臂痛、肩臂風濕痛等。

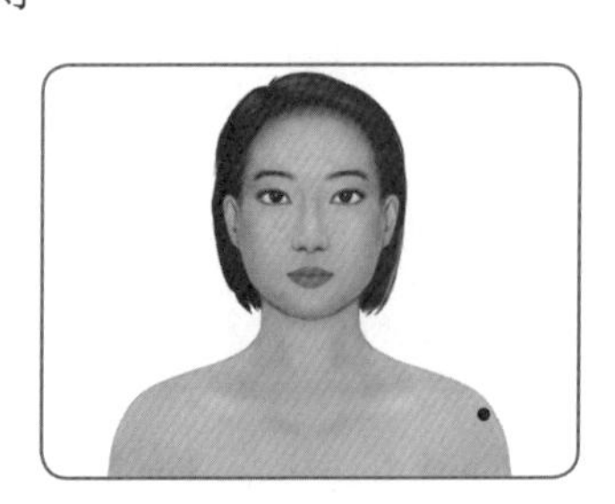

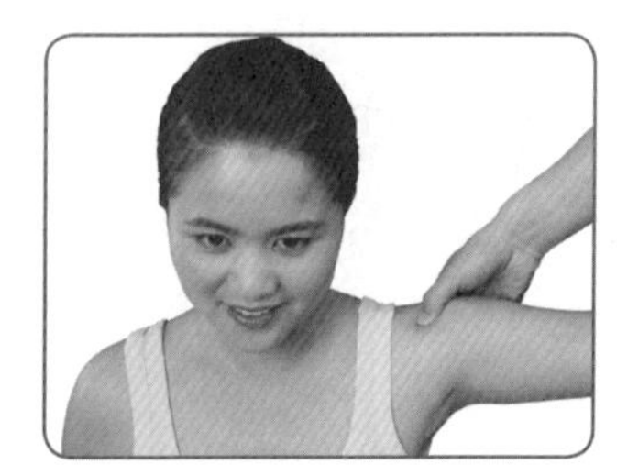

○按揉肩前穴

【位置】肩部，在腋前皺襞頂端與肩髃穴連線的中點處。

【按摩方法】用拇指肚面按揉患側肩前穴 2 分鐘，指下要實，力度適中，不可用蠻勁。以局部有酸脹感為佳。

【功效主治】此穴具有通行氣血、疏通經絡的作用，多用於治療肩臂痛、臂不能舉、上肢癱瘓、肩臂內側痛等。

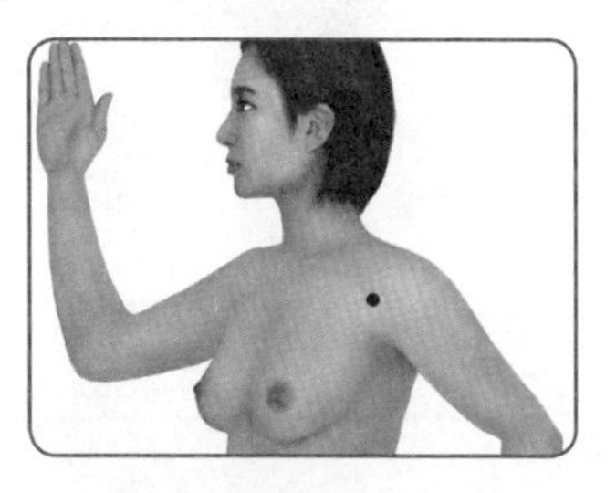
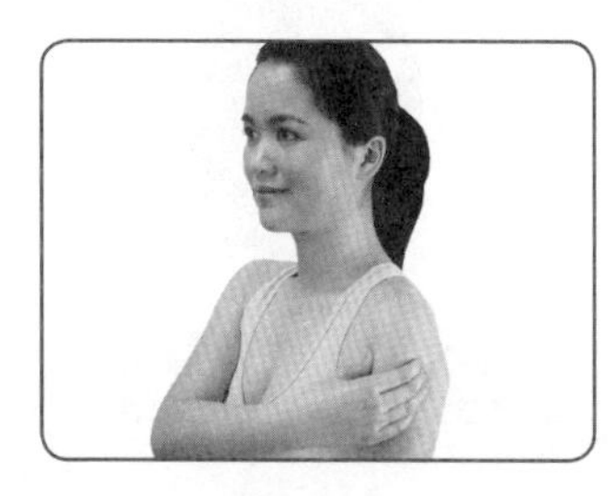

○按揉肩貞穴

【位置】臂內收，在腋後紋上 1 寸處。

【按摩方法】被按摩者取坐位，按摩者站於被按摩者肩膀疼痛一側，用大拇指順時針按揉肩貞穴約 2 分鐘，然後逆時針按揉約 2 分鐘，以局部有酸脹感為佳。

【功效主治】此穴具有清頭聰耳、通經活絡的作用。多用於治療肩關節周圍炎、腦血管病後遺症、上肢癱瘓等。

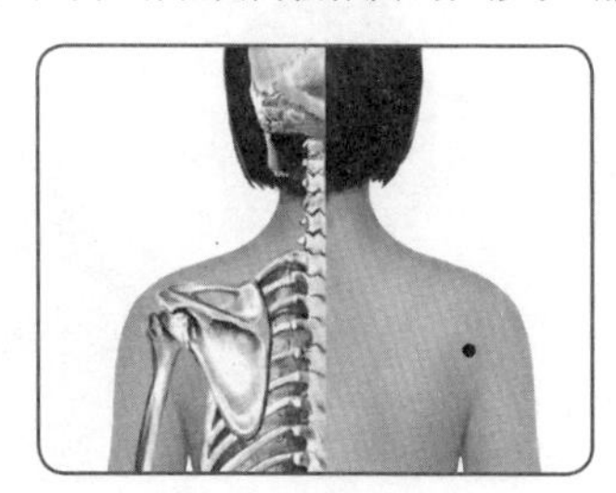
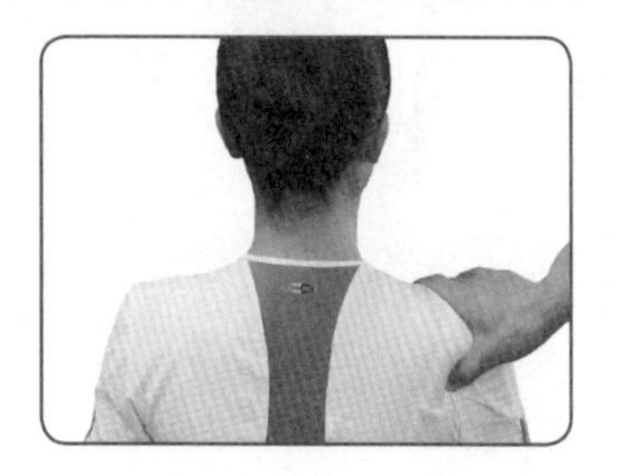

○按揉肩井穴

【位置】在後頸根部第七頸椎與肩峰之間的中點處。

【按摩方法】被按摩者取坐位，按摩者用雙手拇指按壓肩井穴約 1 分鐘，然後按揉約 2 分鐘，以局部感到酸脹為佳。

【功效主治】此穴具有祛風清熱、活絡消腫的作用。多用於治療肩背部痠痛、肩周炎、肩膀疼痛、頸項肌痙攣等。

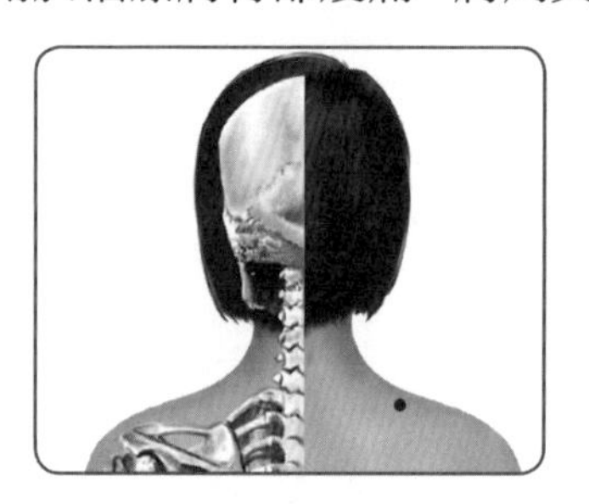

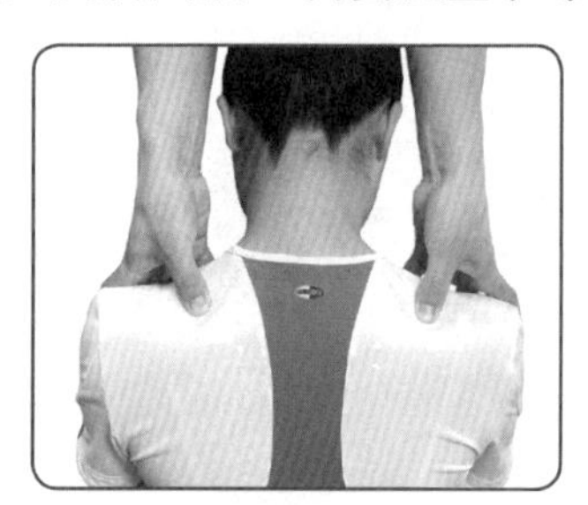

○按揉肩髃穴

【位置】上臂外展 90°時，肩部最高點後下緣的凹陷處。

【按摩方法】被按摩者取坐位，按摩者用大拇指順時針按揉穴位 2 分鐘，逆時針按揉 2 分鐘，以局部酸脹為佳。

【功效主治】此穴具有祛風濕、通經絡的作用。多用於治療肩周炎、肩膀疼痛、肩臂不能伸舉、肩部肌肉萎縮等。

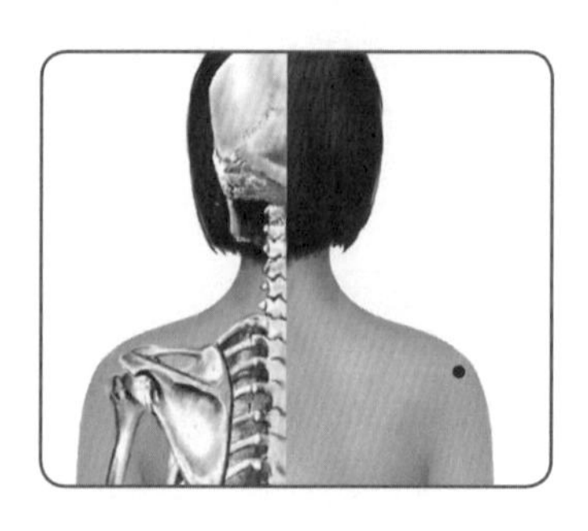

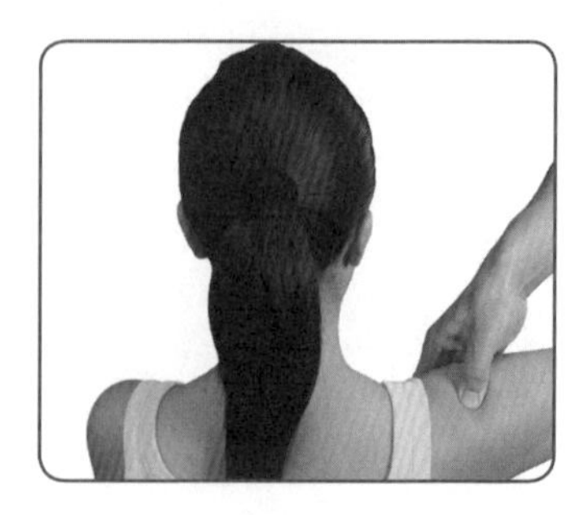

○按揉極泉穴

【位置】舉臂開腋，在腋窩中間取穴。

【按摩方法】取坐位，用右手中指按於對側極泉穴，用力按揉 2 分鐘，以局部有酸脹感或電麻感向指端放射為佳。

【功效主治】此穴具有散風活絡、行氣活血的作用。多用於治療肩關節疼痛、肩周炎、上肢麻木、疼痛等。

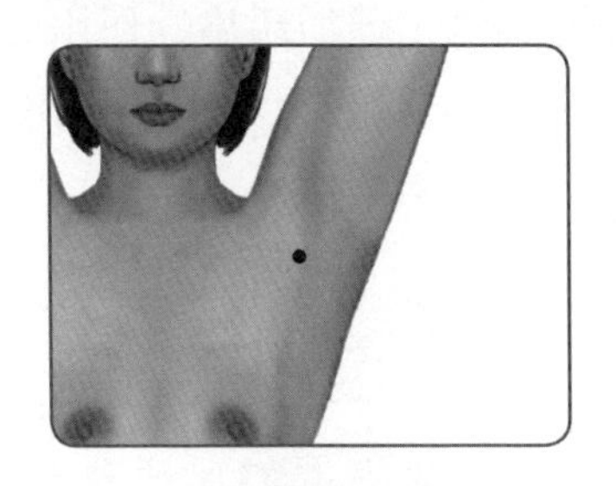
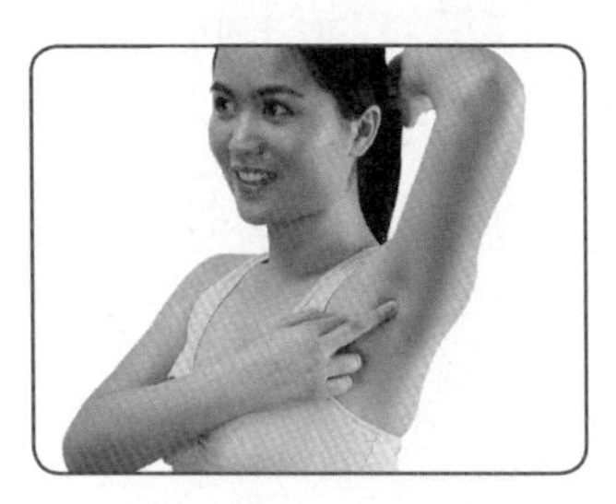

○按揉天宗穴

【位置】位於肩胛骨岡下窩的中央。

【按摩方法】被按摩者取俯臥，按摩者兩手拇指先順時針方向輕輕按揉天宗穴 1 分鐘，然後逆時針方向按揉 1 分鐘。

【功效主治】此穴具有舒筋活絡、理氣消腫的作用。多用於治療頸椎病頸部僵痛、肩胛部疼痛、肩周炎等。

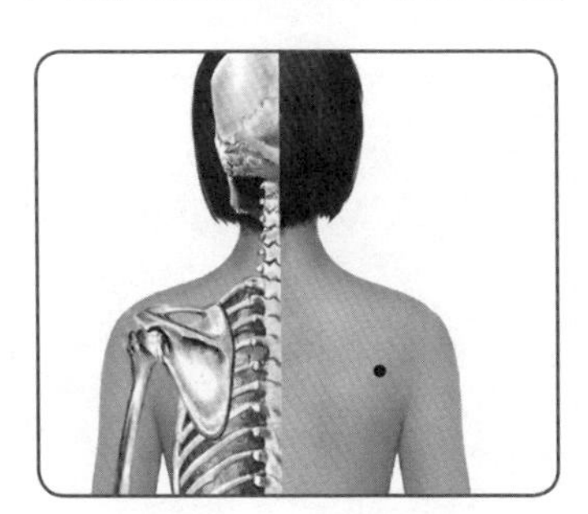
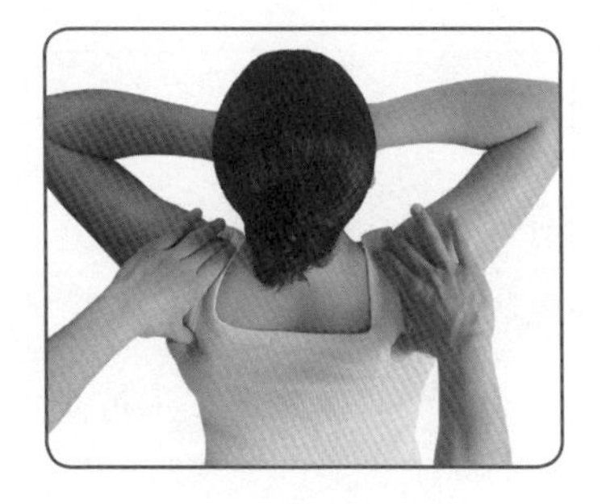

○按揉曲池穴

【位置】屈曲肘關節，在肘橫紋的外側頭與肱骨外髁上連線中點。

【按摩方法】按摩者左手托住被按摩者手臂，用右手拇指順時針方向按揉曲池穴 2 分鐘，然後逆時針方向按揉 2 分鐘，左右手交替，以局部感到酸脹為佳。

【功效主治】此穴具有清熱和營、降逆活絡的作用。多用於治療頸椎疼痛、肩周炎、上肢過電樣疼痛、手臂麻木、肘關節炎、急性腦血管病後遺症等。

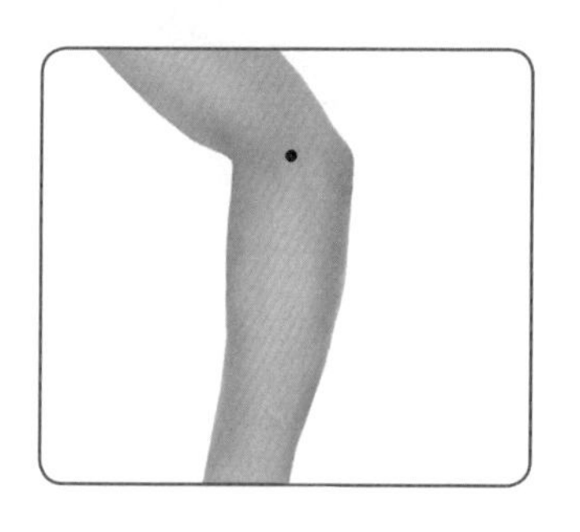

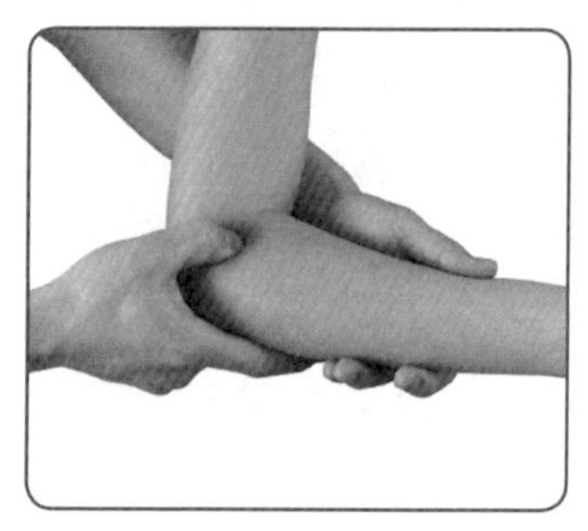

足底反射區按摩

步驟 01：食指扣拳法頂壓肩胛骨（圖 01-1）、斜方肌（圖 01-2）反射區各 50 次。

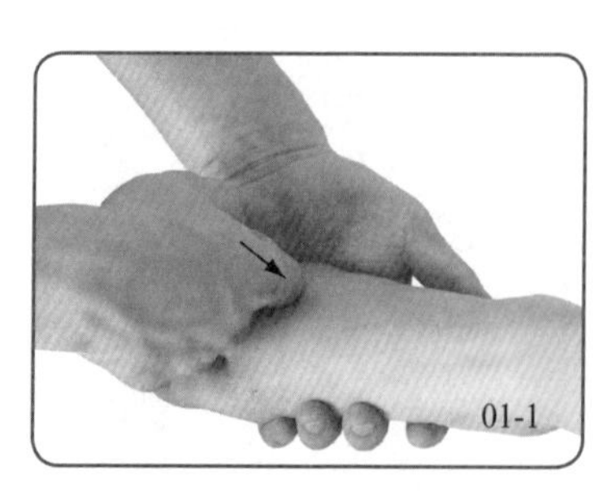

01-1

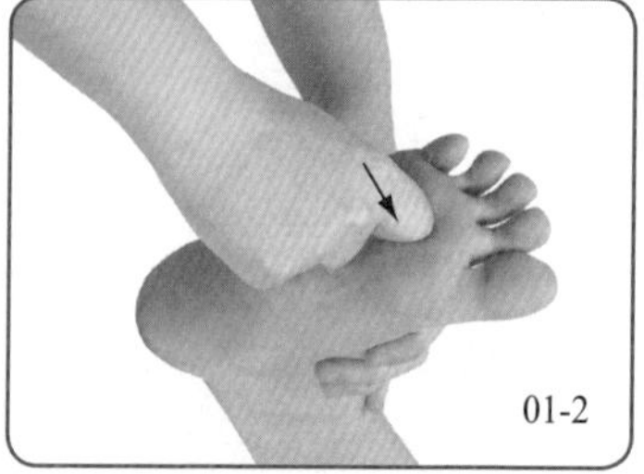

01-2

步驟 02：用扣拳法和按揉法頂壓和掐按頸項（圖 02-1）、肘（圖 02-2）、頸椎（圖 02-3）、胸椎（圖 02-4）反射區各 50 次。

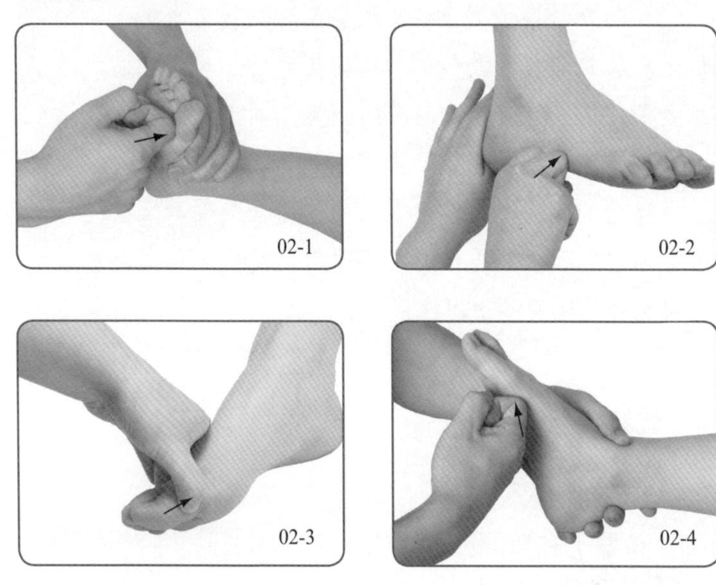

02-1　02-2　02-3　02-4

日常調理指南

紅花油有活血化瘀、疏經通絡、止痛的功效，肩膀疼痛的時候外搽紅花油，然後揉摩肩膀，可緩解疼痛。

治療期間，免提重物，注意局部保暖。局部可配合熱敷，每天 1 次，每次 10 分鐘。

水溫不要過高，以免燙傷。

肩周炎治療過程，有「三分治，七分練」之說，所以每日宜自我鍛鍊 10 分鐘，方法有「蠍子爬牆」、背後拉手。

肩部肌肉勞損

肩部肌肉勞損主要出現在肩部的後方區域，特別是肩胛骨的後方及外側的肌肉更容易出現勞損狀況。長期使用鼠標或以手指擊打鍵盤，肩部後方及上肢後方的肌肉長時間處於緊張狀態，局部血管痙攣，血液供應差，代謝產物堆積在局部，產生局部的無菌性炎症而引起疼痛，再加上空調環境、受風、受寒更會加重局部的肌肉痙攣與疼痛。

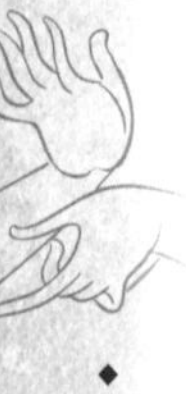

特效穴位按摩

○按揉肩貞穴

【位置】在肩關節後下方，手臂內收時，腋後紋頭上一大拇指寬處。

【按摩方法】被按摩者取坐位，按摩者站於被按摩者肩膀疼痛一側，大拇指順時針方向按揉肩貞穴約 2 分鐘，然後逆時針方向按揉約 2 分鐘，以局部感到酸脹為佳。

【功效主治】此穴具有清頭聰耳、通經活絡的作用。

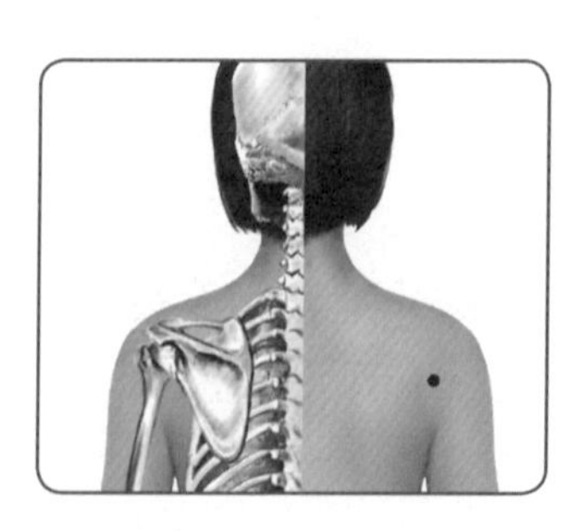

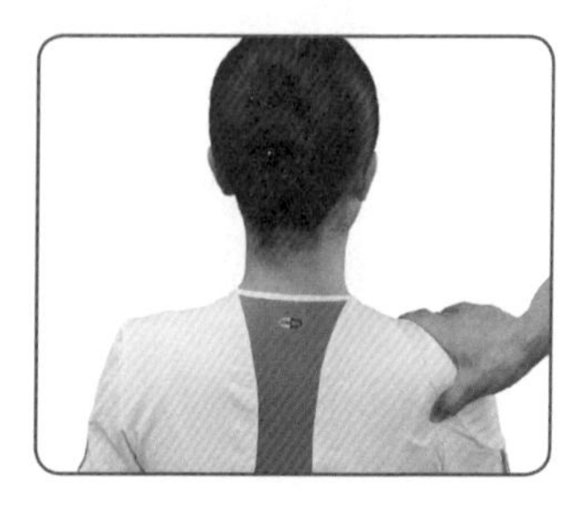

多用於治療肩周炎、肩膀疼痛、肩臂不能伸舉、肩部肌肉萎縮、肩部肌肉勞損等。

足底反射區按摩

步驟 01：食指扣拳法頂壓肩（圖 01-1）、肩胛骨（圖 01-2）、斜方肌（圖 01-3）反射區各 50 次。

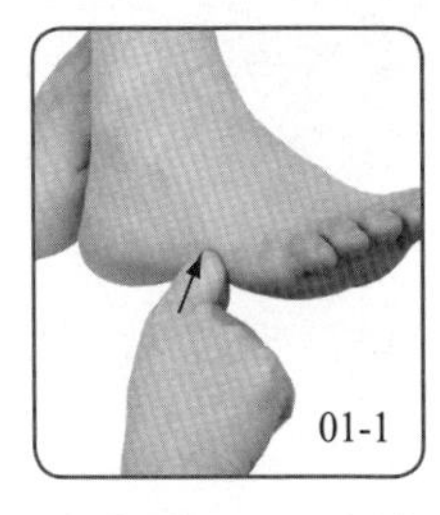
01-1

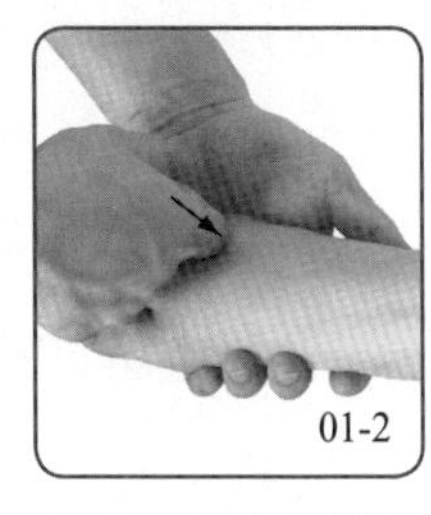
01-2

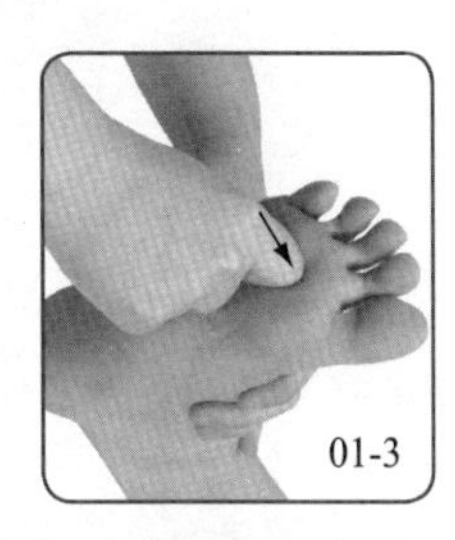
01-3

步驟 02：用扣拳法頂壓法和按揉法，按頸項（圖 02-1）、肘（圖 02-2）、頸椎（圖 02-3）、胸椎（圖 02-4）、肝（圖 02-5）、脾（圖 02-6）、肺（圖 02-7）反射區各 50 次。

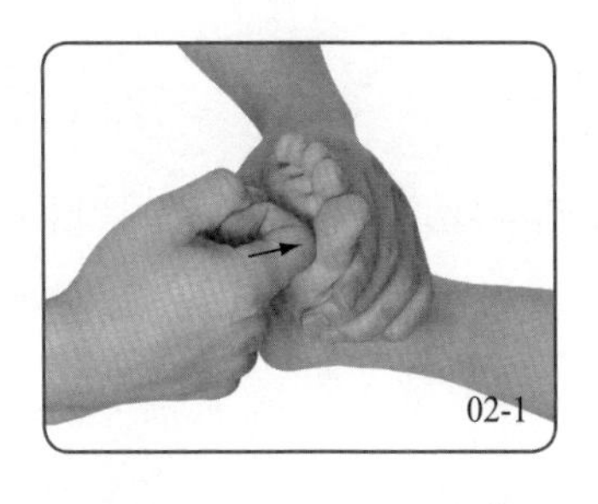
02-1

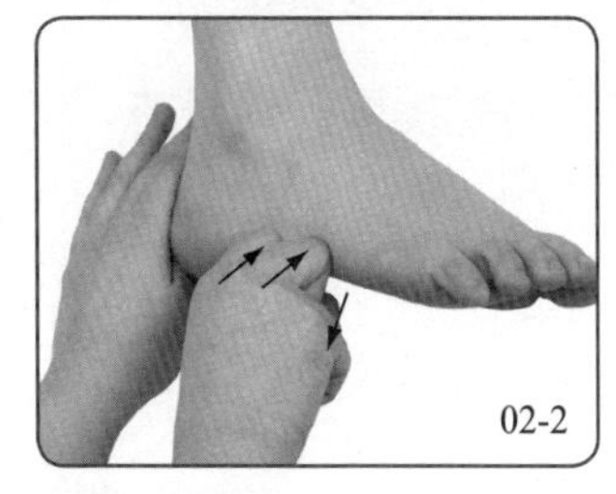
02-2

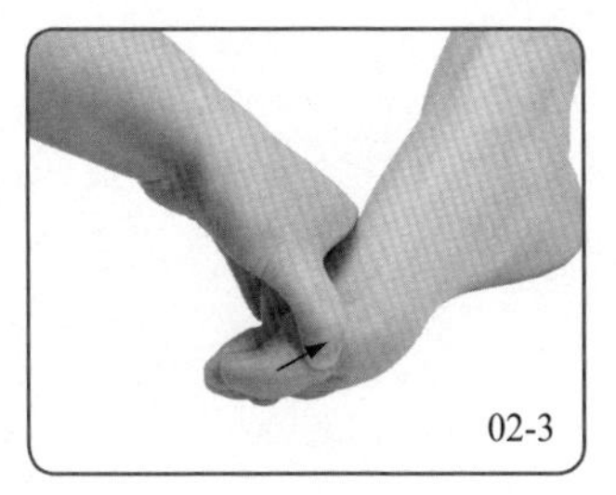
02-3

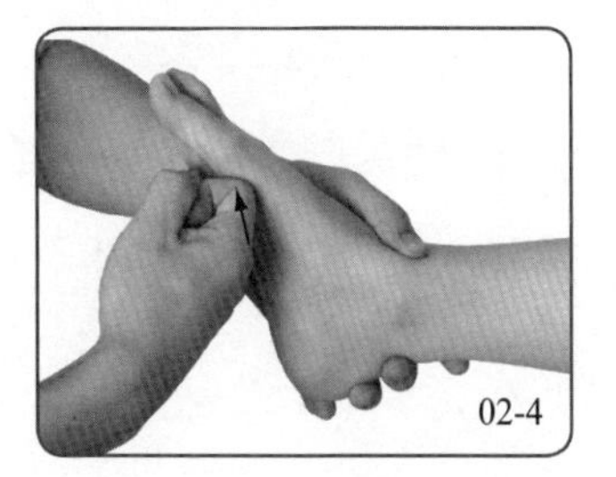
02-4

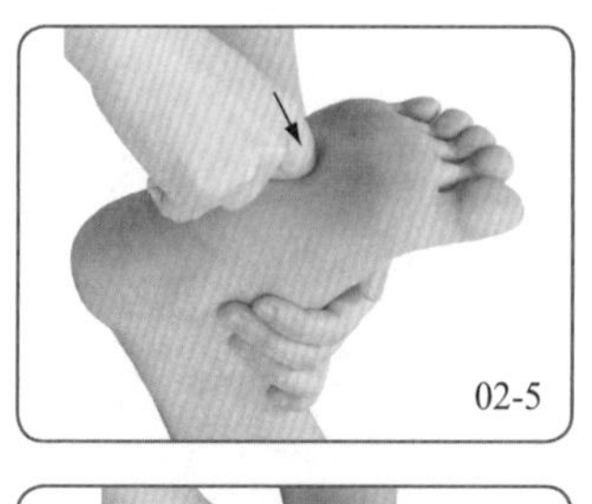
02-5

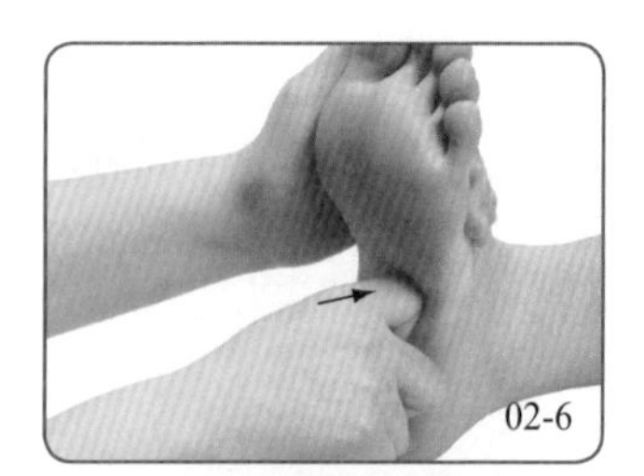
02-6

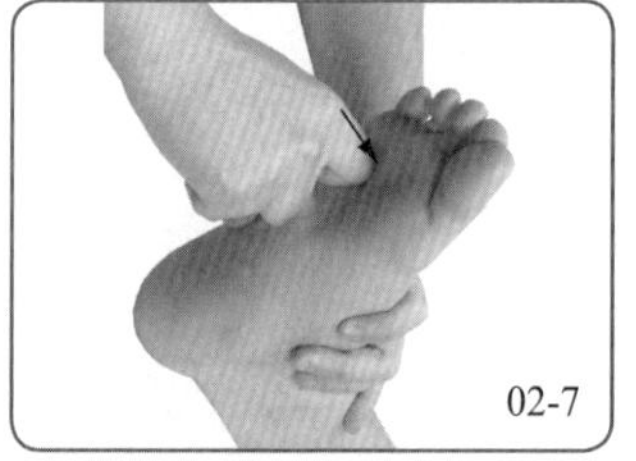
02-7

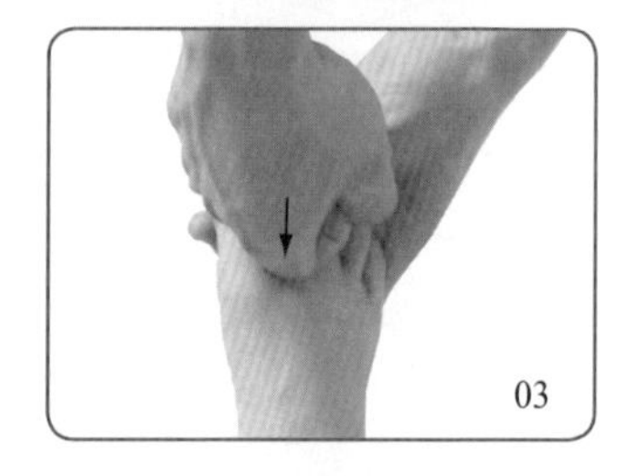
03

步驟 03：食指扣拳法頂壓頸部淋巴結反射區 50 次。

其他按摩方法

○掌揉肩部後方

掌揉肩部後方肌肉 5～10 分鐘，肩胛骨後方及外側有肌肉處要重點按揉。

○點揉肩胛骨後方

拇指從肩胛骨後方的內側開始點揉，逐漸移至肩胛骨後方的外側，逐一尋找壓痛點。多數患者在天宗穴部位痠痛明顯。由於此處肌肉薄，較為敏感，點揉手法不能太重。

○拿揉肩部

取坐位，雙手拿揉一側肩部 5 分鐘，至肩部有發熱感，注意在拿揉時應進一步放鬆肌肉，使局部感覺舒適。

肩部急性扭傷

肩部運動時，因動作不協調或用力過大，引起肩部的疼痛，肩部活動時疼痛出現或加重，即為肩部急性扭傷。肩部急性損傷多發生在肌腱部分。

肩部常見的急性扭傷有肱二頭肌長頭肌腱腱鞘炎和岡上肌肌腱炎。

特效穴位按摩

○按壓肩髃穴

【位置】手掌向下，把手臂從側方抬高，在手臂平舉的狀態下，肩峰前下部有一凹陷處，此凹點即是肩髃，左右各一。

【按摩方法】被按摩者取坐位，按摩者用雙手手掌包住肩頭，以大拇指指腹按壓該穴 3 分鐘，至局部有發熱感。

【功效主治】此穴具有通經活絡、消腫止痛的作用。肩周炎、肩部扭傷的患者，揉壓肩髃部位可立刻減緩疼痛。

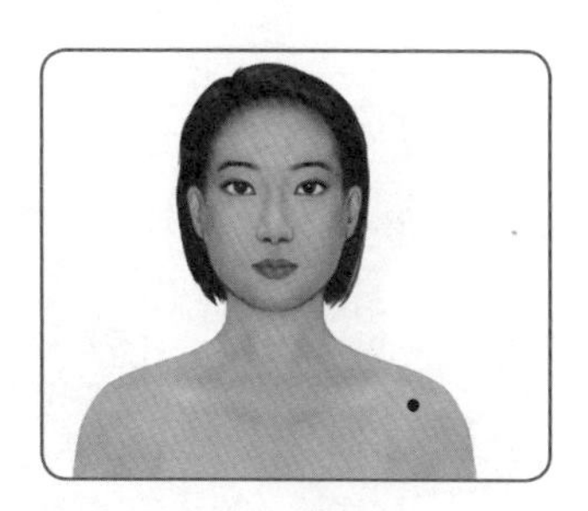

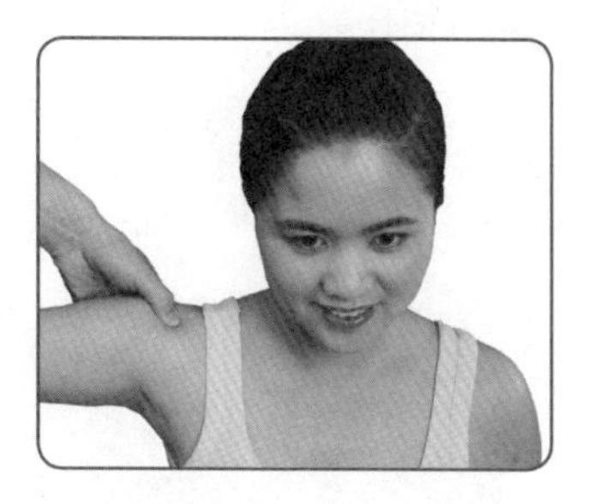

○按揉肩貞穴

【位置】位於肩關節後下方，手臂內收時，在腋後紋頭上大拇指一指寬處。

【按摩方法】被按摩者取坐位，按摩者站於被按摩者肩膀疼痛一側，大拇指順時針方向按揉肩貞穴約 2 分鐘，然後逆時針方向按揉約 2 分鐘，以局部感到酸脹為佳。

【功效主治】此穴多用於治療肩周炎、肩膀疼痛、肩臂不能伸舉等。

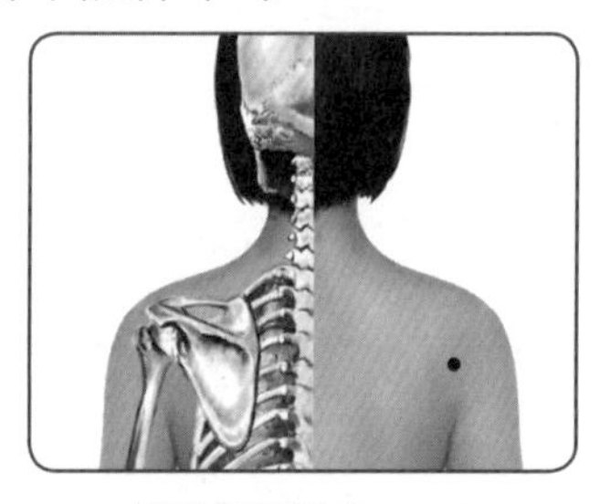

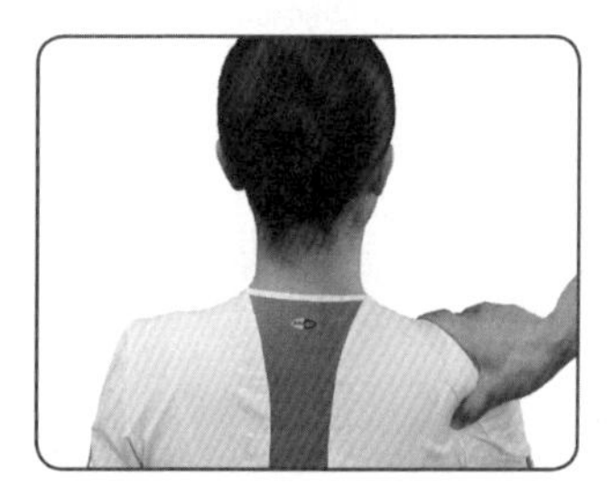

○按揉肩髃穴

【位置】肩部，肩關節外展時於肩峰後下方呈現凹陷處。

【按摩方法】按摩者一手扶被按摩者傷臂稍微外展，另一手放在患側肩部，拇指按住肩髃穴，做按揉活動或儘量搖動肩關節，約 1 分鐘。

【功效主治】此穴屬手少陽三焦經，具有祛風濕、通經絡的作用。

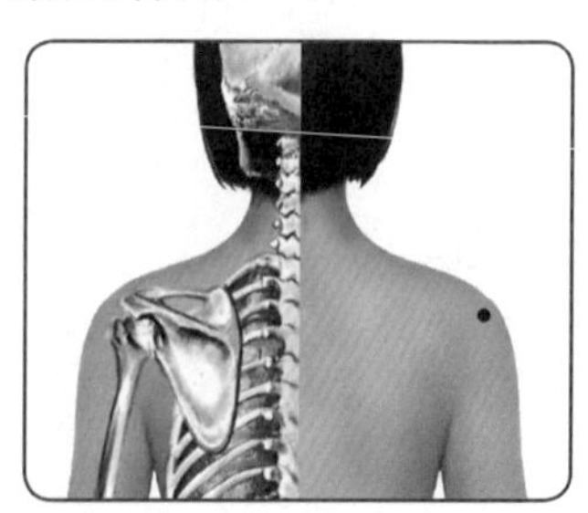

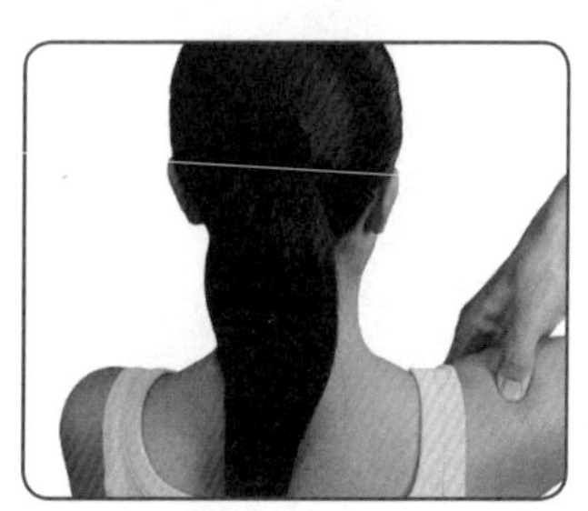

足部反射區按摩

步驟 01：食指扣拳法頂壓頸部淋巴結反射區 50 次。

步驟 02：拇指指腹推壓法推按頸椎（圖 02-1）、胸椎（圖 02-2）反射區各 30 次。

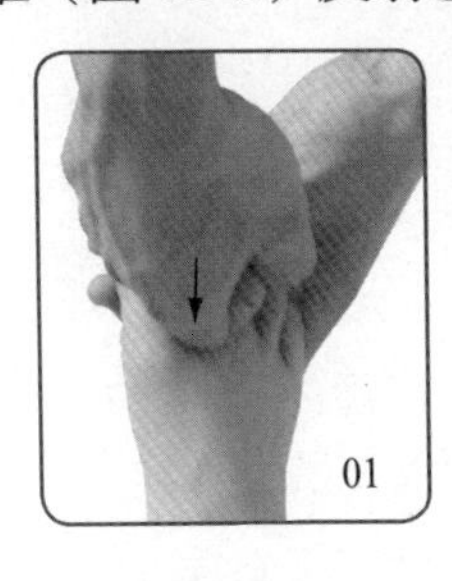

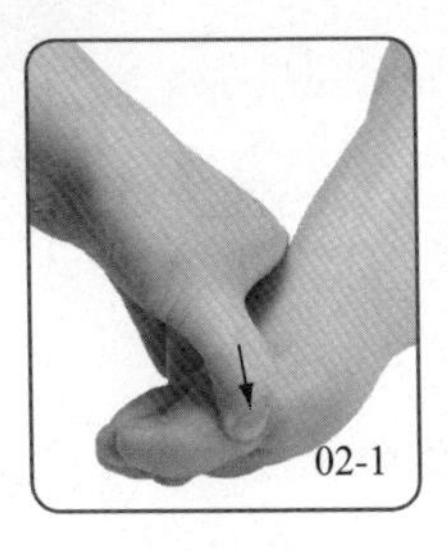

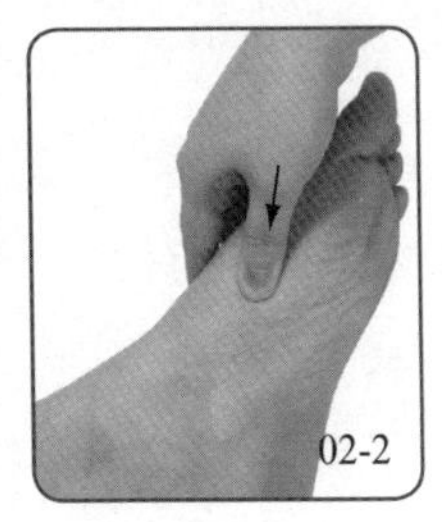

按摩時的注意事項

按摩時注意不要採用粗暴動作，以免增加損傷程度。急性期儘量避免直接按摩扭傷處，可在遠端進行按摩。對於疼痛劇烈者，按摩時可先配合濕熱敷和耳穴按摩法進行治療，以緩解疼痛和痙攣。

肩部急性扭傷緊急處理

肩膀扭傷後，要立即進行冷處理——用冷水沖局部或用毛巾包裹冰塊冷敷，然後用繃帶適當用力包裹損傷部位，防止腫脹。在放鬆損傷部位肌肉並抬高傷肢的同時，可服用一些止疼、止血類藥物。24～48 小時後拆除包紮。

根據傷情，可外貼活血和消腫脹膏藥，可適當熱敷或用較輕的手法對損傷局部進行按摩。同時可選用正紅花油、雲香精等，於痛處擦揉，每天 2～3 次。

習慣性肩關節脫位

肩關節脫位常常發生在手臂向後猛力扭轉時，這時肱骨頭就會被拉出關節窩，引起難以忍受的疼痛而且會阻礙肩膀的運動。麻、腫和皮膚變色都有可能會發生。習慣性肩關節前脫位多見於青壯年，究其原因，一般認為是首次外傷脫位後造成損傷，雖經復位，但未得到適當有效的固定和休息。由於關節囊撕裂或撕脫，軟骨盂唇及盂緣損傷沒有得到良好修復，肱骨頭後外側凹陷等病理改變，使關節變得鬆弛。之後在輕微外力下或做某些動作，如上肢外展外旋和後伸動作時可反覆發生脫位。

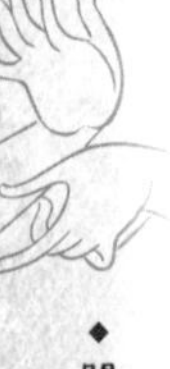

特效穴位按摩

○按揉極泉穴

【位置】舉臂開腋，在腋窩中間取穴。

【按摩方法】取坐位，上肢略外展，用左手或右手中指螺紋面按於對側極泉穴，用力按揉 2 分鐘，以局部有酸脹感或電麻感向指端放射為佳。

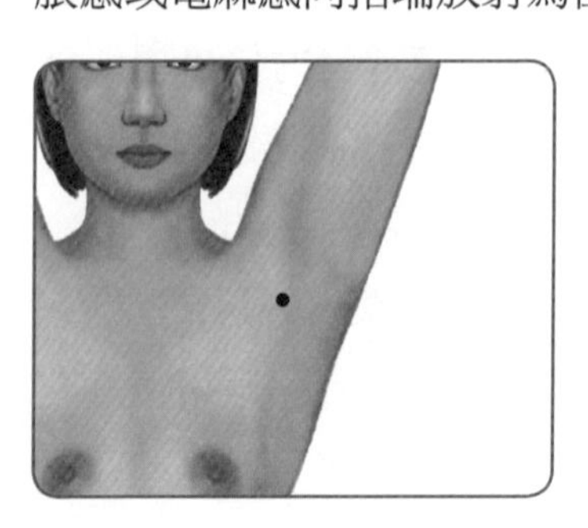

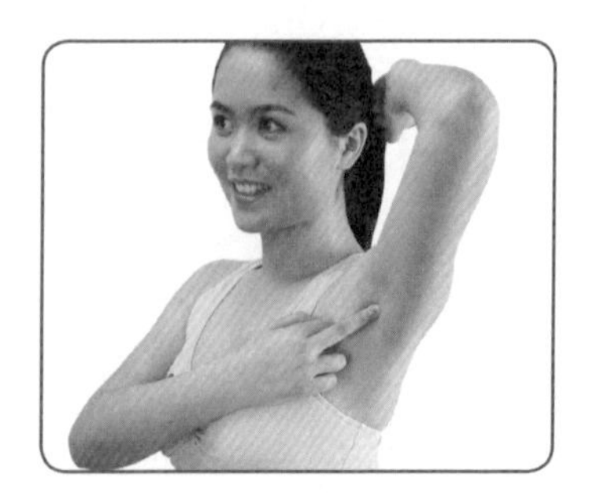

【功效主治】經常按摩此穴可溫經活血，祛寒除濕。能夠改善上肢麻木、肩部肌肉僵硬、肩周炎、肩關節脫位等。

○按揉肩髃穴

【位置】臂外展時，肩峰前下方向凹陷處。

【按摩方法】被按摩者取坐位，按摩者用雙手手掌包住肩頭，以大拇指指腹按壓該穴 3 分鐘，至局部有發熱感。

【功效主治】此穴可舒經通絡，活血鎮痛。能夠改善肩部腫脹、肌肉萎縮、風濕性肩關節炎，預防肩關節脫位等。

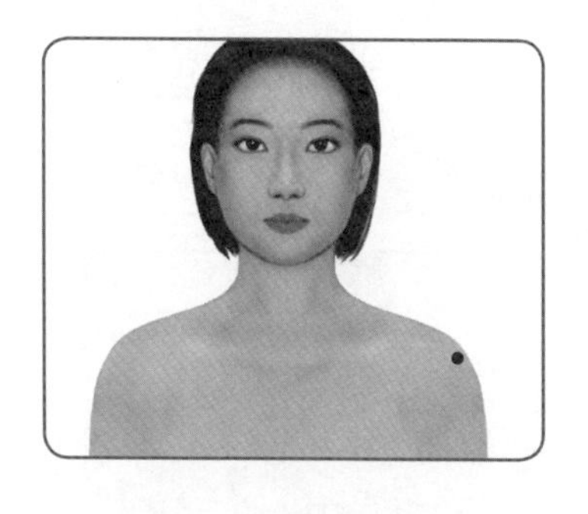

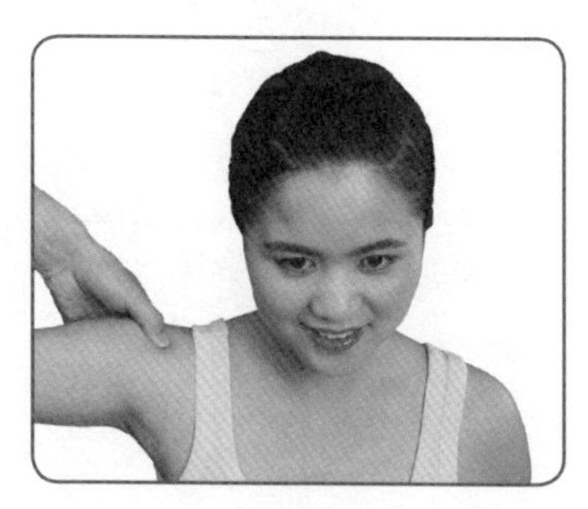

足底反射區按摩

步驟 01：食指扣拳法頂壓頸椎（圖 01-1）、頸項（圖 01-2）、肩胛骨（圖 01-3）反射區各 50 次。

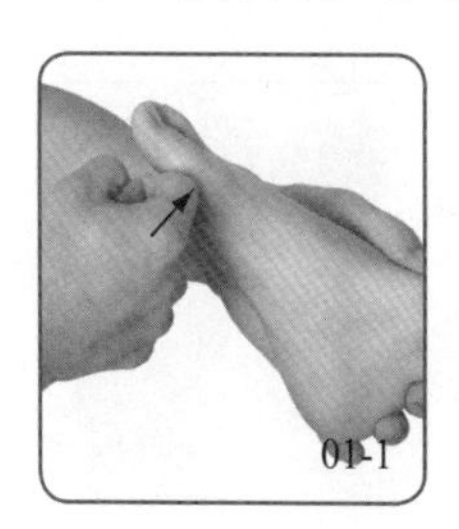

01-1

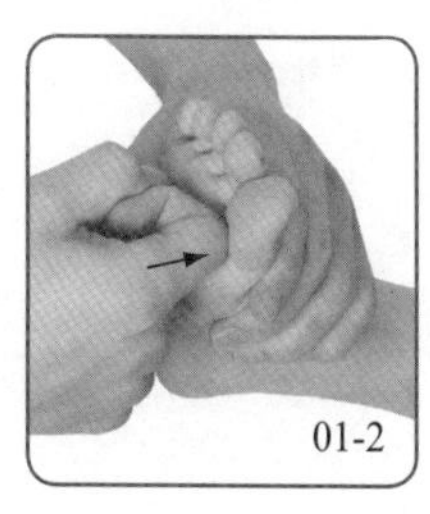

01-2

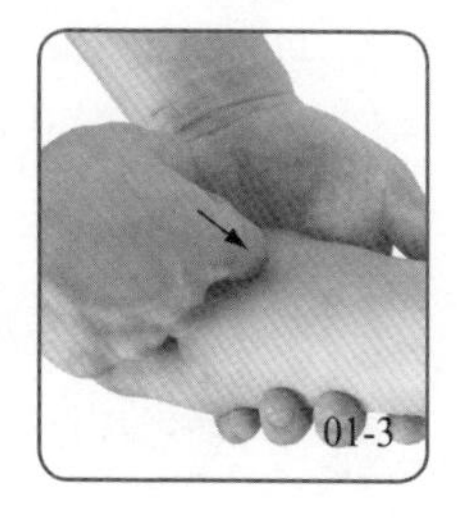

01-3

步驟 02：食指（或食指中指）扣拳法頂壓肩（圖 02-1）、斜方肌（圖 02-2）、頭頸淋巴結（圖 02-3）、肘（圖 02-4）、甲狀旁腺（圖 02-5）、腎上腺（圖 02-6）反射區各 50 次。

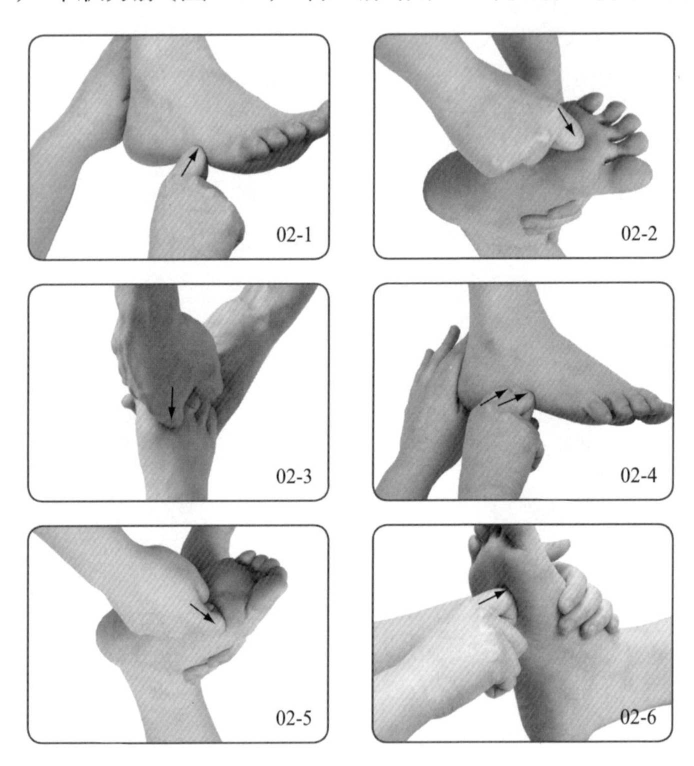

步驟 03：食指扣拳法依次頂壓腎（圖 03-1）、膀胱（圖 03-2）反射區各 50 次，按摩力度以局部脹痛為宜。

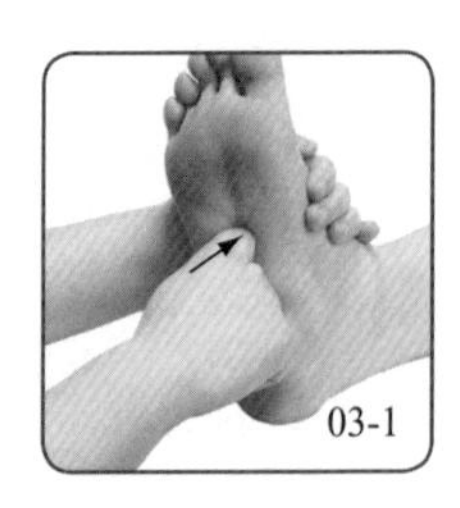

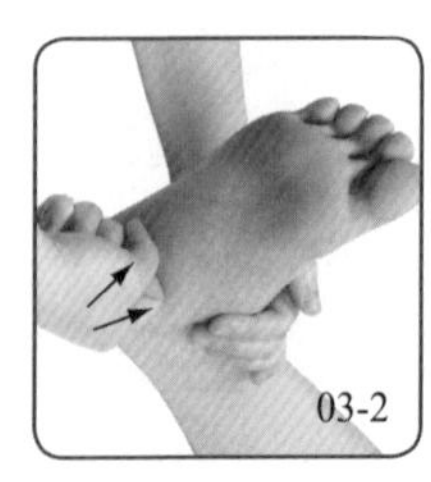

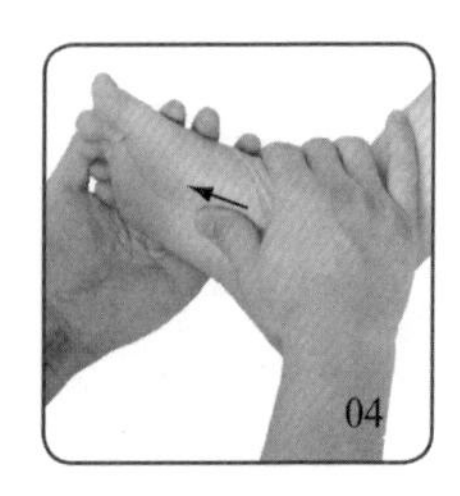

步驟 04：拇指指腹推壓法推按輸尿管反射區 50 次。

步驟 05：食指扣拳法頂壓胸椎（圖 05-1）、肝（圖 05-2）、脾（圖 05-3）、肺（圖 05-4）反射區各 50 次。

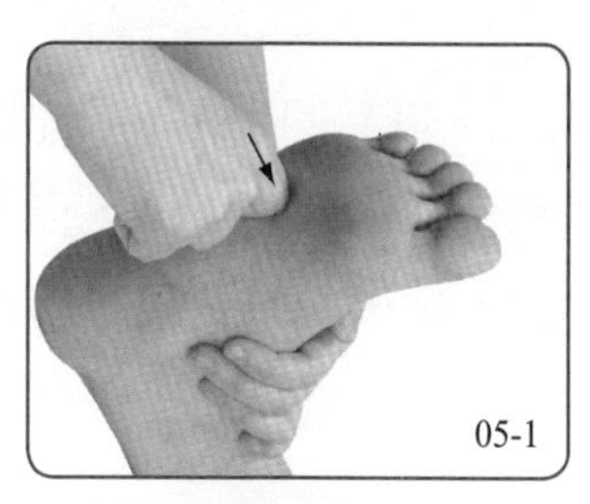
05-1

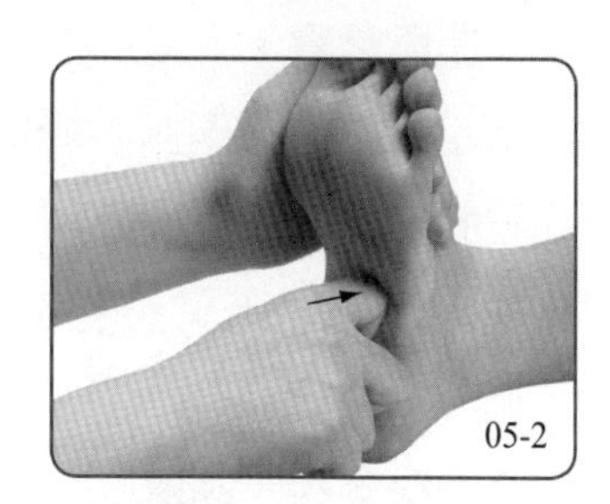
05-2

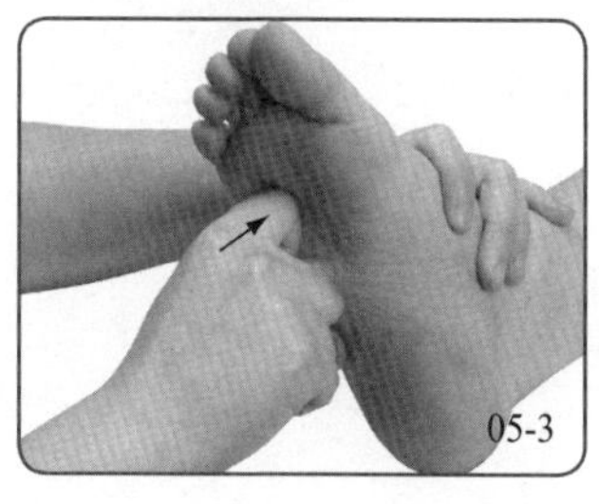
05-3

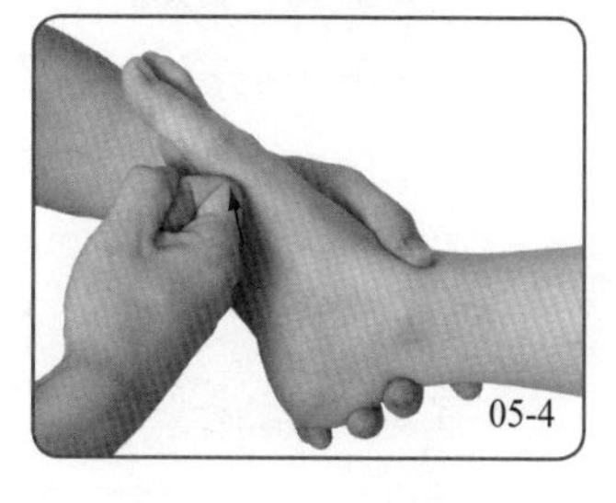
05-4

其他按摩方法

○雙肩摩圈、拉抹

雙手放在肩上，拇指向前，使虎口卡住兩肩三角肌的部位。

雙手食指至小指同時向內打圈，至頸部，然後用力拉抹回至兩肩三角肌的部位。

○沿肩胛骨抹大圈、拉抹雙肩

雙手指尖向下扣於雙肩三角肌處，沿肩胛骨從外側用力打一個大圈，拉抹至頸部，然後分別沿雙肩向兩側用力拉抹至臂三角肌處回位。

○沿肩胛骨外緣抹大圈

雙手全掌著力扣於頸部兩側，從頸部向下推至肩胛骨下緣，沿肩胛骨外緣兩側打大圈後，用力拉抹至頸部。

○提拿雙肩、上臂

雙手置於頸部兩側，拇指在上，其餘四指在下，虎口卡住肩胛提肌。兩手同時用力將肌肉拿起，再鬆開。自頸部兩側沿雙肩、上臂至肘部拿按，然後沿原路線返回覆位。

○叩擊雙肩、兩臂

雙手握拳，拇指、小指略伸直，虎口向上，以拇指、小指、大小魚際外側著力，抖腕，用爆發力叩擊雙肩、兩臂。

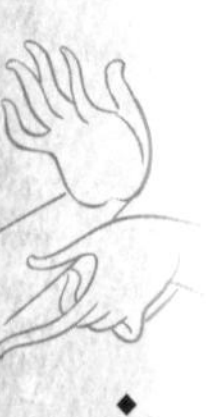

日常調理指南

肩關節脫位復位後為了使受損的組織有充足的時間修復，肩關節應保持內收位固定，時間一般為 2～3 週。固定期間要克服一切不利於關節穩定的因素；經常檢查繃帶的鬆緊程度，應注意末梢循環，如果出現患肢青紫、高度腫脹，應及時到醫院處理。

固定期間鼓勵患者積極進行功能鍛鍊，進行肱二頭肌、肱三頭肌舒縮練習，活動肘、腕、手指關節。這樣可以有效促進血液循環、消除腫脹。

肩關節脫位患者解除固定後進行功能鍛鍊時，應適當限制肩關節的外展外旋活動，不要做潑洗臉水、伸手高處取物、以毛巾展臂擦背等動作。

空調肩

夏季天氣炎熱，大多數人都躲在空調房裏享受著空調帶來的涼爽，但這同樣也讓我們的健康受到了影響。如果長時間待在空調房中，低溫環境會造成人體血管收縮、血流不暢，導致頸肩部肌肉纖維受損、受冷，從而使肩部疼痛，尤其是老人以及常穿露肩、露背裝的女性更為嚴重。

特效穴位按摩

○按揉肩貞穴

【位置】肩關節後下方，手臂內收時，腋後紋頭上一大拇指寬處。

【按摩方法】被按摩者坐位，按摩者站於被按摩者肩膀疼痛一側，大拇指順時針方向按揉肩貞穴約 2 分鐘，然後逆時針方向按揉約 2 分鐘，以局部感到酸脹為佳。

【功效主治】經常按摩此穴可益氣活血，補肝益腎。能夠改善肩周炎、空調肩、肩膀疼痛、肩臂不能伸舉、肩部肌肉萎縮等。

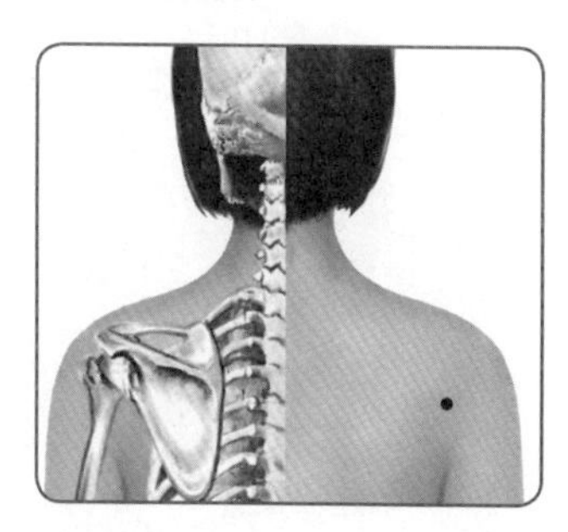

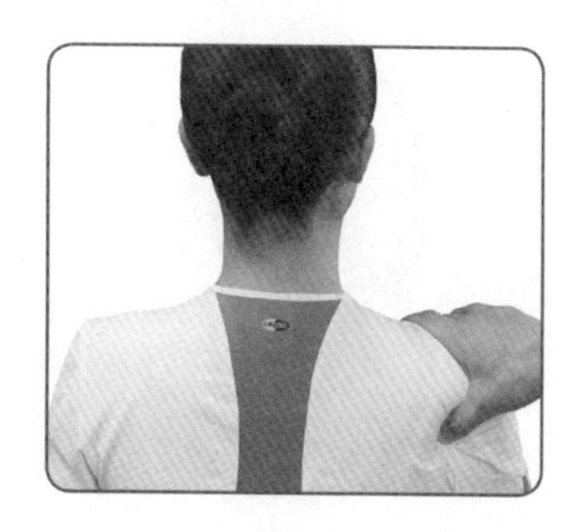

○按揉肩井穴

【位置】後頸根部第七頸椎與肩峰之間的中點。

【按摩方法】被按摩者坐位，按摩者用雙手拇指按壓肩井穴約 1 分鐘，然後按揉約 2 分鐘，以局部感到酸脹為佳。

【功效主治】經常按摩此穴可養陰清熱，益氣活血。能夠改善空調肩、肩周炎、肩膀疼痛、肩臂不能伸舉等。

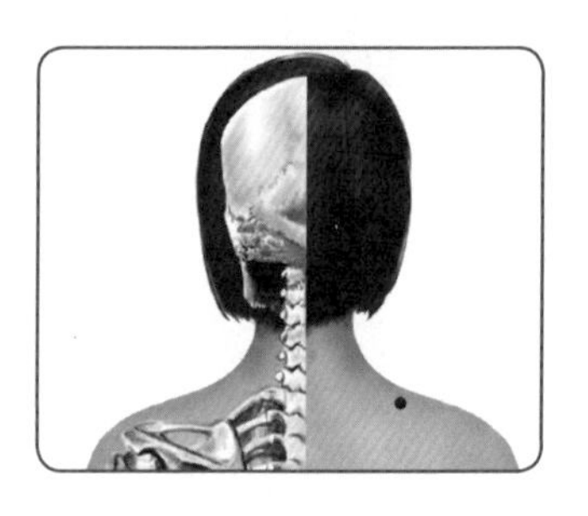
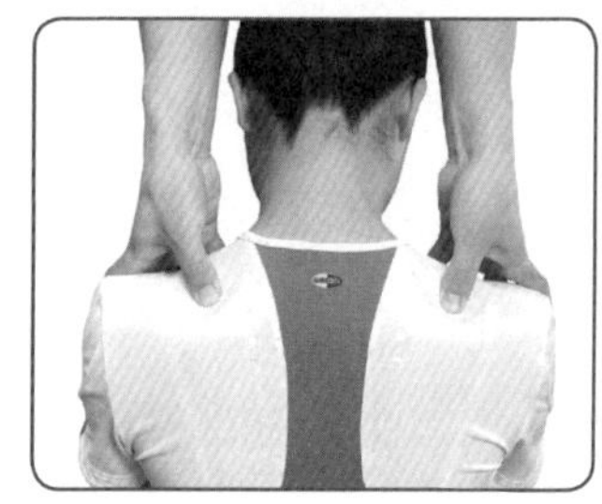

○按揉秉風穴

【位置】肩胛骨岡上窩中央，舉臂有凹陷處。

【按摩方法】取坐位，用對側食、中、無名三指按揉秉風穴 2 分鐘，以肩背有酸脹、上肢發軟無力為度。

【功效主治】經常按摩此穴可散風活絡，疏通經絡。能夠改善空調肩、上肢酸痲等肩胛、上肢病症。

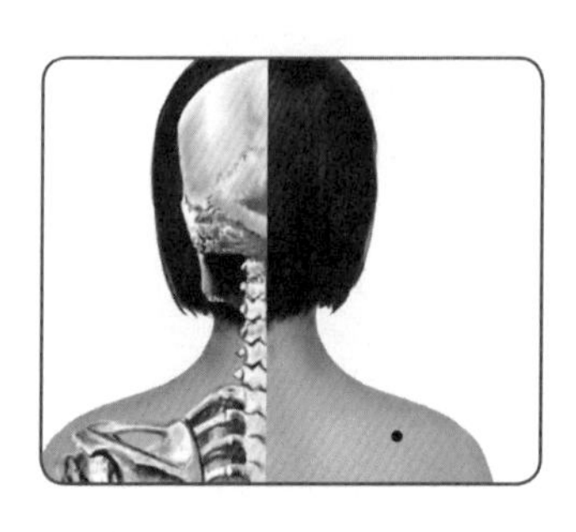
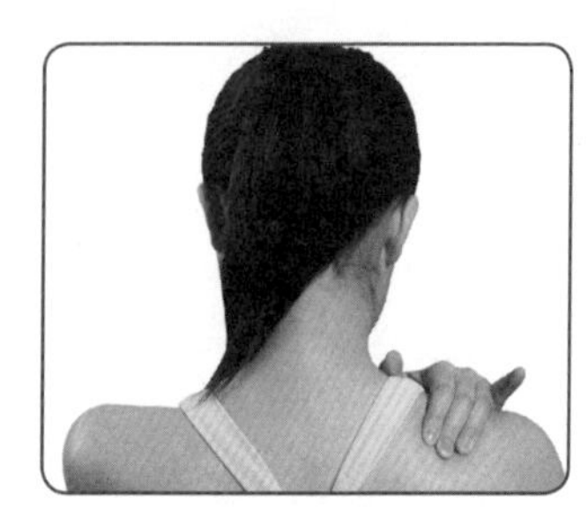

○按揉肩髃穴

【位置】位於肩部，肩髃後方，在肩關節外展時於肩峰後下方呈現凹陷處。

【按摩方法】被按摩者坐位或俯臥位，按摩者握拳用指關節按揉肩部的肩髃穴 2 分鐘，以有痠痛感為宜。

【功效主治】經常按摩此穴可溫經活血，祛寒除濕，疏通經絡。能夠改善肩周炎、肩膀疼痛、肩臂不能伸舉、空調肩、肩部肌肉萎縮等。

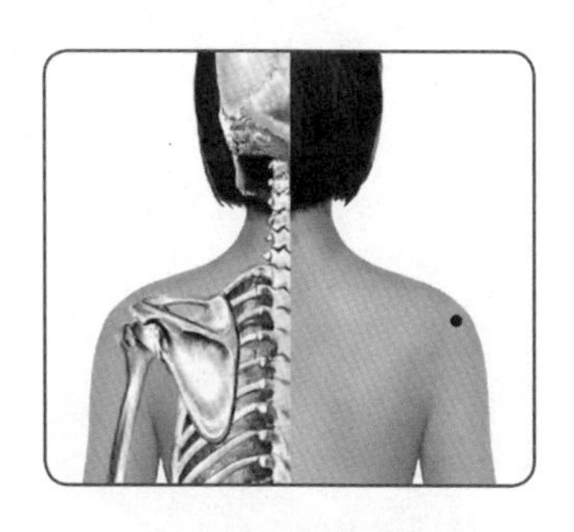

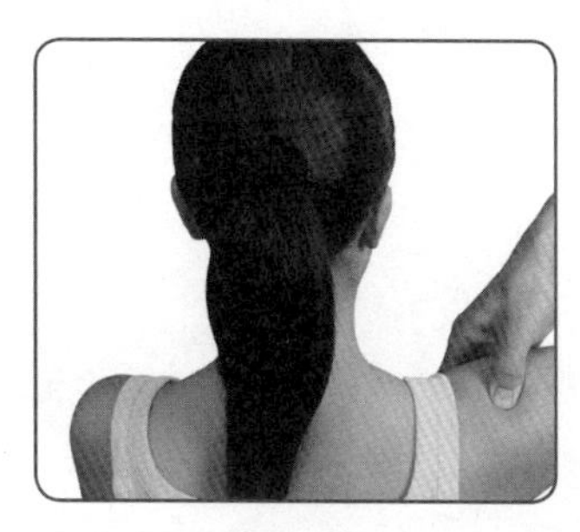

足底反射區按摩

步驟 01：食指扣拳法依次頂壓腎（圖 01-1）、膀胱（圖 01-2）反射區各 50 次，按摩力度以局部脹痛為宜。

步驟 02：拇指指腹推壓法推按輸尿管反射區 50 次。

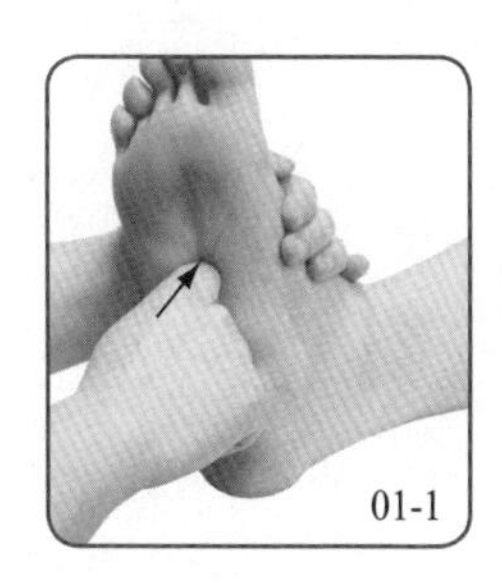
01-1

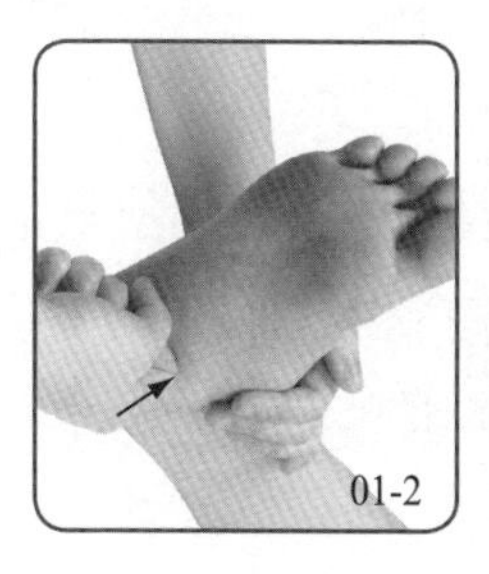
01-2

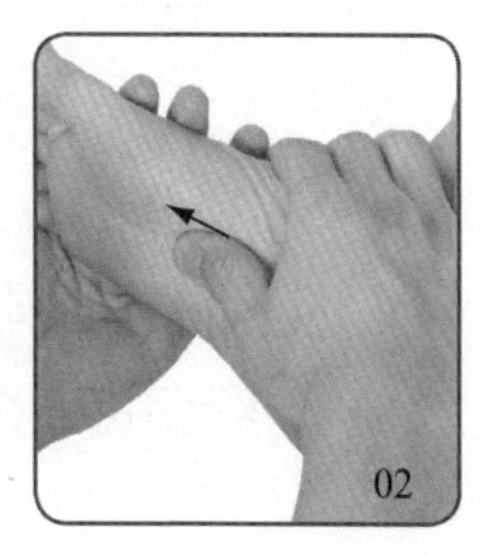
02

步驟 03：食指扣拳法頂壓腎上腺（圖 03-1）、頸項（圖 03-2）、肩胛骨（圖 03-3）反射區各 50 次。

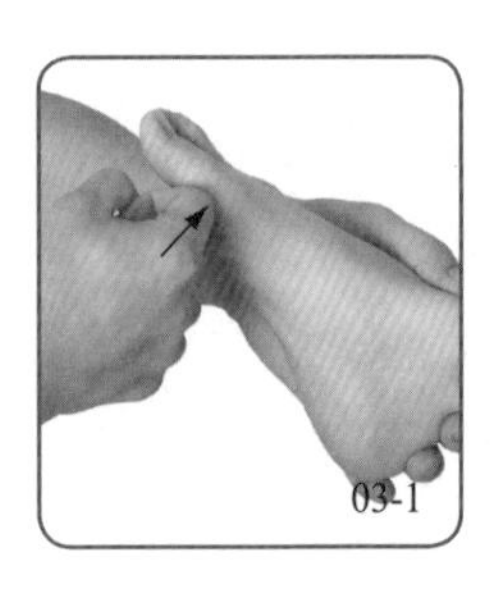
03-1

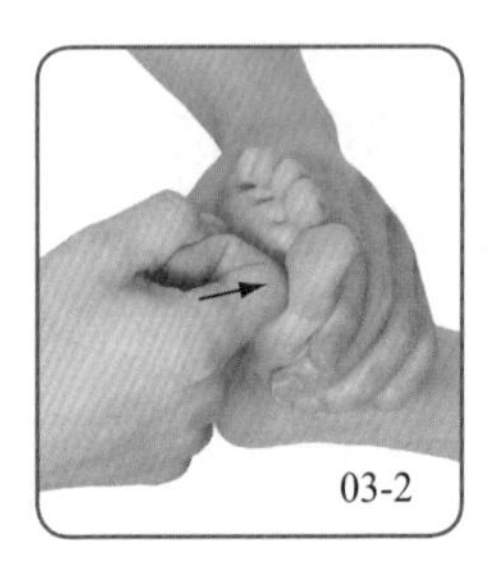
03-2

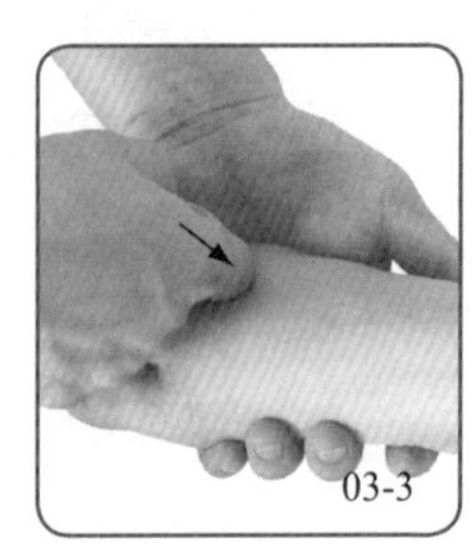
03-3

步驟 04：食指扣拳法頂壓肩（圖 04-1）、斜方肌（圖 04-2）反射區各 50 次。

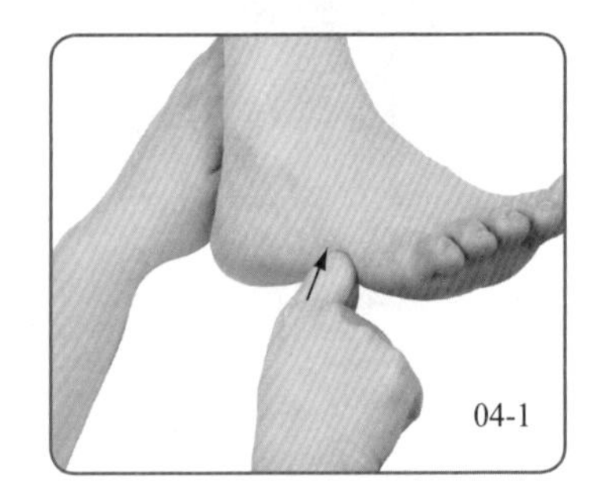
04-1

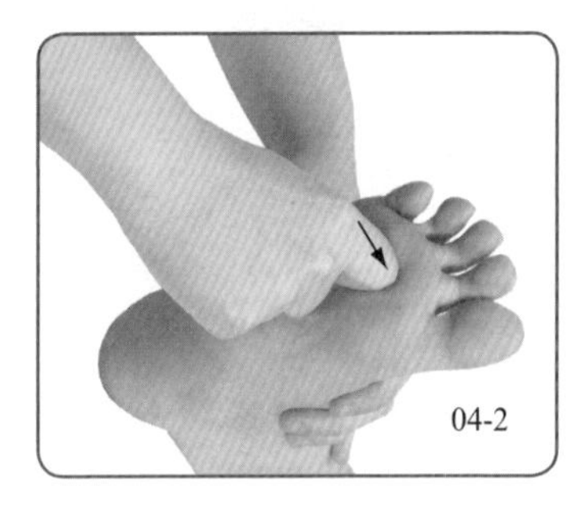
04-2

其他按摩方法

1. 用健側的拇指或手掌自上而下地按揉患側肩關節的前部及外側間 1～2 分鐘，在局部痛點處可以用拇指點按片刻。

2.用健側手的食、中、無名指三指的指腹按揉肩關節後部的各個部位，時間 1～2 分鐘，按揉過程中發現有局部痛點亦可用手指點按片刻。

3.用健側拇指及其餘手指的聯合動作揉捏患側上肢的上臂肌肉，由下至上揉捏至肩部，時間 1～2 分鐘。

4.用手掌自上而下地掌揉肩部 1～2 分鐘，對於肩後部按摩不到的部位，可用拍打法進行按摩。

5.按摩者站在被按摩者的左側，雙手五指自然併攏、平伸，全掌著力於背部自上向下，自內向外至肩胛骨外緣撫摸大圈後復位。

6.以一手的大拇指與其餘四指對合用力，從上到下拿捏患側肩周 0.5～1 分鐘。具有溫經祛寒、通絡止痛的功效。

按摩時的注意事項

按摩時，有些患者容易入睡，應取毛巾蓋好，以防著涼，注意室溫。當風之處，不要按摩。

日常調理指南

不要在午夜、凌晨洗冷水澡，或長期待在房間裏吹空調，否則會使局部血管收縮，有礙組織代謝。

睡覺時不可俯睡，枕頭不可以過高、過硬或過平。

注意肩部保暖，不要經常穿露肩、露背裝。

可以燒製一些熱薑湯，加少許鹽和醋，將毛巾浸濕擰乾，敷於患處，反覆數次，也能緩解疼痛。

腰背部常見病對症按摩

背肌筋膜炎

背肌筋膜炎是發生於背部肌肉、筋膜等組織的一種非特異性炎症。本病的主要表現為頸、肩和背部疼痛僵硬，頸部活動不靈，肩臂酸困及麻木等，與天氣變化有關。患處肌肉發僵、壓之痠痛或觸及索狀物，揉壓時患者感到舒適，症狀減輕。

多無肌力和肌腱反射的改變，化驗檢查可有血象增高，X 光檢查一般無異常發現。

特效穴位按摩

○按揉胃俞穴

【位置】背部，在第十二胸椎棘突下旁開二橫指寬處。

【按摩方法】取坐位或站位，雙手握空拳揉擦胃俞穴約 50 次，擦至局部有熱感為佳。

【功效主治】經常按摩此穴可和胃健脾，理中降逆。能夠促進背部的血液循環，改善背肌筋膜炎。

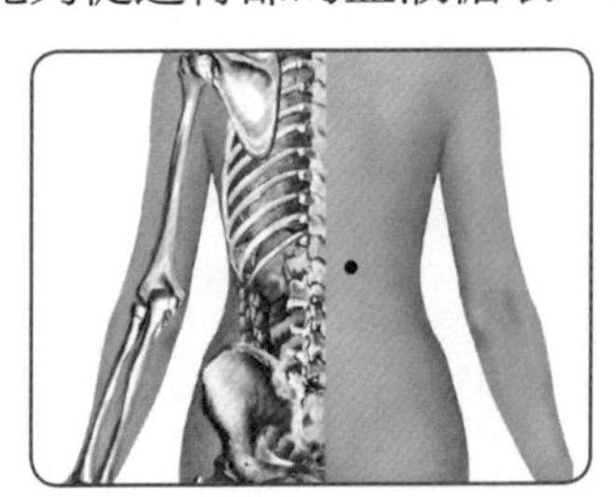

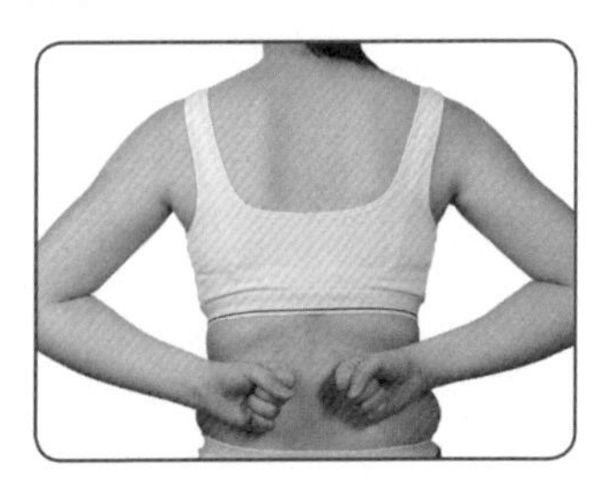

○按揉肝俞穴

【位置】背部，在第九胸椎棘突下旁開二橫指寬處。

【按摩方法】取坐位或站位，兩手握拳，用四指的掌指關節突起部點揉肝俞穴約 2 分鐘，以局部有酸脹感為佳。

【功效主治】經常按摩此穴可疏肝利膽，理氣和胃，通絡止痛。能夠改善背肌筋膜炎、腰背痛。

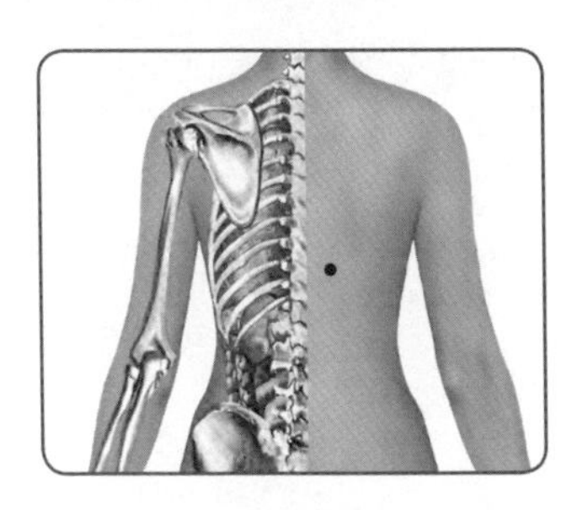

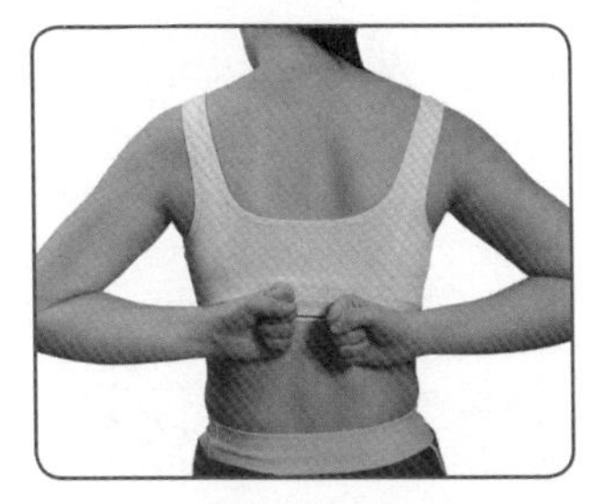

○按揉膈俞穴

【位置】背部，第七胸椎棘突下旁開二橫指寬處。

【按摩方法】被按摩者俯臥位，按摩者用兩手拇指順時針按揉膈俞穴 2 分鐘，逆時針按揉 2 分鐘，以局部酸脹為宜。

【功效主治】經常按摩此穴可理氣寬胸，活血通脈。能夠改善產後腰腹疼痛、肩背肌筋膜炎等。

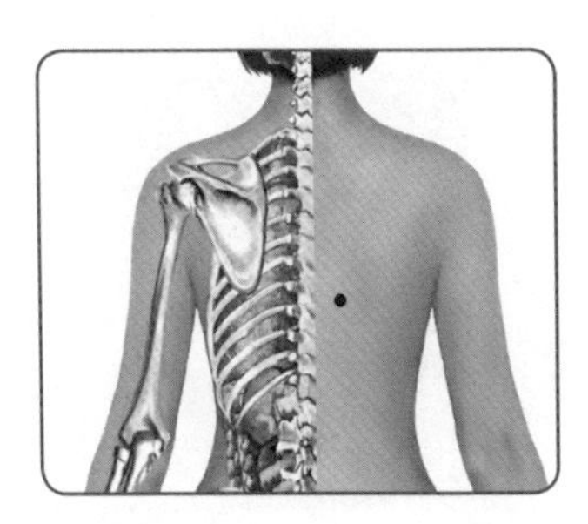

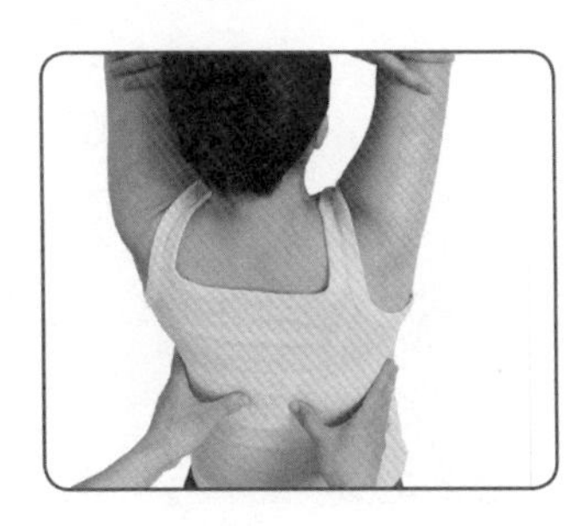

○按揉大杼穴

【位置】肩胛骨內側，第一胸椎棘突下旁開二橫指寬處。

【按摩方法】被按摩者取坐位或俯臥，按摩者雙手拇指順時針方向按揉該穴約 2 分鐘，以局部發熱為度。

【功效主治】經常按摩此穴可強筋骨，清邪熱。能夠改善頸椎病、腰背肌痙攣、背肌筋膜炎、關節骨質增生等。

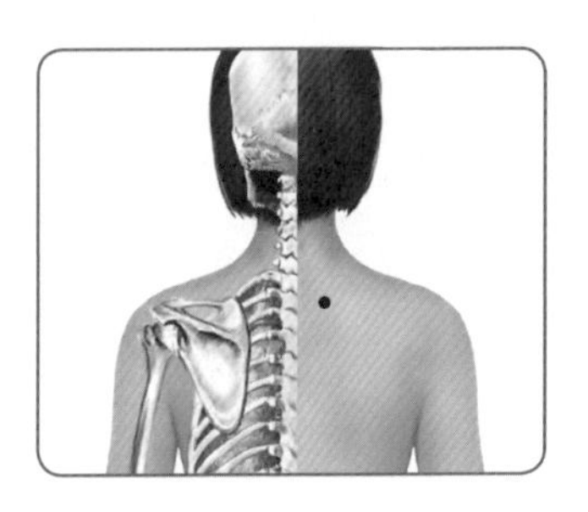
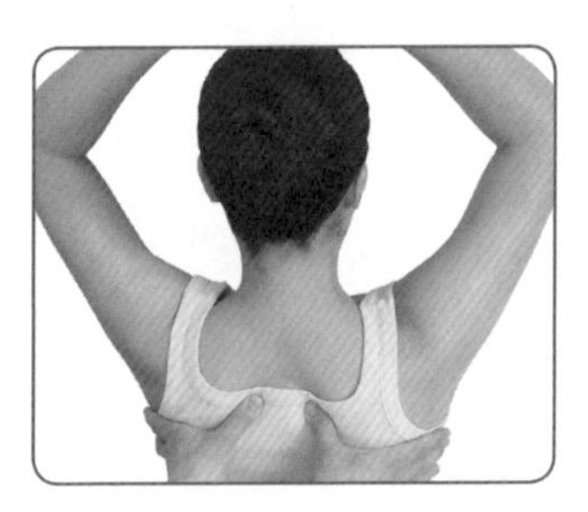

○按揉厥陰俞穴

【位置】肩胛骨內側，第四胸椎棘突下旁開二橫指寬處。

【按摩方法】被按摩者取坐位或俯臥，按摩者雙手拇指順時針按揉該穴位 2 分鐘，逆時針按揉 2 分鐘，以局部發熱為度。

【功效主治】經常按摩此穴可寬胸理氣，活血止痛。能夠改善頸椎病、腰背肌痙攣、背肌筋膜炎、肩周炎等。

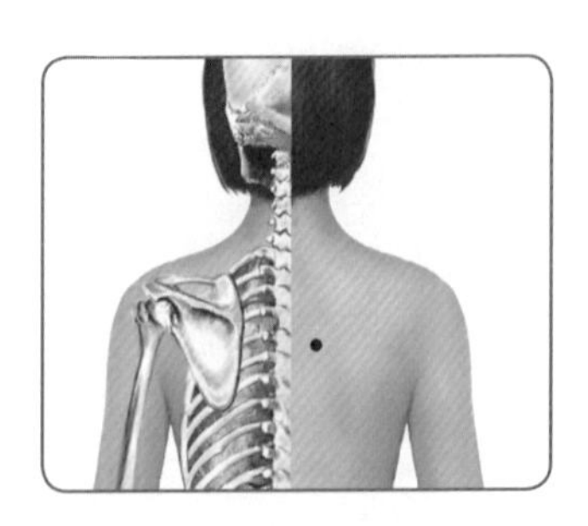
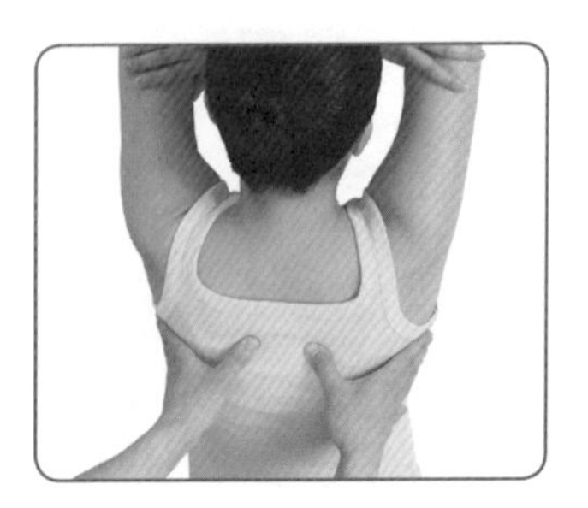

○點揉膽俞穴

【位置】肩胛骨內側，第十胸椎棘突下旁開二橫指寬處。

【按摩方法】取坐位或立位，兩手握拳，用四指掌指關節突起部點揉膽俞穴約 2 分鐘，以局部有酸脹感為佳。

【功效主治】經常按摩此穴可疏肝利膽，清熱化濕。能夠改善腰背痛、背肌筋膜炎等。

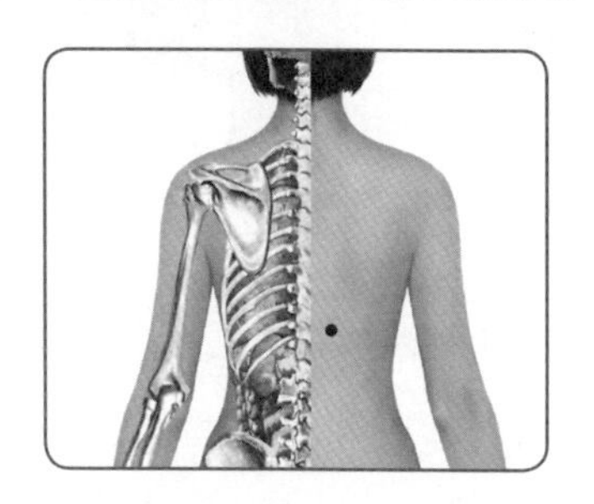

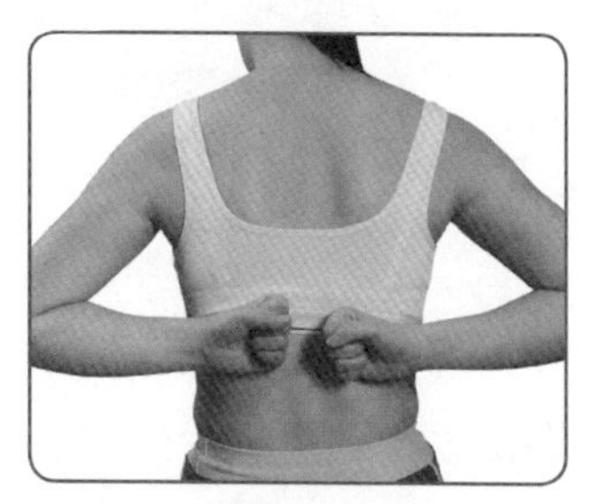

○按揉脾俞穴

【位置】位於背部第十一胸椎棘突下旁開二橫指寬處。

【按摩方法】取立位，雙手握拳用食指掌指關節突按揉穴位；或握空拳揉擦穴位 30～50 次，擦至局部有熱感為佳。

【功效主治】經常按摩此穴可健脾和胃，利濕升清。能夠改善腰背痛、背部肌肉萎縮、背肌筋膜炎等。

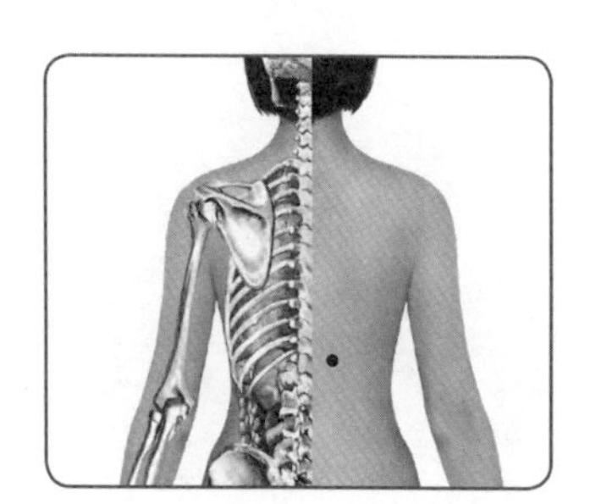

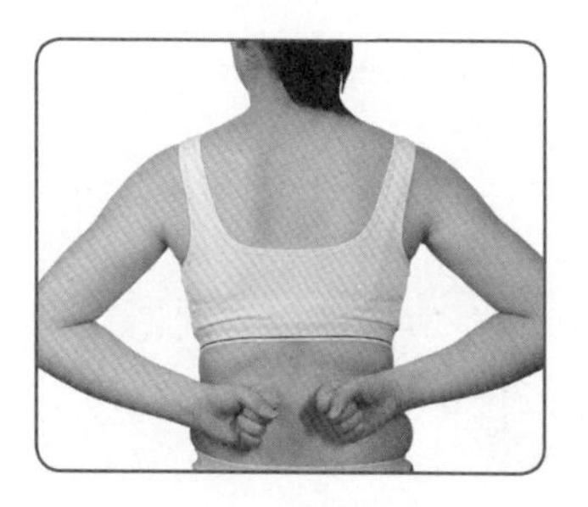

足底反射區按摩

步驟 01：拇指指腹推壓法推按坐骨神經（圖 01-1），食指扣拳法頂壓肩（圖 01-2）反射區各 50 次。

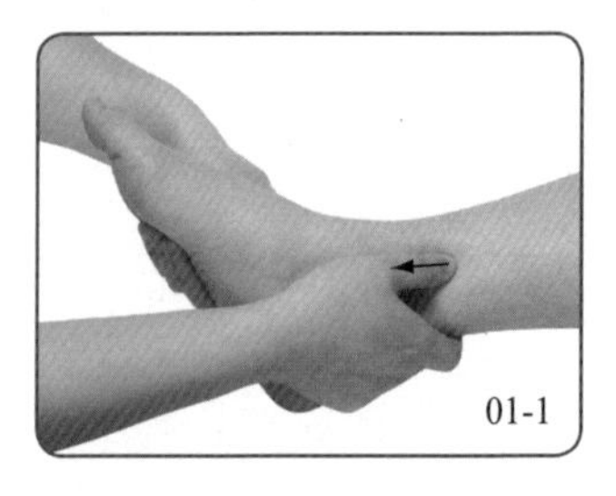
01-1

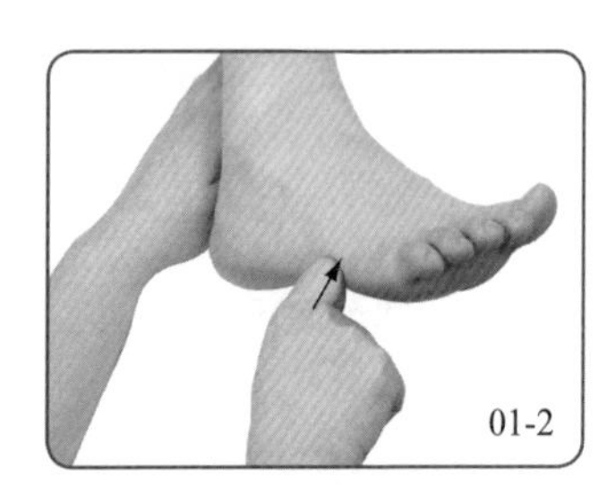
01-2

步驟 02：食指扣拳法依次頂壓腎（圖 02-1）、膀胱（圖 02-2）反射區各 50 次，按摩力度以局部脹痛為宜。

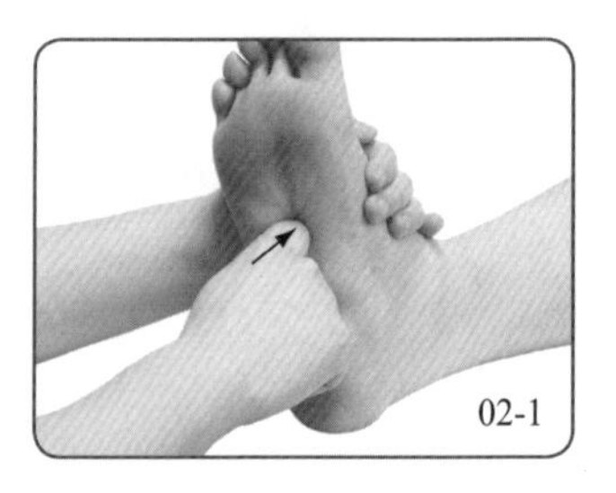
02-1

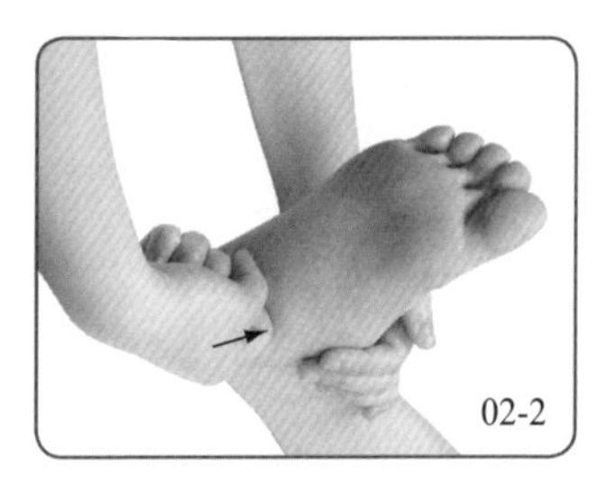
02-2

步驟 03：拇指指腹推壓法推按輸尿管反射區 50 次。

步驟 04：拇指指腹推壓法推按肺反射區 50 次。

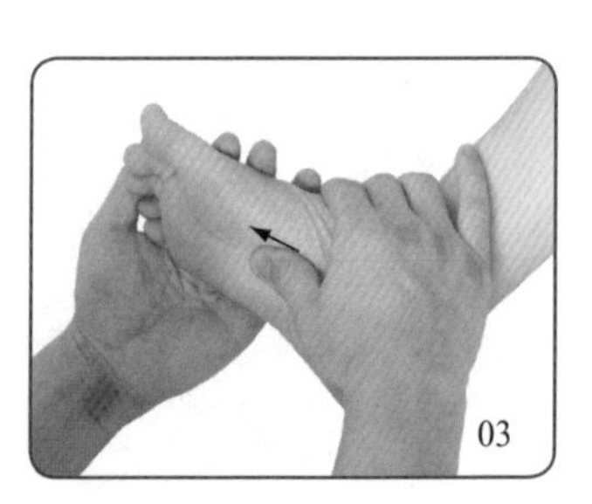
03

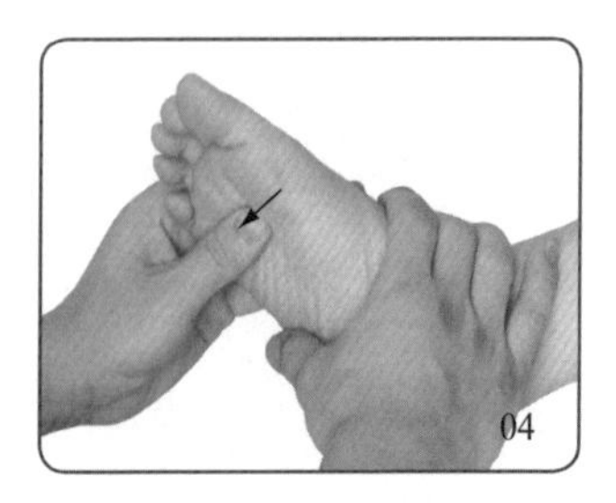
04

步驟 05：向足跟方向依序用拇指指腹推壓法推按頸椎（圖 05-1）、胸椎（圖 05-1）反射區各 50 次。

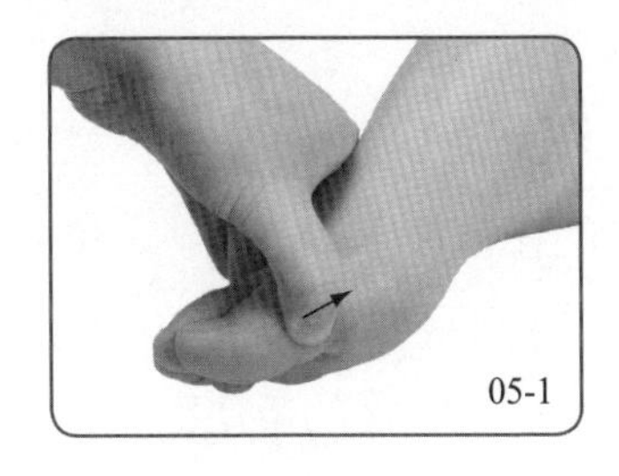
05-1

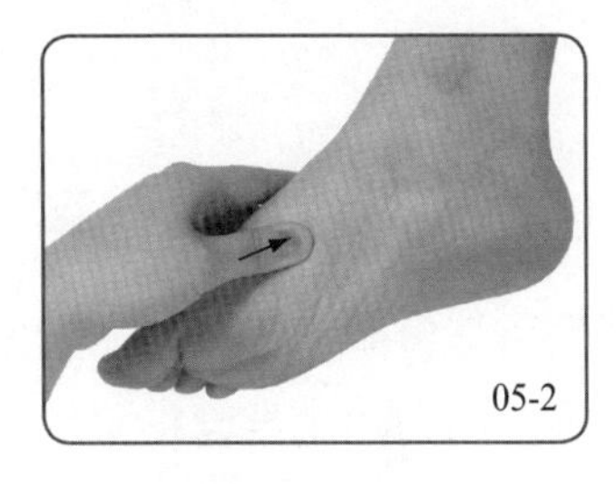
05-2

步驟 06：食指扣拳法頂壓頭頸淋巴結（圖 06-1）、胸部淋巴結（圖 06-2）反射區各 50 次。

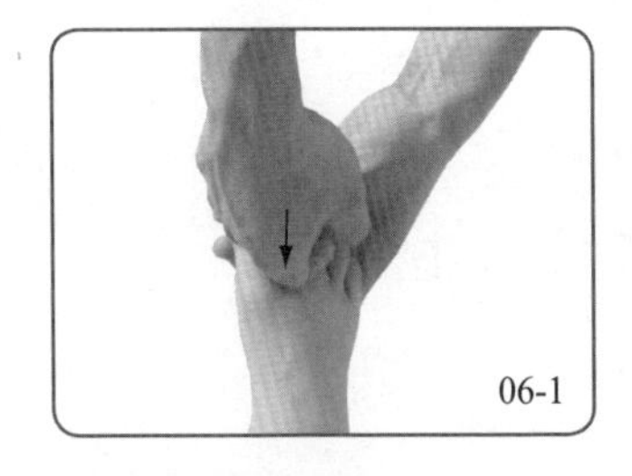
06-1

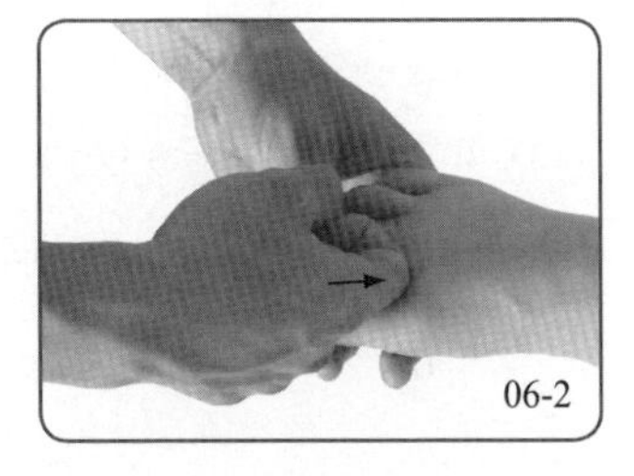
06-2

其他按摩方法

○掌推背部

被按摩者俯臥位，按摩者站在被按摩者的左側，手橫位。雙手全掌著力於臀部，從臀部沿脊椎向上推按至頸部；然後雙手向外旋轉，沿肩胛骨按撫至雙腋內側，最後指尖向上拉撫至臀部。

○深層扣提背部

被按摩者俯臥位，按摩者站在被按摩者的左側，雙手四指併攏，微握拳，與拇指配合，如同雙手各拿一個茶杯，其虎口向上。迅速抖腕，雙手交替用爆發力叩擊背部，在手與背部接觸的一瞬間，手指用力捏住背部肌肉迅速上提。

○推按背部

被按摩者俯臥位，按摩者站在被按摩者的左側，雙手四指自然併攏、平伸。左手按於右手上，全掌著力於尾骨上側，用力向上直線推至頸部。再用同樣的手法從左臀部推至左肩，從右臀部推至右肩。

按摩時的注意事項

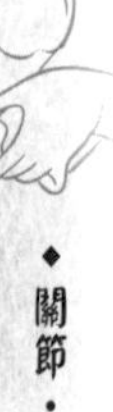

背部或肌肉豐厚的地方，還可使用單手加壓按法。也就是左手在下，右手輕輕用力壓在左手指背上的一種方法；也可以右手在下，左手壓在右手指背上。

腰背痛

腰背痛是藍領、白領最常見的疼痛症狀之一。長時間維持一個姿勢，腰背部的肌肉就會勞損，導致慢性或急性的肌肉炎症，從而出現腰背痛。其主要症狀是久坐後或者久站後會有很明顯的疼痛感，疼痛嚴重的不能彎腰撿東西，甚至不敢深呼吸。

特效穴位按摩

○按揉心俞穴

【位置】位於肩胛骨內側，在第五胸椎棘突下旁開二橫指寬處。

【按摩方法】取坐位，用中指指腹按於心俞穴，順時針方向按揉 2 分鐘，左右手交替。

【功效主治】此穴具有寬胸理氣、通絡安神、扶正祛邪的作用。多用於輔助治療肋間神經痛、背部軟組織損傷、胸背痛等。

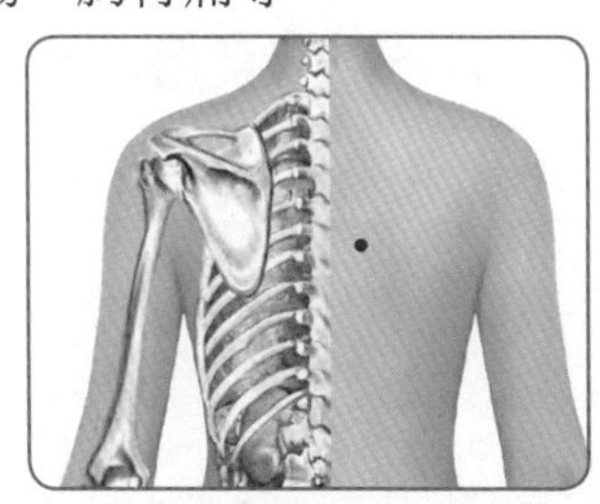

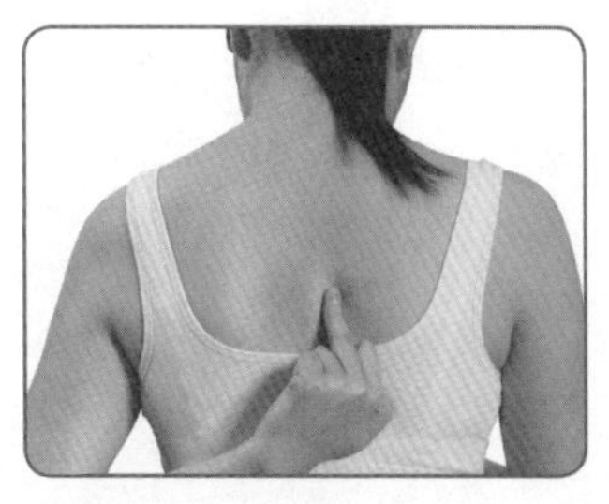

○按揉肝俞穴

【位置】位於肩胛骨內側，在第九胸椎棘突下旁開二橫指寬處。

【按摩方法】取坐位，兩手握拳，用中指掌指關節突起部順時針按揉肝俞穴 2 分鐘，以局部產生酸脹感為度。

【功效主治】此穴具有疏肝利膽、通絡活血的作用。可用於治療一切腰背部疼痛。

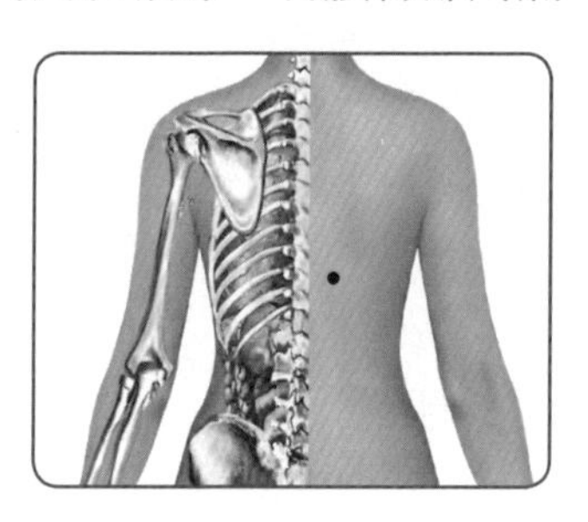

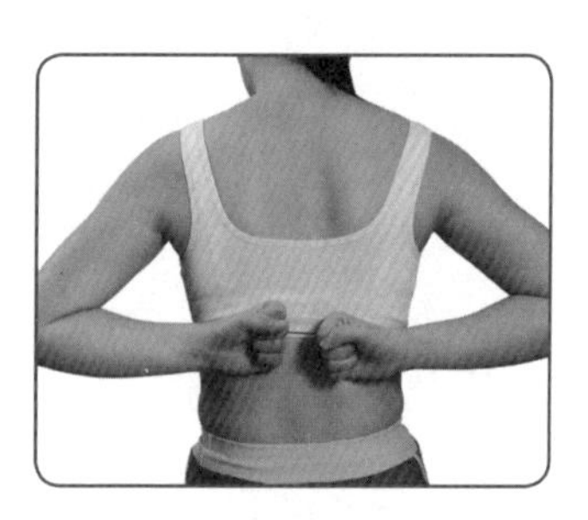

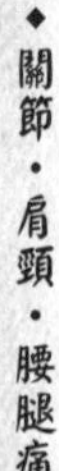

○按揉膈俞穴

【位置】位於背部，在第七胸椎棘突下旁開二橫指，平肩胛下角處。

【按摩方法】被按摩者取俯臥位，按摩者站於一側，兩手拇指順時針方向按揉兩側膈俞穴 2 分鐘，再逆時針方向按揉 2 分鐘，以局部按壓有酸脹感為宜。

【功效主治】此穴具有理氣寬胸、活血通脈的作用。多用於治療背部瘀血疼痛、背部肌肉勞損、慢性出血性疾病等。

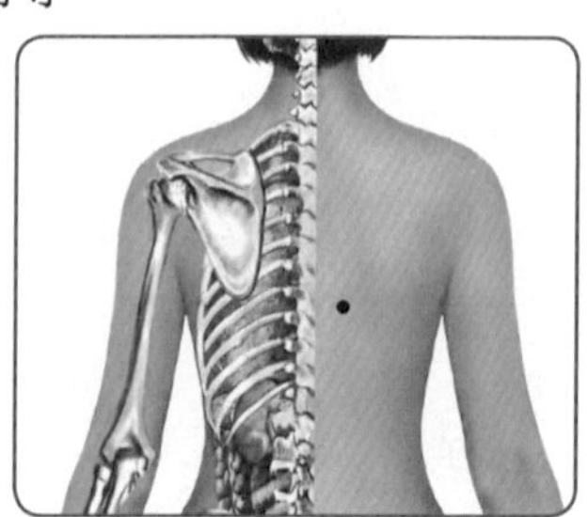

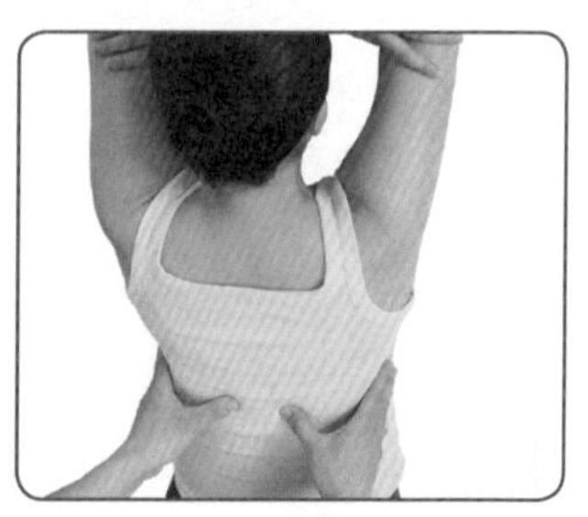

○按揉腎俞穴

【位置】位於腰部，在第二腰椎棘突下旁開二橫指寬處。

【按摩方法】被按摩者取俯臥位，按摩者用兩手拇指按壓腎俞穴 1 分鐘，再順時針方向按揉 1 分鐘，然後逆時針方向按揉 1 分鐘，以局部感到酸脹為佳。

【功效主治】此穴具有益腎助陽、強腰利水的作用。多用於治療腰痠腿痛、腰肌勞損、腰椎間盤突出、背部軟組織損傷等症。

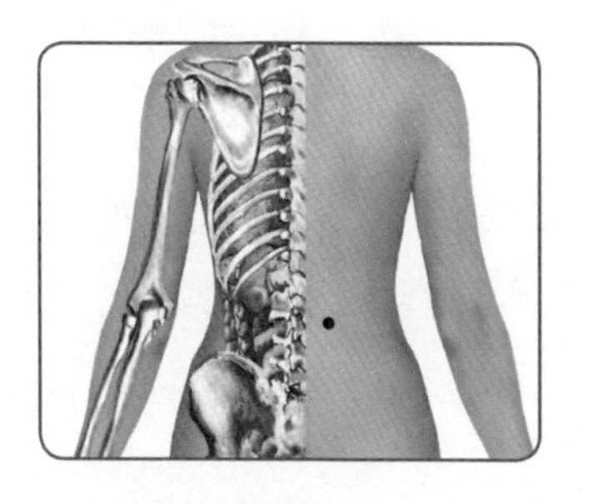

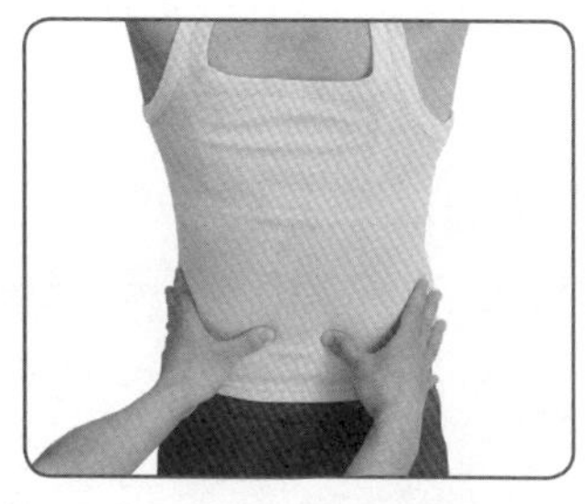

○揉擦八髎穴

【位置】在骶椎上，分為上髎、次髎、中髎和下髎，左右共 8 個穴位，分別在第一、二、三、四骶後孔中，合稱「八髎穴」。

【按摩方法】被按摩者俯臥，按摩者用一手緊貼骶部兩側八髎穴處，自上而下揉擦至尾骨兩旁，約 2 分鐘。以局部按壓有酸脹感為宜。

【功效主治】此穴具有補益下焦、強腰利濕的作用。多用於治療腰骶部疼痛、腰背痛、腰骶關節炎、膝關節炎、坐骨神經痛、下肢癱瘓、小兒麻痺後遺症等。

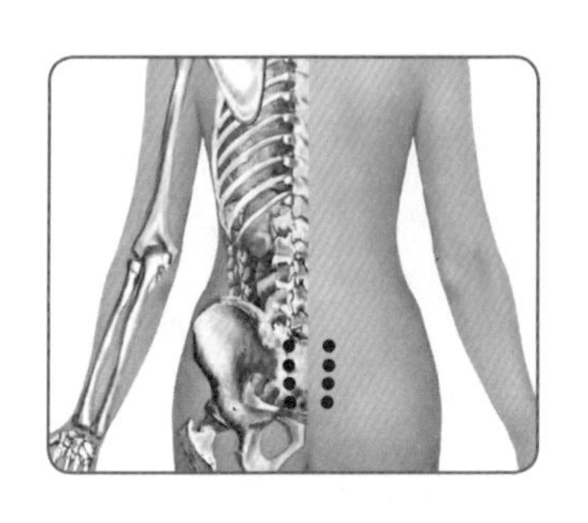

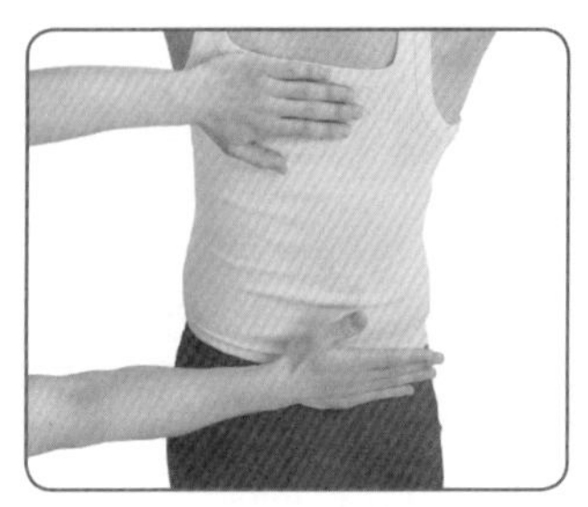

○點按委中穴

【位置】在膝蓋後面，膕窩的正中央處。

【按摩方法】被按摩者取俯臥位，按摩者用食指、拇指或中指點按委中穴 10 秒，然後放鬆 3 秒，反覆進行 5～8 次，然後輕輕揉動委中穴約 2 分鐘。

【功效主治】此穴具有舒筋活絡、洩熱清暑、涼血解毒的作用。多用於治療一切腰背部疼痛、腰痠腿痛、坐骨神經痛、腦血管病後遺症、風濕性膝關節炎、腓腸肌痙攣、下肢腫脹、全身疲勞等。

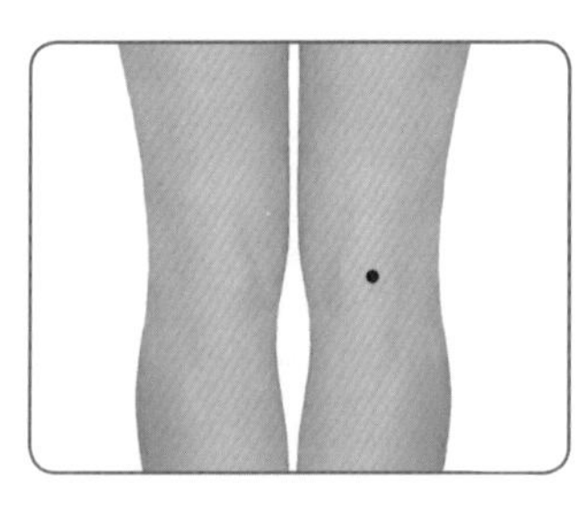

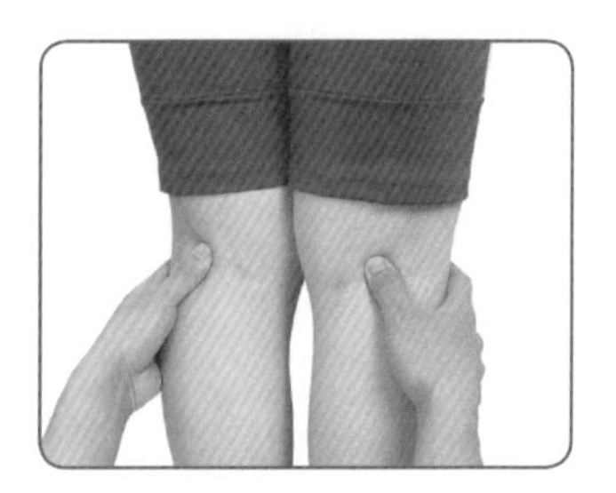

足底反射區按摩

步驟 01：食指扣拳法頂壓胸椎反射區 50 次。

步驟 02：向足跟方向依序用拇指指腹推壓法推按尾椎反射區 30 次。

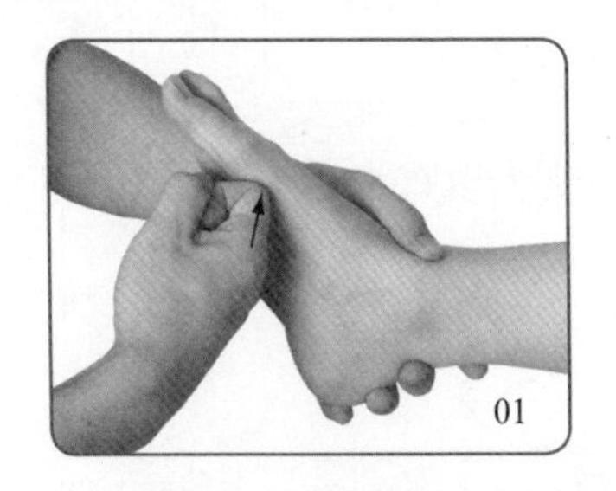
01

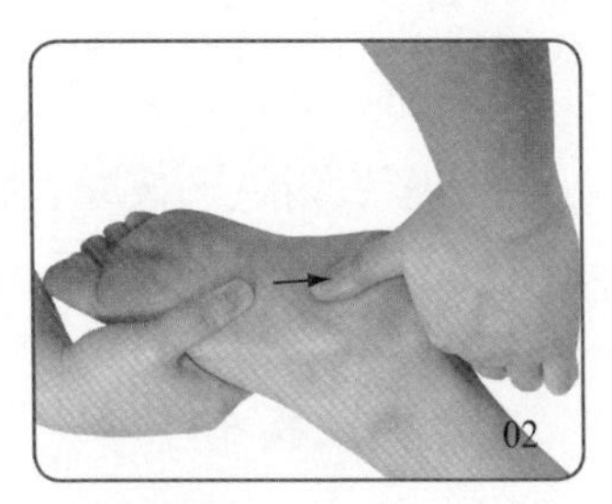
02

步驟 03：拇指推壓法推按髖關節（圖 03-1）、坐骨神經（圖 03-2）反射區各 50 次。

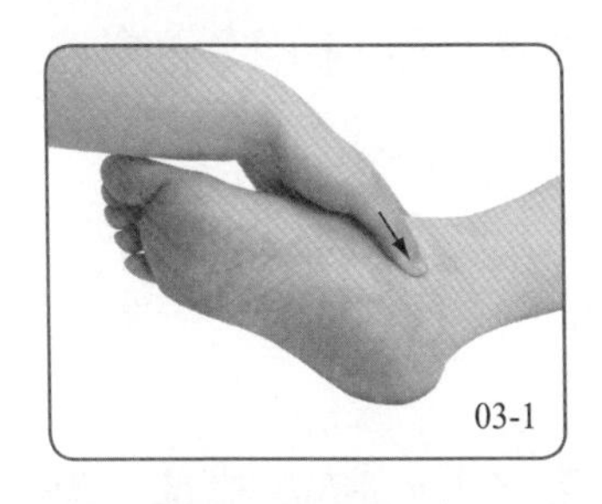
03-1

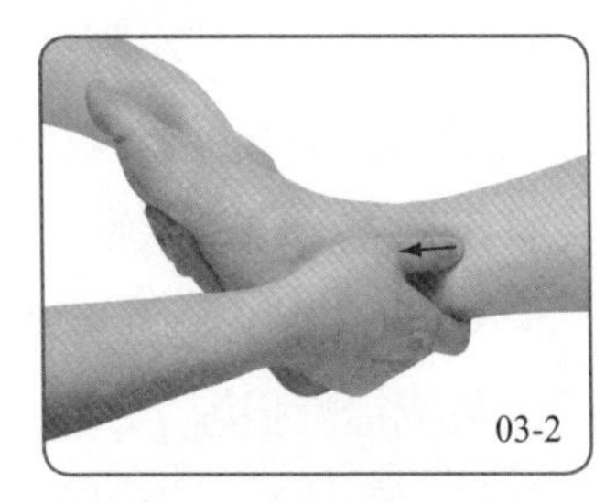
03-2

其他按摩方法

○背部

被按摩者俯臥，按摩者用雙手掌以脊柱兩側為起點，向身體外側呈弧狀摩擦、推運，慢慢向腰部進展。反覆 10 次。

○肩部

被按摩者俯臥，按摩者雙手抓肩，用拇指指腹向腰部方向按壓。反覆 10 次。

○腰部

被按摩者俯臥，按摩者將雙手以蝶形放在腰上，橫向摩擦、按壓。指尖到正側部時，指尖不動，只用手掌滑動摩擦。反覆 10 次。

○臀部

被按摩者俯臥，按摩者將雙手以蝶形放在臀部，橫向按壓。反覆 10 次。

日常調理指南

護腰帶或腰部支撐物的使用，可限制脊椎和腰部的活動，減少機械性受力，從而可以矯正不良姿勢。

避免碰撞、突然跳躍、扭轉運動等，切勿攀高舉重。

需預防便秘，可多食新鮮蔬果及高纖維食物。

女性儘量不穿高跟鞋。

儘量避免運動時過度地伸展腰背，如彎下、突然躍起、猛跳或抬高腿等。

長時間保持同一坐姿或站姿之後，應放鬆腰部，或伸展腰肢。

適度變換頸部、腰部的姿勢，最好每工作 1 小時休息幾分鐘。

過於肥胖者，應該適當減肥以減少腰部的負擔。

不宜選用過軟的床墊，較硬的床墊對腰部有益。同時，儘量不要俯臥，俯臥對腰部不利。

腰肌勞損

腰肌勞損多發於成年人，是長時間在固定體位或不良姿勢下工作引起的，或是由於急性腰肌扭傷未能修復，或反覆多次的腰肌輕微損傷等原因引起的腰部痠痛。症狀主要為腰部隱隱作痛，腰部兩側大肌肉都有痠痛感。受涼後腰部隱痛症狀明顯加重。

特效穴位按摩

○按揉命門穴

【位置】位於腰部，在第二腰椎棘突下緣的凹陷中。

【按摩方法】被按摩者取俯臥位，按摩者用大拇指順時針方向按揉 2 分鐘，然後逆時針方向按揉 2 分鐘。

【功效主治】此穴具有補腎壯陽、增強體質的作用。多用於治療腰痠腿軟、腰肌勞損、腰椎間盤突出、棘間韌帶炎、下肢腫脹、全身疲勞等症。

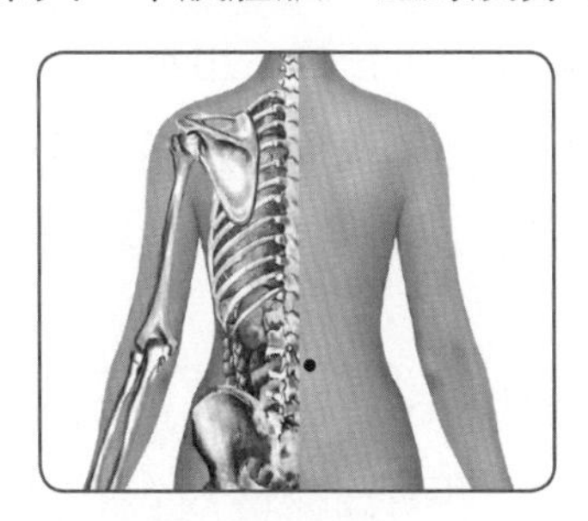

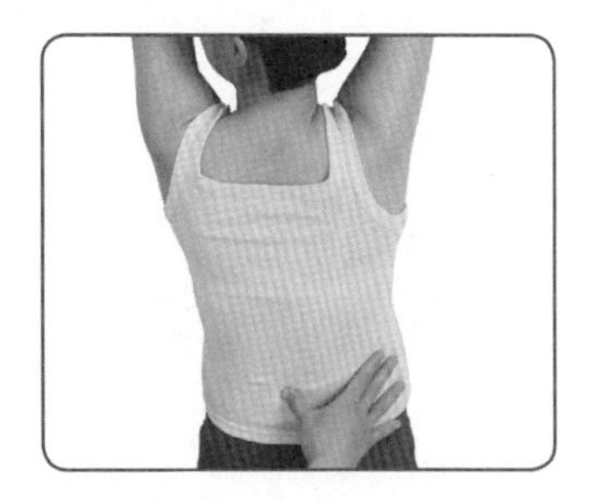

○按揉腎俞穴

【位置】位於腰部，在第二腰椎棘突下旁開二橫指寬處，左右各一穴。

【按摩方法】被按摩者取俯臥位，按摩者用兩手拇指重疊按壓腎俞穴 1 分鐘，再順時針方向按揉 1 分鐘，然後逆時針方向按揉 1 分鐘，以局部感到酸脹為佳，左右兩邊交替按摩。

【功效主治】此穴具有益腎助陽、強腰利水的作用。多用於治療腰痠腿痛、腰肌勞損、腰椎間盤突出症等。

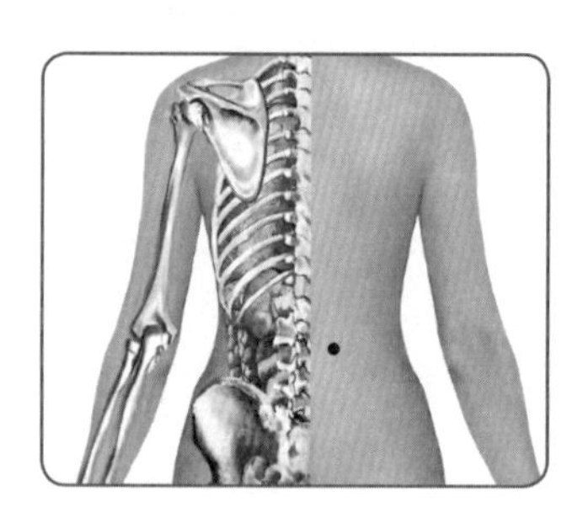

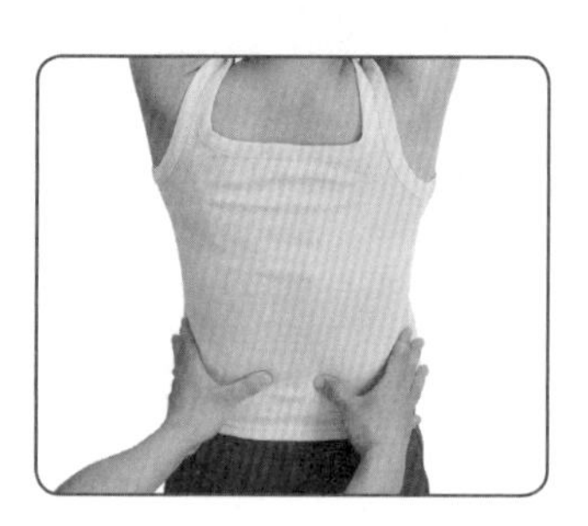

○按揉志室穴

【位置】位於腰部，在第二腰椎棘突下旁開四橫指寬處。

【按摩方法】被按摩者取俯臥位，按摩者用兩手拇指重疊按壓志室穴 1 分鐘，再順時針方向按揉 1 分鐘，然後逆時針方向按揉 1 分鐘，以局部感到酸脹為佳，左右兩邊交替按摩。

【功效主治】此穴具有益腎固精、清熱利濕、強壯腰膝的作用。多用於治療腰背痠痛、腰背部冷痛、腰肌勞損等。

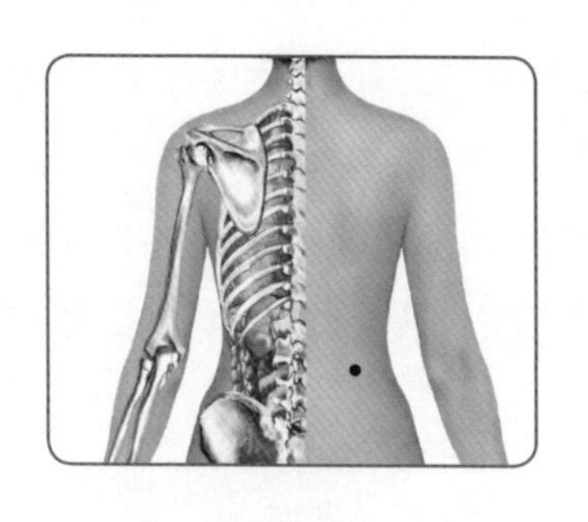

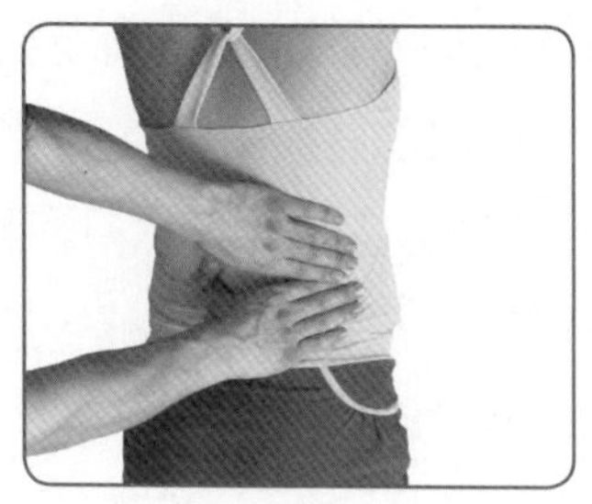

○按揉腰眼穴

【位置】位於腰部，在第四腰椎棘突下旁開四橫指寬處。

【按摩方法】被按摩者取俯臥位，按摩者用兩手拇指按壓腰眼穴 1 分鐘，再順時針方向按揉 1 分鐘，然後逆時針方向按揉 1 分鐘。

【功效主治】此穴具有強腰健腎的作用，多用於治療腰背痠痛、腰肌勞損、腰部冷痛、急性腰扭傷、腰椎間盤突出症、腰椎管狹窄症等。

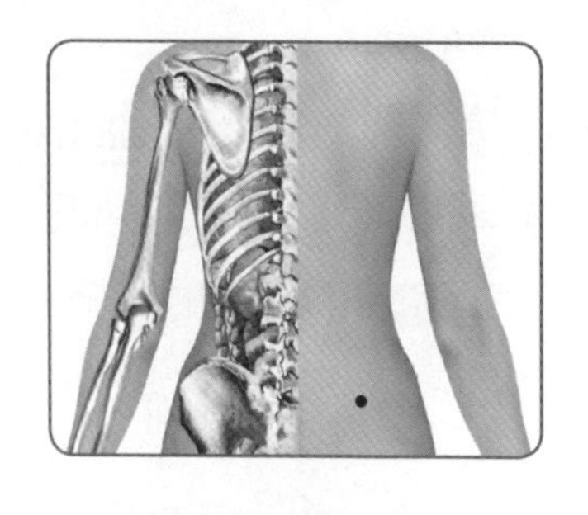

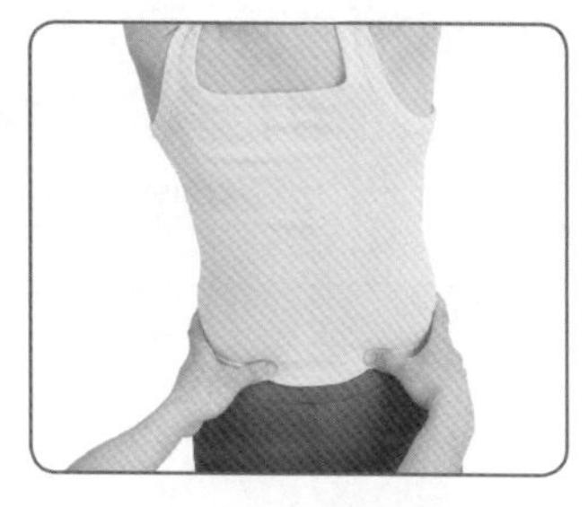

○揉擦八髎穴

【位置】在骶椎上，分為上髎、次髎、中髎和下髎，左右共 8 個穴位，分別在第一、二、三、四骶後孔中，合稱「八髎穴」。

【按摩方法】被按摩者取俯臥位，按摩者用一手緊貼骶部兩側八髎穴處，自上而下揉擦至尾骨兩旁，約 2 分鐘。以局部有酸脹感為宜。

【功效主治】此穴具有補益下焦、強腰利濕的作用。多用於治療腰骶部疼痛、腰背痛、腰骶關節炎、膝關節炎、坐骨神經痛等。

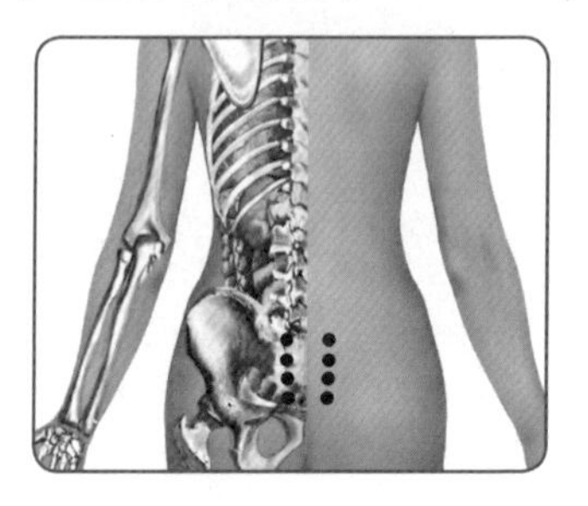

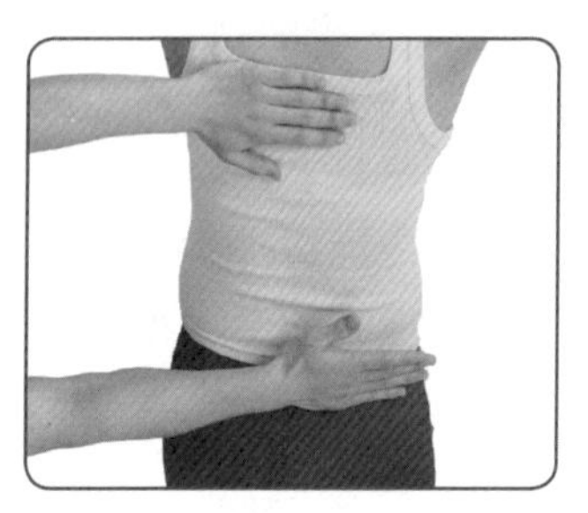

○按揉委中穴

【位置】在腿部膕橫紋中央。

【按摩方法】取坐位，用中指或食指按於患側委中穴（拇指於髕骨外側或膝眼），按揉 20～40 次。

【功效主治】此穴具有舒筋活絡、洩熱清暑、涼血解毒的作用。可治療一切腰背部疼痛、腰痠腿疼、下肢痿痺等。

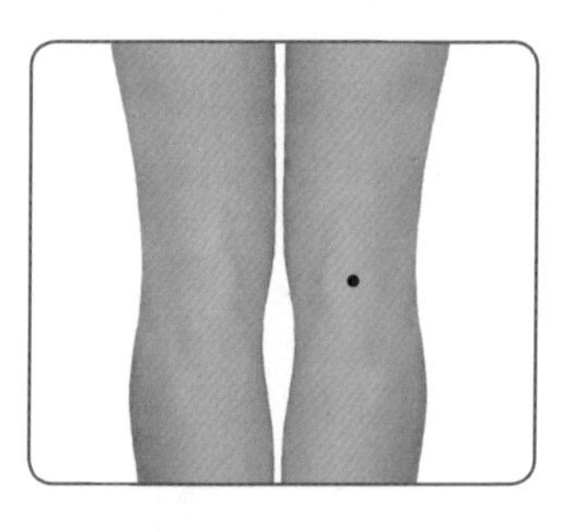

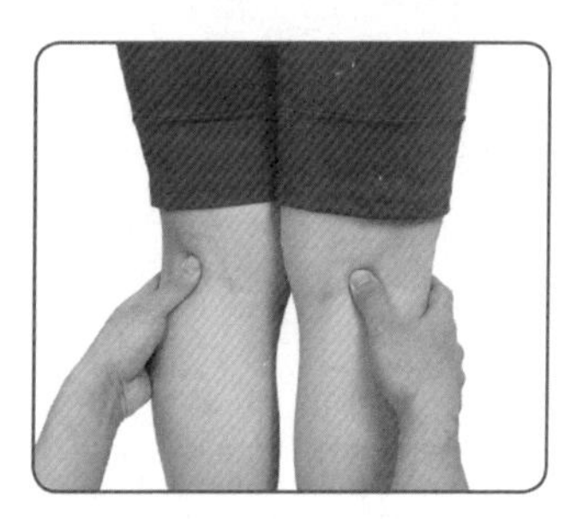

○按揉太谿穴

【位置】位於內踝後方，在內踝尖與跟腱之間的凹陷處。

【按摩方法】取坐位，拇指按於太谿穴，順時針方向按揉 2～3 分鐘，以局部酸脹感為度。

【功效主治】此穴具有滋陰益腎、壯陽強腰的作用。

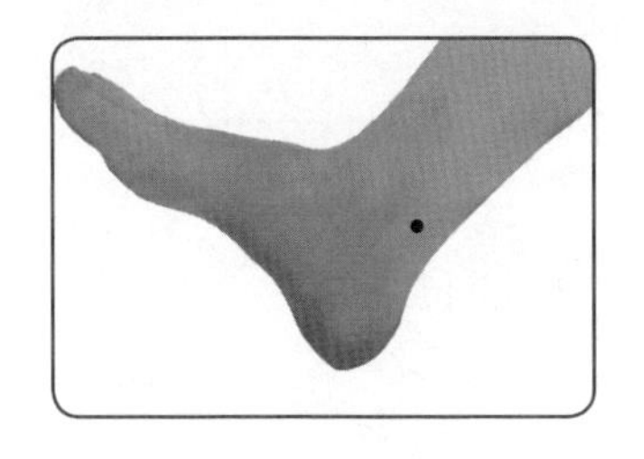

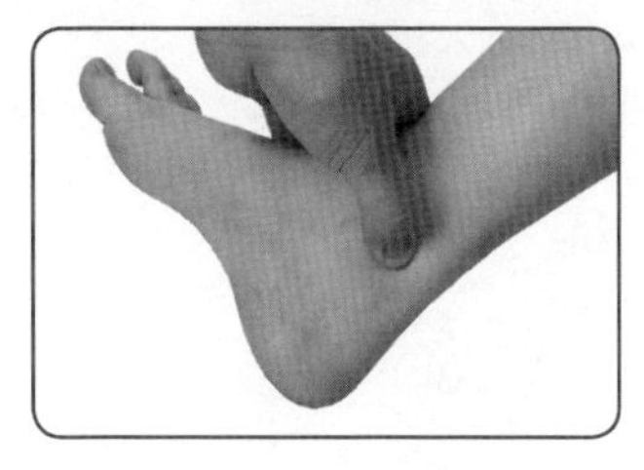

足底反射區按摩

步驟 01：向足跟方向用拇指指腹推壓法推按腰椎（圖 01-1）、骶椎（圖 01-2）反射區各 50 次。

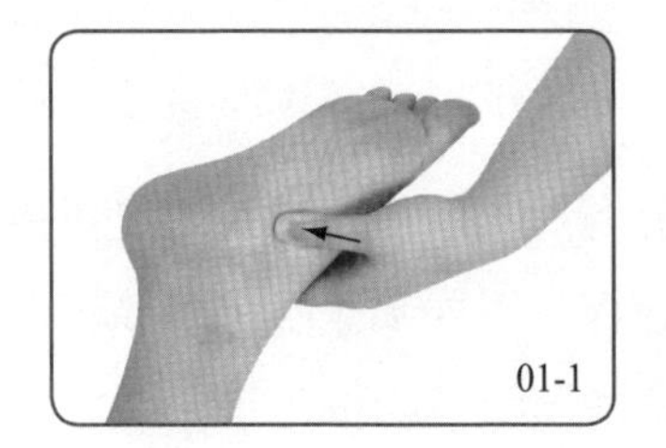

01-1

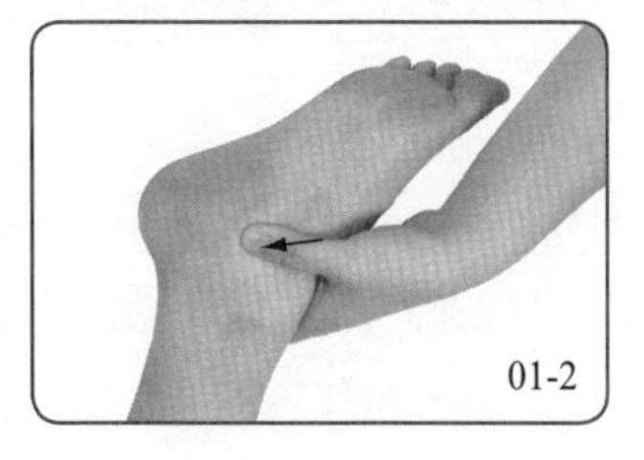

01-2

步驟 02：食指扣拳法頂壓生殖腺反射區 50 次。

步驟 03：用食指中節橈側面勾刮內尾骨反射區的後部；用食指近側指間關節背側突出部頂壓跟骨內下角處；用食指中節勾刮內尾骨反射區的前部，注意勾刮的力度要均勻並逐次加重，以局部痠痛為好，每種操作方式各 10 次。

步驟 04：拇指推壓法推按髖關節（圖 04-1）、坐骨神經（圖 04-2）反射區各 50 次。

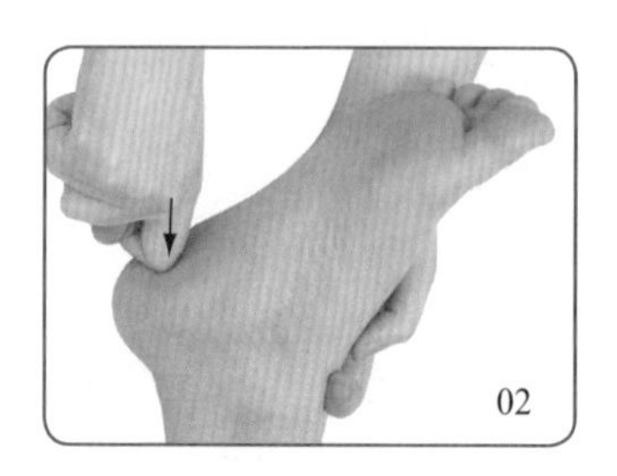
02

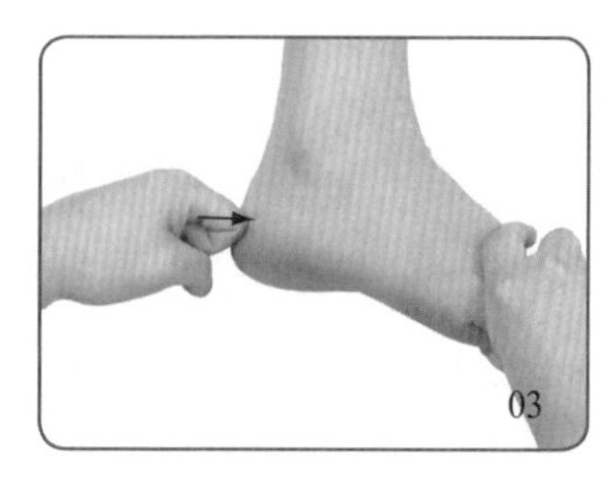
03

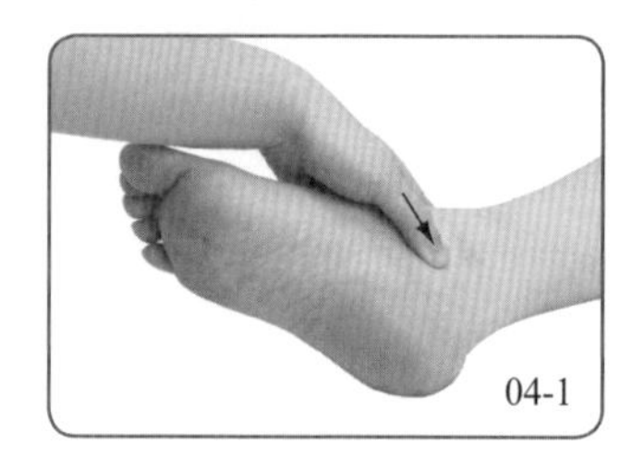
04-1

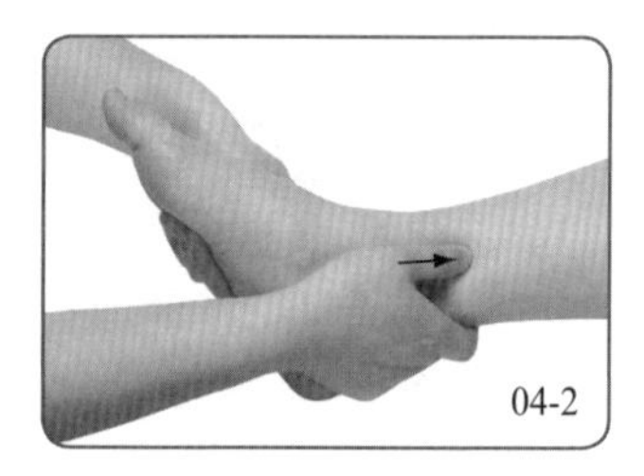
04-2

其他按摩方法

○揉按足太陽膀胱經

按摩者用一手掌根或大魚際自上而下揉按被按摩者腰部脊柱兩邊足太陽膀胱經循行路線，另一手協助晃動腰椎，放鬆腰部肌肉，揉按 5 分鐘，以局部感到微熱為佳。

○擦膀胱經腰段（第一腰椎至第五腰椎段）

兩手握空拳，用拳眼在腰部兩側膀胱經做上下往返摩擦 50 次，拳眼緊貼體表做上下往返摩擦，手法用力宜輕，節奏宜快。局部有明顯溫熱並向深部透熱，摩擦後即感腰部舒適，溫熱感可持續一定時間。

○旋腰轉背

取站立姿勢，兩手上舉至頭兩側與肩同寬，拇指尖與眉同高，手心相對。吸氣時，上體由左向右扭轉，頭也隨著向後扭轉，呼氣時，由右向左扭動，一呼一吸為一次，可連續做 8～32 次。

○搓腰

按摩者兩手手掌分別放在被按摩者兩側腰部的脊柱兩旁，一上一下，不斷搓擦，並配合以腰部活動。

○叉腰屈伸

站立，兩手叉腰，兩手拇指螺紋面按於腰眼穴，做腰部屈伸動作 15～20 次。腰部屈伸動作宜緩慢，特別是後伸動作要伸至最大限度，並持續片刻，也可配合叉腰做旋轉腰部活動，向左旋轉與向右旋轉交替進行，運動後即感腰部輕鬆。

日常調理指南

在日常生活和工作中要注意糾正不良姿勢，擺正腰姿。

注意自我調節，勞逸結合，經常變換各種體位以使腰部受力平衡，避免長期固定在一個動作上和強制的彎腰動作。

注意坐姿和勞動姿勢，坐位時儘量向後靠住椅背，減少腰部軟組織的受力。在工作中，每隔 1 小時稍事休息，避免腰部長時間保持一種姿勢。

要注意腰部的保暖，儘量減少房事的次數。

床要睡硬板的，皮帶繫寬鬆些，經常熱敷一下腰，並用手橫擦腰部，要把熱透進去。

在日常的生活和工作中要加強腰背肌肉的鍛鍊，如做一些前屈後伸，腰部左右側彎迴旋以及仰臥起坐的動作。肥胖者應減肥，以減輕腰部的負擔。

加強腰背肌鍛鍊，如練習仰臥位直腿抬高。

急性腰扭傷

急性腰扭傷是腰部肌肉、筋膜、韌帶等軟組織因外力作用突然受到過度牽拉而引起的急性撕裂傷，常發生於搬抬重物、腰部肌肉強力收縮時。主要症狀為腰部一側或兩側劇烈疼痛，活動受限，不能翻身坐立和行走，常保持一定強迫姿勢，腰肌和臀肌緊張痙攣或可觸及條索狀硬塊。

特效穴位按摩

○按揉腎俞穴

【位置】位於腰部，在第二腰椎棘突下旁開二橫指寬處，左右各一穴。

【按摩方法】被按摩者取俯臥位或坐位，按摩者用兩手拇指重疊按壓腎俞穴 1 分鐘，再順時針方向按揉 1 分鐘，然後逆時針方向按揉 1 分鐘，以局部感到酸脹為佳，左右兩邊交替按摩。

【功效主治】此穴具有益腎助陽、強腰利水的作用。多用於治療腰痠腿痛、腰肌勞損、腰椎間盤突出症、腰部扭傷、下肢腫脹、全身疲勞等。

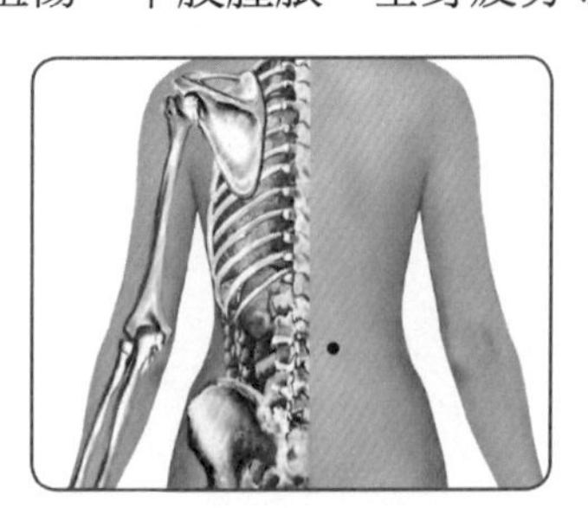

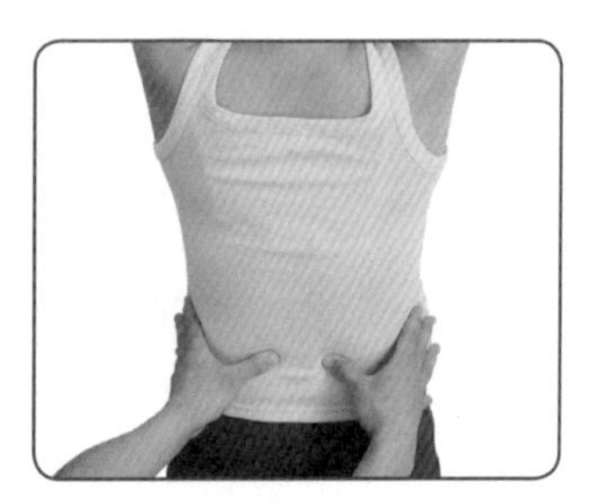

○按揉夾脊穴

【位置】在腰背部，第一胸椎至第五腰椎兩側，後正中線旁開 0.5 寸，一側 17 穴。

【按摩方法】被按摩者取俯臥位，按摩者分別用兩手拇指同時按揉夾脊穴約 30 秒。

【功效主治】此穴具有疏通經絡、扶正祛邪的作用。多用於治療腰部扭傷、腰肌勞損、腰背部僵硬、全身疲勞等。

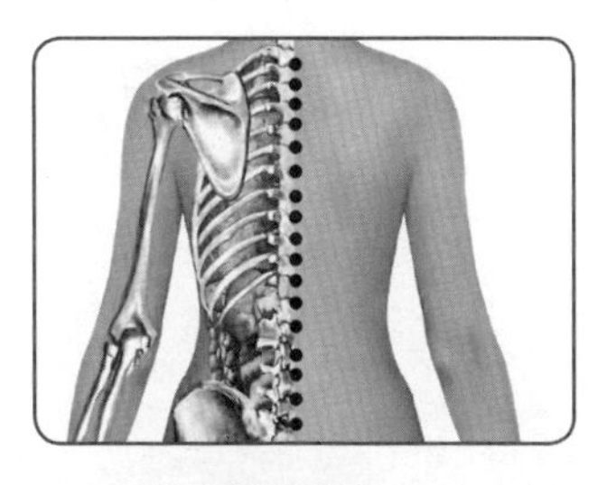
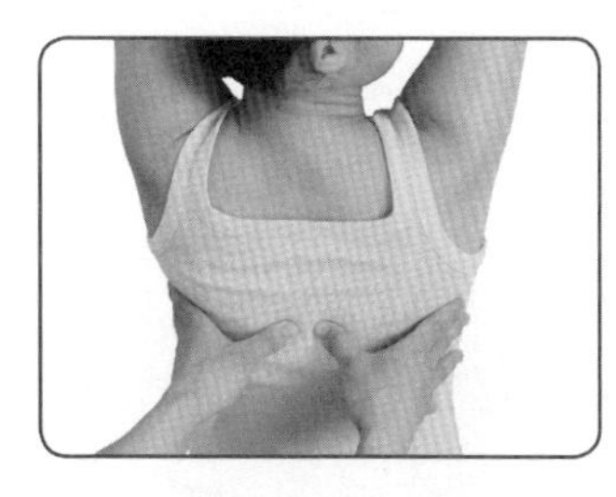

○按揉腰眼穴

【位置】腰部，在第四腰椎棘突下旁開四橫指寬處。

【按摩方法】被按摩者取俯臥位，按摩者用兩手拇指按壓腰眼穴 1 分鐘，再順時針按揉 1 分鐘，然後逆時針按揉 1 分鐘。

【功效主治】此穴具有強腰健腎的作用，多用於治療腰背痠痛、腰肌勞損、腰部冷痛、急性腰扭傷等。

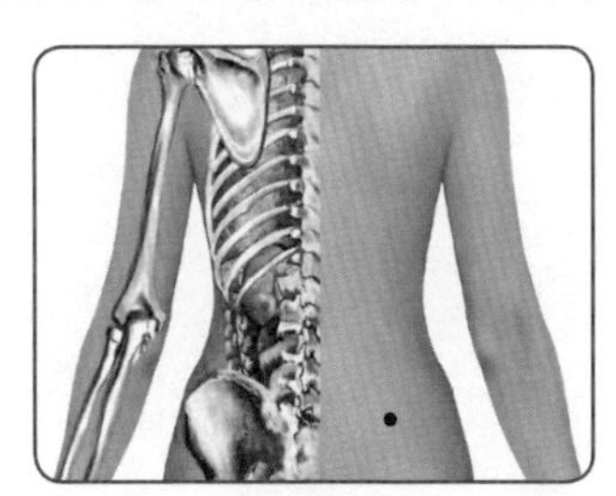
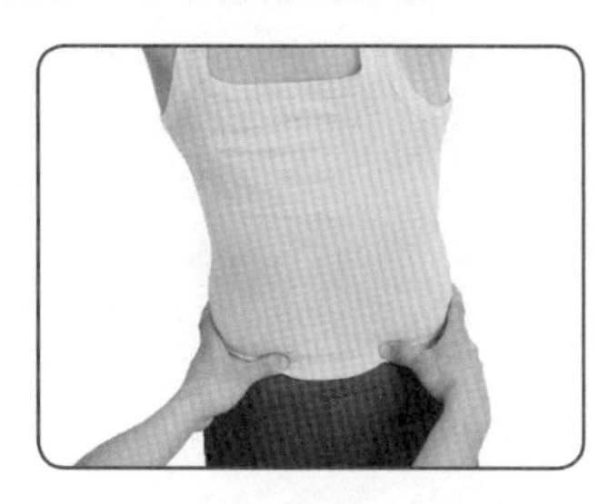

○點揉委中穴

【位置】位於膝蓋後面，在膕窩的正中央。

【按摩方法】被按摩者取俯臥位，按摩者用兩手拇指點按委中穴 10 秒，放鬆 3 秒，反覆 5～8 次，再輕輕揉動約 2 分鐘。

【功效主治】此穴具有舒筋活絡、洩熱清暑、涼血解毒的作用。多用於治療一切腰背部疼痛、腰扭傷、腰痠腿痛等。

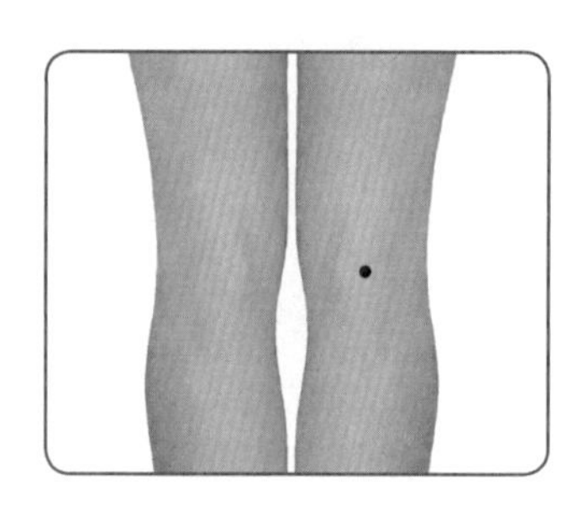

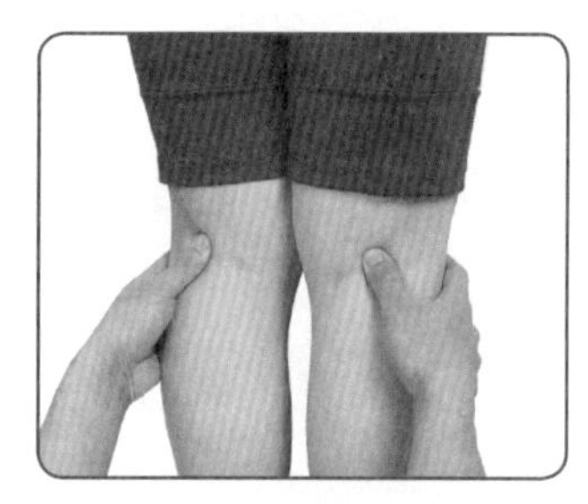

○點按承山穴

【位置】蹺腳趾，小腿肚下方「人」字形紋頂端凹陷處。

【按摩方法】取坐位，拇指按於患側承山穴，力量逐漸加重，一般按揉 2～3 分鐘，以有酸脹感為度。

【功效主治】此穴具有理氣止痛、舒筋活絡的作用。多用於治療腰背疼痛、腰扭傷、坐骨神經痛等。

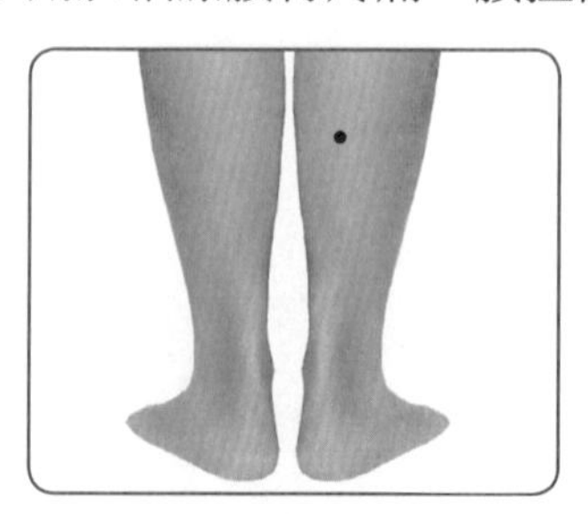

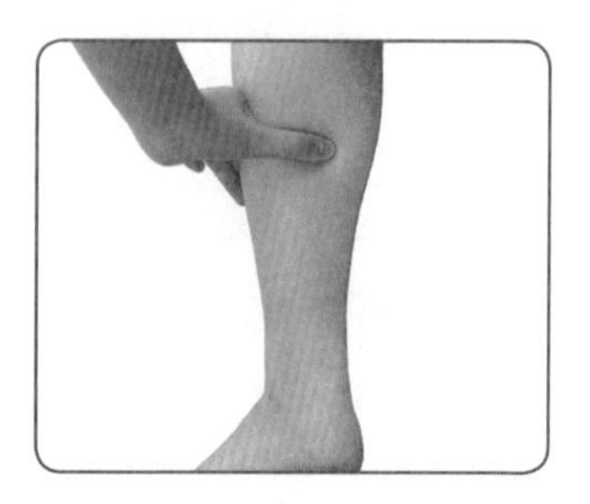

○揉擦八髎穴

【位置】骶椎上，分上髎、次髎、中髎和下髎，左右共 8 個穴位，各在第一、二、三、四骶後孔中，合稱「八髎穴」。

【按摩方法】被按摩者取俯臥位，按摩者用一手緊貼骶部兩側八髎穴處，自上而下揉擦至尾骨兩旁，約 2 分鐘。

【功效主治】此穴具有補益下焦、強腰利濕的作用。多用於治療急性腰扭傷、腰骶部疼痛、腰痠腿痛等。

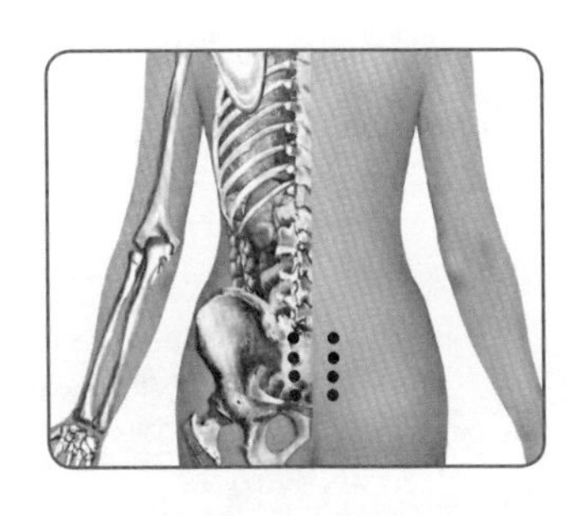

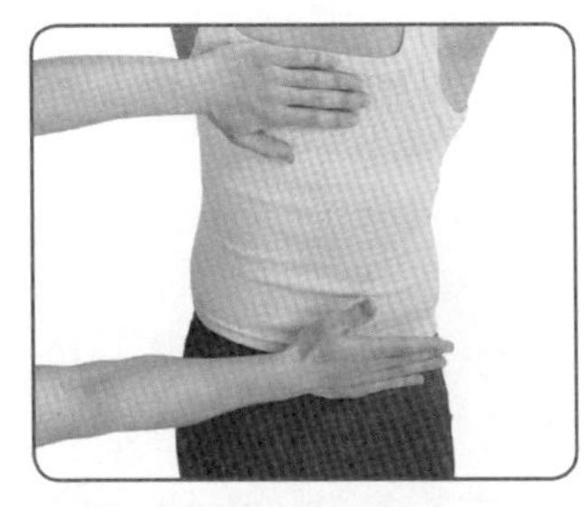

足底反射區按摩

步驟 01：食指扣拳法頂壓腎（圖 01-1）、膀胱（圖 01-2）反射區各 50 次，按摩力度以局部脹痛為宜。

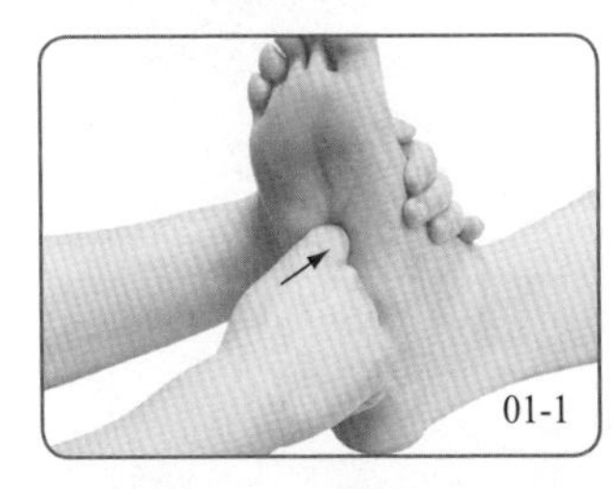

01-1

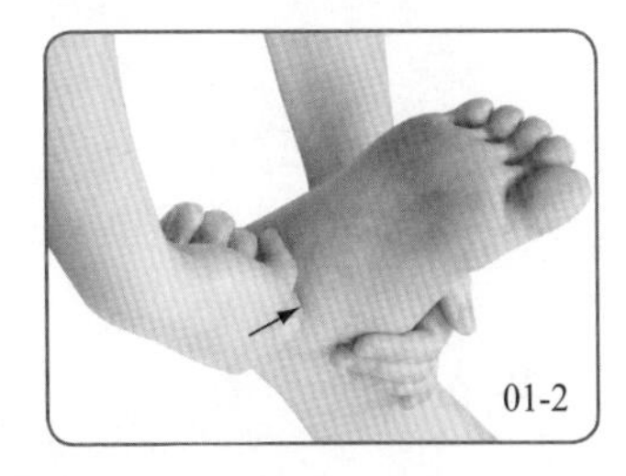

01-2

步驟 02：拇指指腹推壓法推按輸尿管（圖 02-1）、肺（圖 02-1）反射區各 50 次。

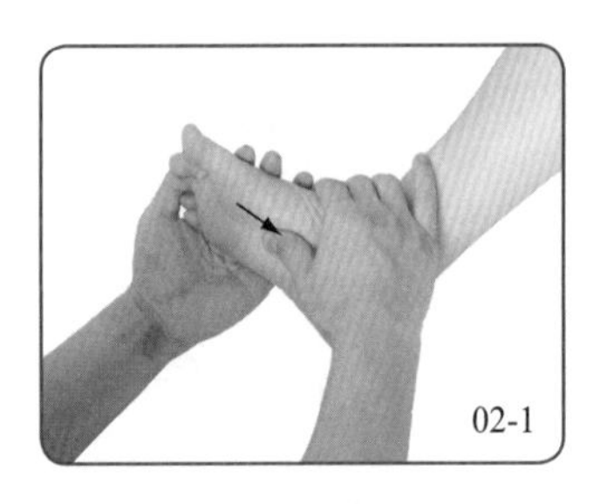

02-1

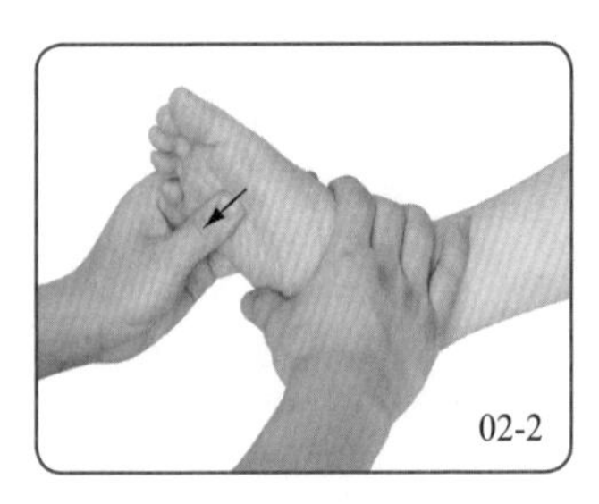

02-2

步驟 03：向足跟方向用拇指指腹推壓法推按胸椎（圖 03-1）、腰椎（圖 03-2）、骶椎（圖 03-3）反射區各 50 次。

步驟 04：食指扣拳法頂壓甲狀旁腺 50 次。

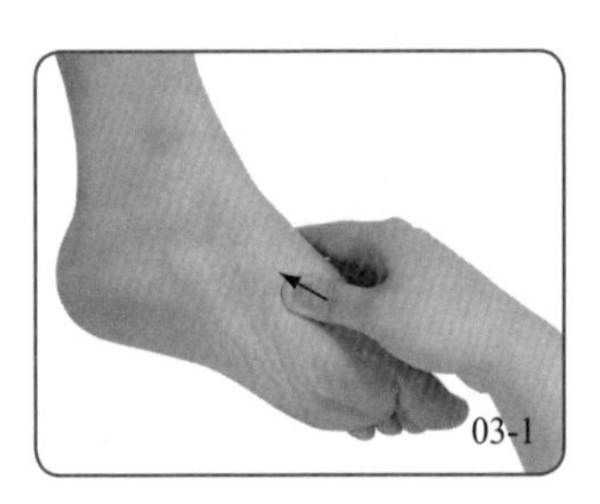

03-1

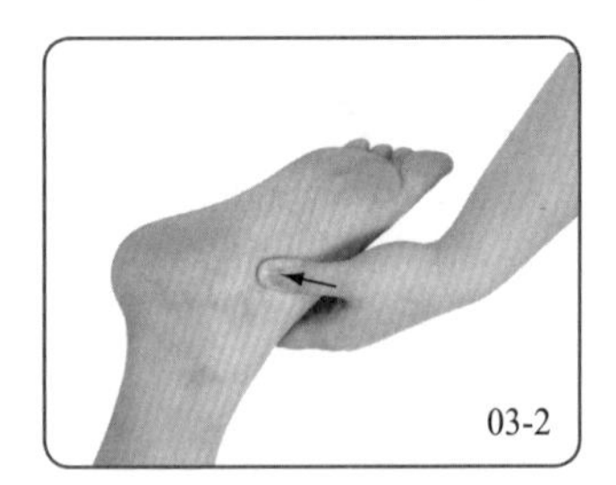

03-2

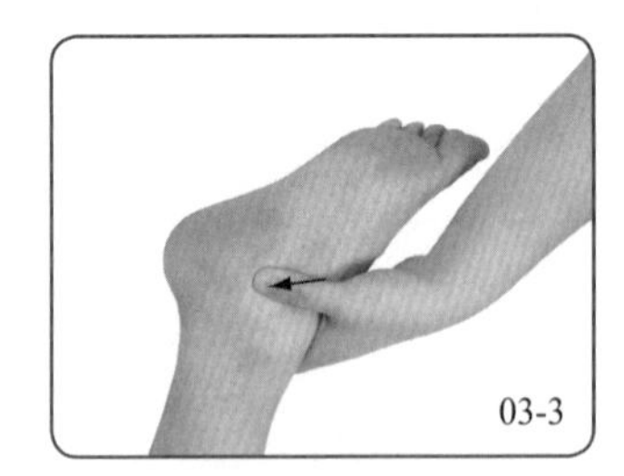

03-3

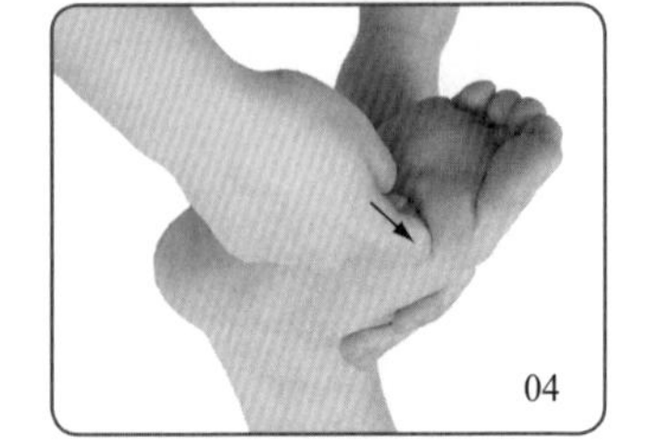

04

其他按摩方法

○揉按痛點，緩解腰肌痙攣

按摩者將雙手拇指重疊，逐漸用力按揉被按摩者疼痛最明顯的部位約 5 分鐘，至被按摩者感到腰痛減輕、可以輕微活動為止。

○推揉舒筋法

以掌根著力，在腰部病變部位做半環揉壓。從上至下，先健側後患側，邊揉邊移動，以腰部皮膚感到微熱為宜。然後按摩者立於被按摩者右側，以右手掌根部緊貼患者腰部皮膚，掌根用力，沿脊柱做魚擺尾式推揉，由下而上，先健側後患側，重點放在患側。

反覆推揉 8～12 次。

○推摩背部

兩腿齊肩寬站好，上體稍後仰，兩手掌從八髎穴向上至肝俞穴，來回推摩，然後再將兩手拇指貼近脊柱兩側骶棘肌，做彈撥動作 2 分鐘，最後用相同的方法，在同樣部位反覆推摩 2 分鐘。

○按揉膕窩

被按摩者俯臥，下肢伸直，按摩者將一手中指屈曲，把屈曲時突出的部分置於膕窩處，揉動 1～3 分鐘，再以掌心置於膕窩處輕揉 1 分鐘。

按摩時的注意事項

腰扭傷疼痛明顯者，很小的體位改變也會引發腰部的劇烈疼痛，因此，應避免用掌揉等可能使患者身體搖晃的手法。

可直接用小面積的拇指點、揉法查找痛點，找到後在痛點採用點、撥手法，往往可收到明顯的效果。

腰椎間盤突出

腰椎間盤突出症是臨床常見病，多發於 20～40 歲的中青年人，因腰椎間盤病變，或由於纖維環失去彈性，產生裂隙引起；或外力作用使椎間盤纖維環破裂，髓核脫出，壓迫神經根產生腰腿痛等症狀。主要發生在腰骶部，即腰部的下段。

特效穴位按摩

○點揉委中穴

【位置】位於膝蓋後面，在膕窩的正中央。

【按摩方法】被按摩者取俯臥位，按摩者用兩手食指、拇指或中指點按委中穴 10 秒，然後放鬆 3 秒，反覆 5～8 次，然後輕輕揉動約 2 分鐘。

【功效主治】此穴具有舒筋活絡、洩熱清暑、涼血解毒的作用。多用於治療腰椎間盤突出、腰扭傷、腰痠腿痛等。

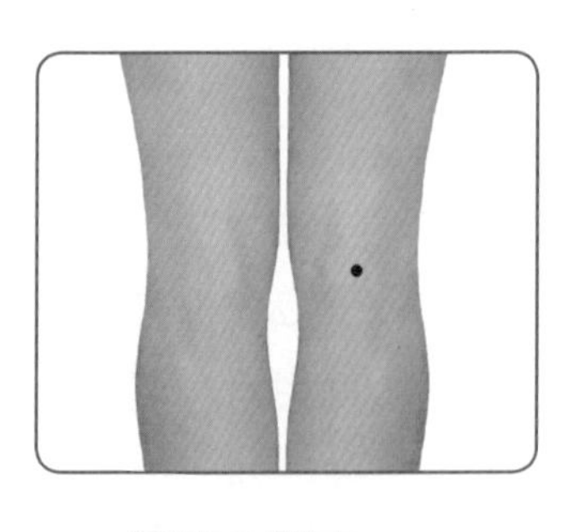

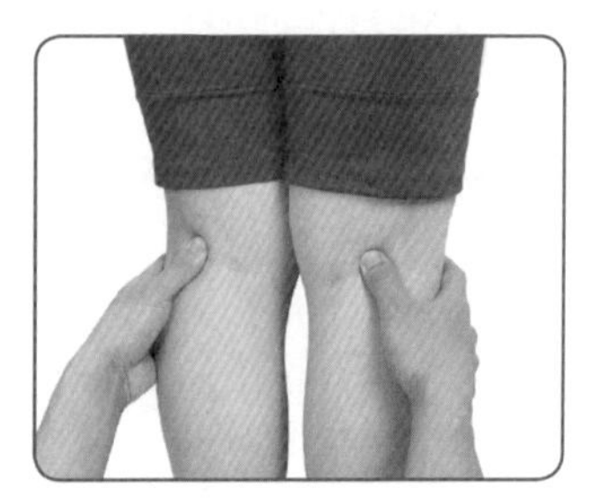

○揉擦八髎穴

【位置】在骶椎上，分上髎、次髎、中髎和下髎，左右共 8 個穴位，分別在第一、二、三、四骶後孔中，合稱「八髎穴」。

【按摩方法】被按摩者取俯臥位，按摩者一手扶其腰部，另一手緊貼骶部兩側八髎穴處，手掌著力往返橫擦骶骨八髎穴處 2 分鐘。

【功效主治】此穴具有清熱利濕、調經止痛、通利二便的作用。治療腰骶部疼痛、腰椎間盤突出等。

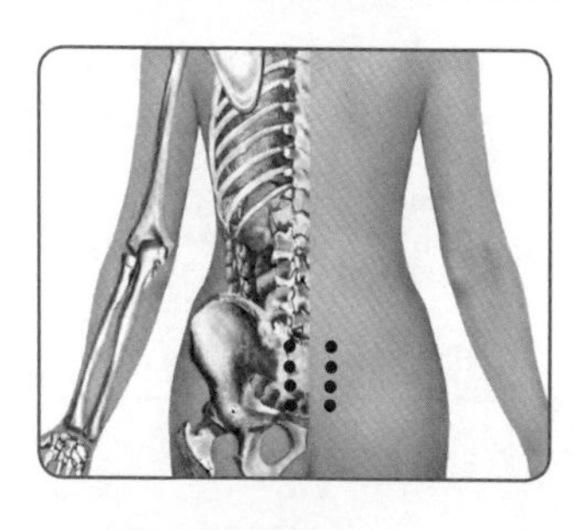

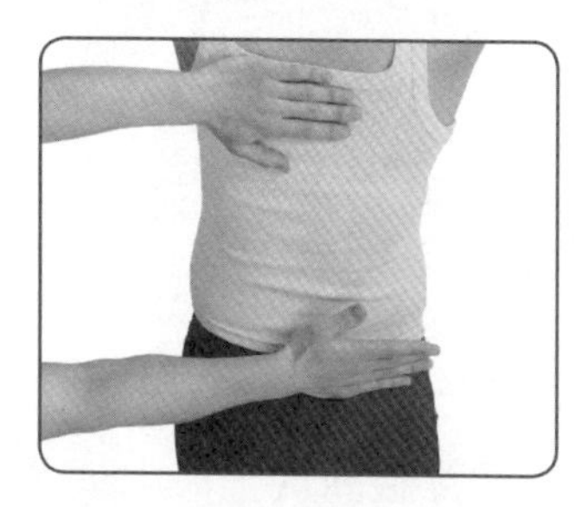

○按揉命門穴

【位置】位於腰部，在第二腰椎棘突下緣的凹陷中。

【按摩方法】被按摩者取俯臥位，按摩者用大拇指順時針方向按揉 2 分鐘，然後逆時針方向按揉 2 分鐘。

【功效主治】此穴具有補腎壯陽、增強體質的作用。多用於輔助治療腰痠軟、腰肌勞損、腰椎間盤突出、全身疲勞等症。

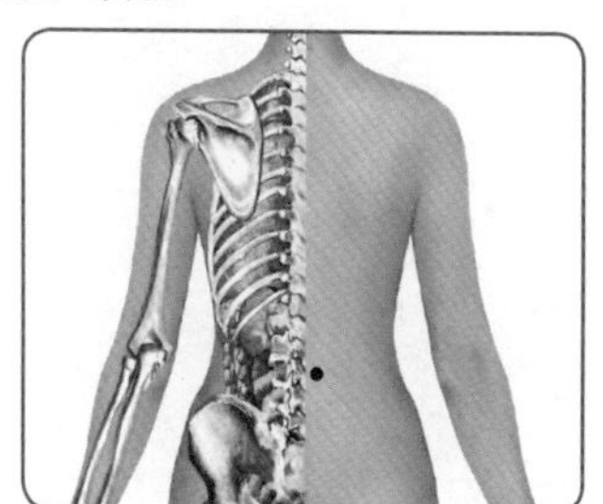

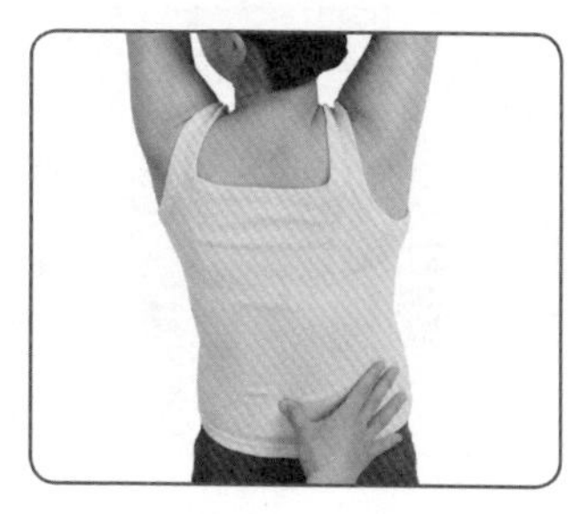

○點按會陽穴

【位置】在尾骨端旁開一小指寬處。

【按摩方法】被按摩者取俯臥位，雙腿分開，按摩者用拇指輕輕點按會陽穴約 2 分鐘，以局部有酸脹感為宜。

【功效主治】此穴具有清熱利濕、益腎固帶的作用。多用於治療腰椎間盤突出、腰背痛、坐骨神經痛等症。

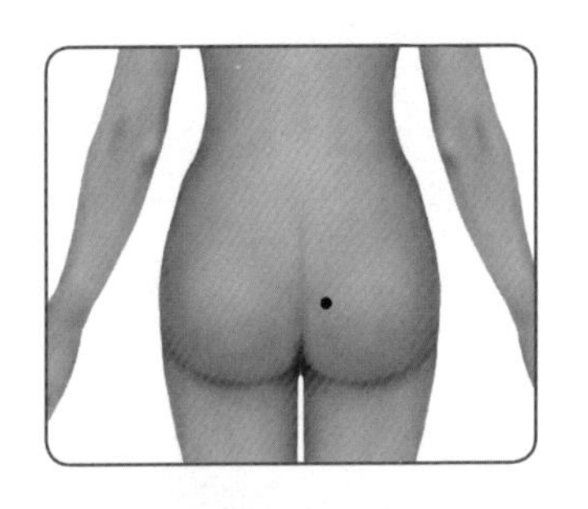
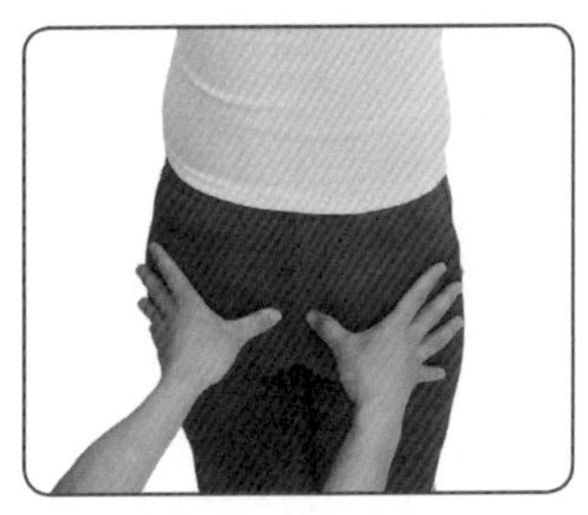

○擦腰俞穴

【位置】位於骶部，在後正中線上，適對骶管裂孔處。

【按摩方法】取站位，用右手中指點按腰俞穴，先順時針方向壓揉 9 次，再逆時針方向壓揉 9 次，連做 36 次。

【功效主治】此穴具有調經清熱、散寒除濕的作用，多用於治療腰脊疼痛、腰椎間盤突出、腰骶神經痛等症。

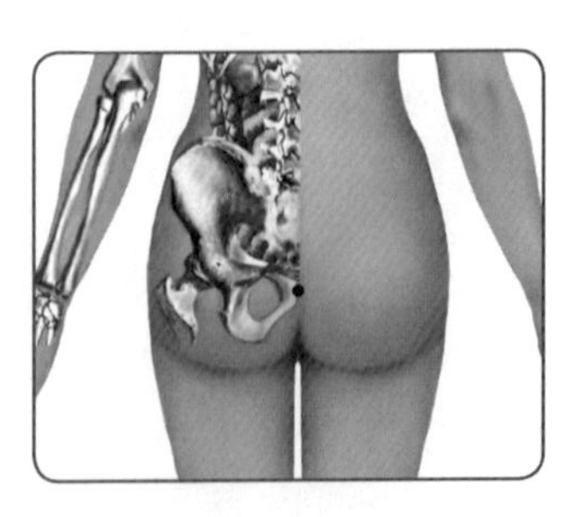
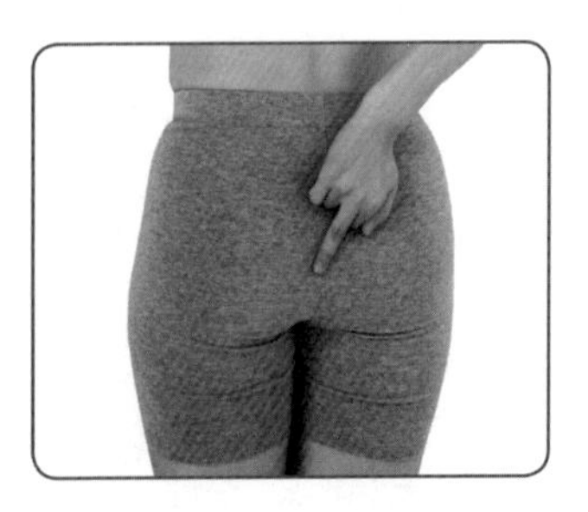

○按揉腎俞穴

【位置】位於腰部，在第二腰椎棘突下旁開二橫指寬處，左右各一穴。

【按摩方法】取坐位或立位，雙手中指按於兩側腎俞穴，用力按揉 30～50 次，以局部有熱感為佳。

【功效主治】此穴具有益腎助陽、強腰利水的作用。多用於治療腰痠腿痛、腰肌勞損、腰椎間盤突出、下肢腫脹、全身疲勞、月經不調等症。

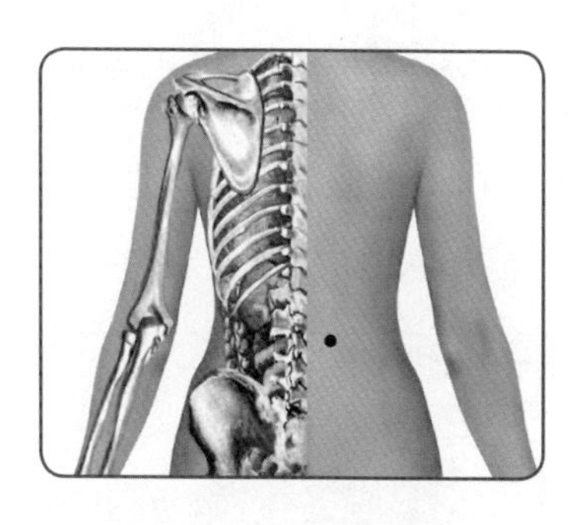

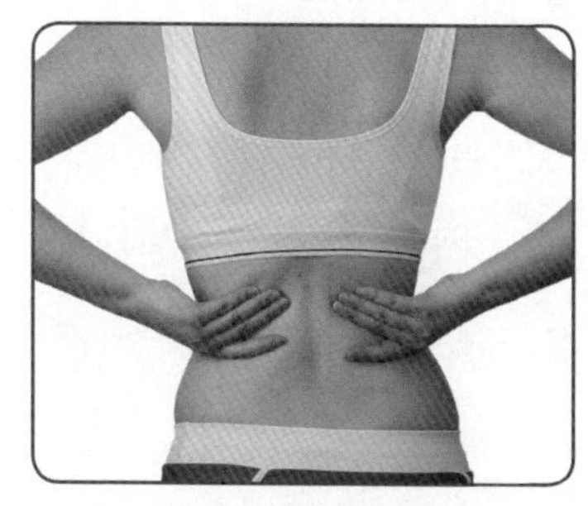

足底反射區按摩

步驟 01：食指扣拳法依次頂壓腎（圖 01-1）、膀胱（圖 01-2）、下身淋巴（圖 01-3）反射區各 100 次，按摩力度以局部脹痛為宜。

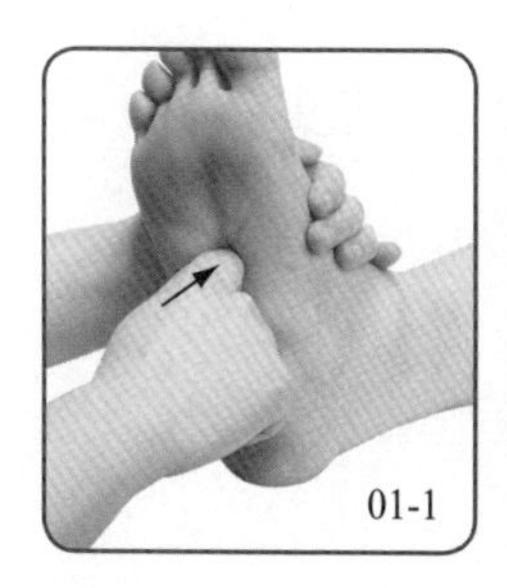

01-1

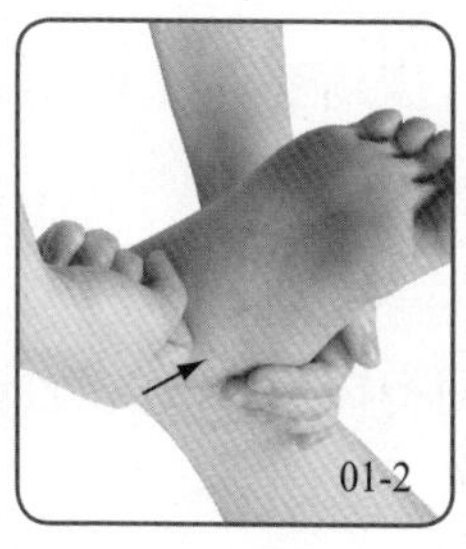

01-2

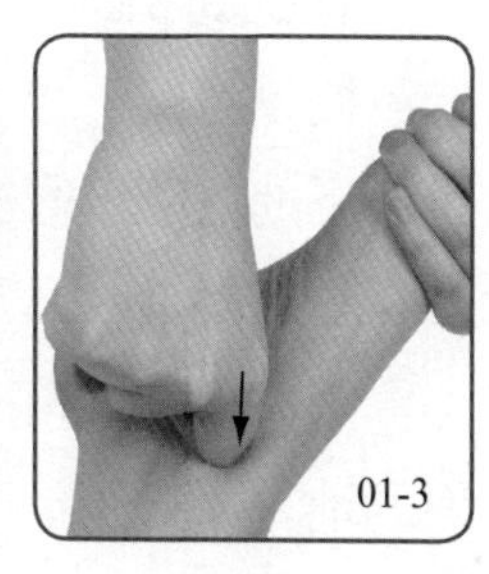

01-3

步驟 02：拇指指腹推壓法推按輸尿管反射區 100 次。

步驟 03：拇指指腹推壓法向足跟方向依序推按腰椎（圖 03-1）、骶椎（圖 03-2）反射區各 50 次。

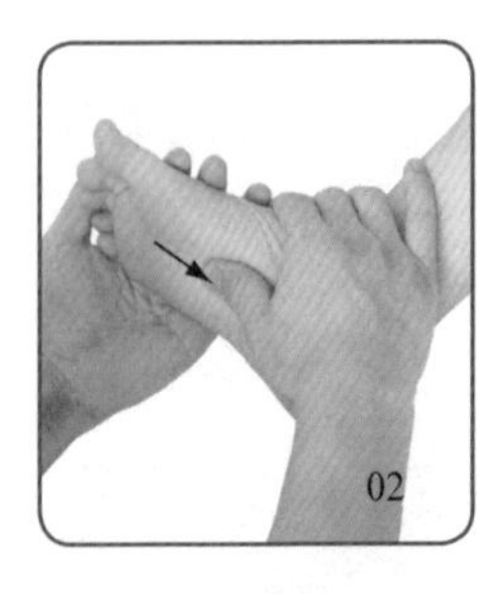

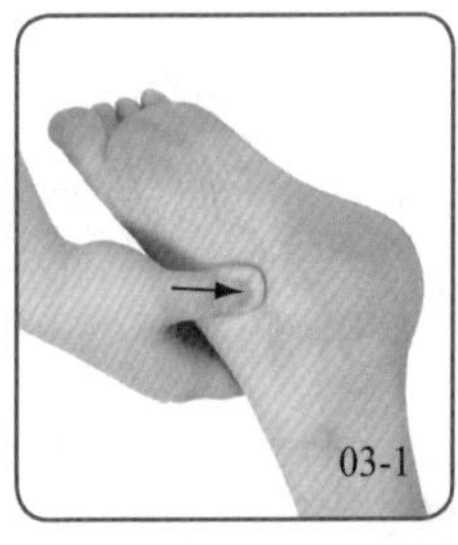

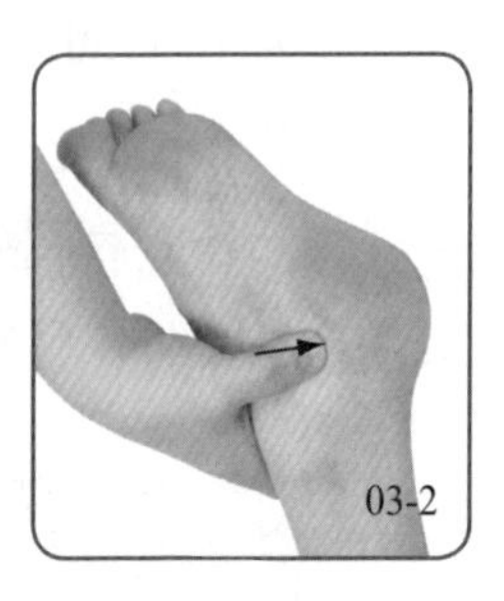

步驟 04：食指、中指扣拳法同時推按髖關節（圖 04-1）、拇指推壓法推按坐骨神經（圖 04-2）反射區各 50 次。

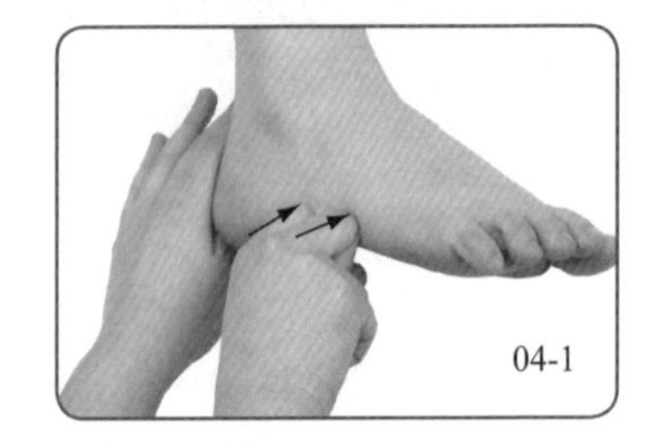

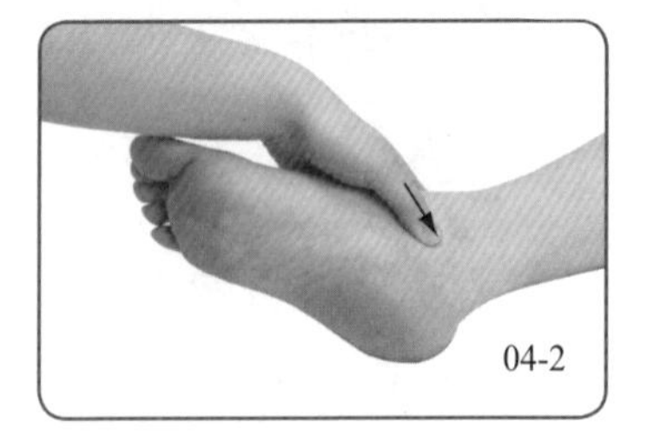

其他按摩方法

○溫熨腰眼

雙手搓熱，一直搓到雙手發燙，放在腰眼的位置，從上向下進行反覆的搓擦。

○捏脊

用拇指和食指把脊柱正中間的皮膚提起，從與肚臍相對的地方一直到尾椎。

○摩揉腰部

雙手握拳，拳眼沖上，用掌指關節順時針和逆時針各揉腰部 18 圈。

按摩時的注意事項

處於急性腰椎間盤發作期的患者症狀比較重，疼痛也比較劇烈，此時不宜進行按摩，應等病情有所緩解後再在局部做一些輕柔的手法，然後重點在下肢遠端採用一些穴位治療，這樣可以取得一些明顯的效果。

腰椎間盤突出症患者要注意自我保護，儘量坐高一點的凳子，彎腰不要太猛，上床、翻身等動作不能做得太快或太猛。

腰椎間盤突出症的發病季節性比較強，因此在換季的時候要注意，外出時最好繫上護腰。

日常調理指南

注意保暖，避風寒，還應避免過度勞累和劇烈的運動。

不要長期彎腰、久坐，否則會使腰椎處於後彎狀態，腰部肌肉韌帶均處在緊張狀態，增加腰椎間盤承受的壓力，不利於腰椎間盤康復。

不要吃刺激性食物，因為腰椎間盤突出後對神經的壓迫刺激，使神經對外界刺激的敏感性加強，生冷、菸酒等刺激性食物會加重神經的刺激，不利於緩解腰椎間盤突出症引起的疼痛。

腰椎管狹窄症

腰椎管狹窄症是導致腰痛及腰腿痛等常見腰椎病的病因之一，按部位可分為中央型（主椎管）狹窄症、側方型（側隱窩）狹窄症及神經根管狹窄症三大類，按病因可分為先天發育性及後天繼發性兩種。

「間歇性跛行」是本症的臨床特徵，表現為安靜或休息時常無症狀，行走一段距離後出現下肢痛、麻木、無力等症狀，需蹲下或坐下休息一段時間後，方能繼續行走。隨病情加重，行走的距離越來越短，需休息的時間越來越長。

特效穴位按摩

○按揉志室穴

【位置】腰部，第二腰椎棘突下旁開四橫指寬處。

【按摩方法】被按摩者俯臥，按摩者用兩手拇指重疊按壓志室穴 1 分鐘，再順時針方向按揉 1 分鐘，然後逆時針方向按揉 1 分鐘，以局部感到酸脹為佳，左右兩邊交替按摩。

【功效主治】經常按摩此穴可益腎固精，清熱利濕，強壯腰膝。

能夠改善腰背痠痛、腰背部冷痛、腰肌勞損、第三腰椎橫突綜合徵、腰椎椎管狹窄症、下肢癱瘓等。

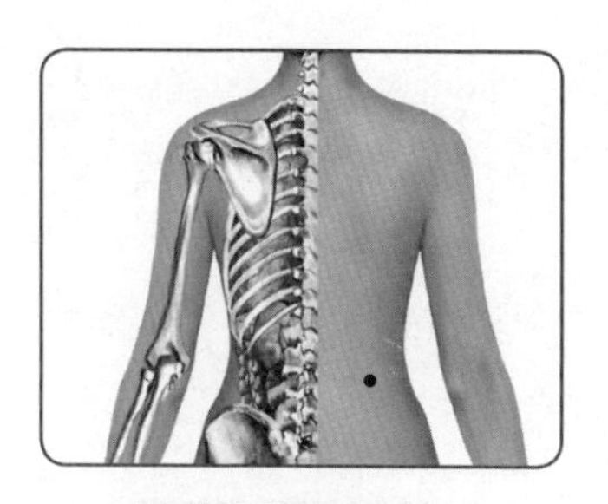

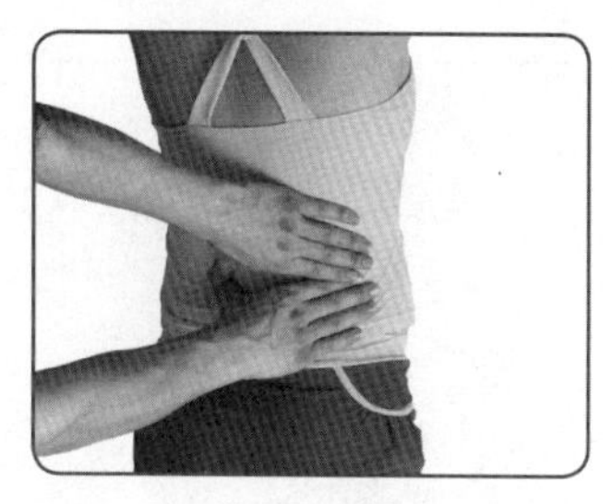

○按揉陽陵泉穴

【位置】膝蓋斜下方，小腿外側腓骨小頭前下方凹陷中。

【按摩方法】被按摩者取仰臥位或側臥位，按摩者用大拇指順時針按揉陽陵泉穴約 2 分鐘，再逆時針按揉約 2 分鐘。

【功效主治】經常按摩此穴可舒肝利膽，強健腰膝。能夠改善腰椎管狹窄症、落枕、腰扭傷、坐骨神經痛等。

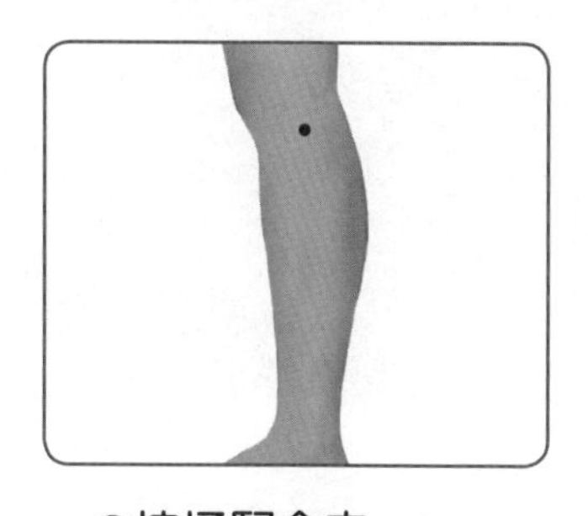

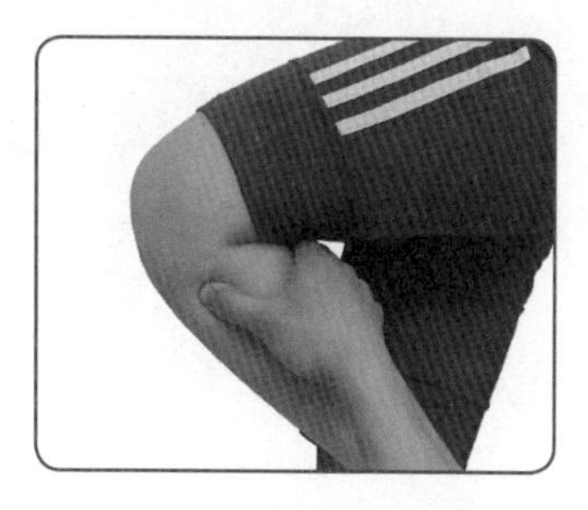

○按揉腎俞穴

【位置】腰部，第二腰椎棘突下旁開二橫指寬處。

【按摩方法】取坐位或立位，雙手中指按於兩側腎俞穴，用力按揉 30～50 次。

【功效主治】經常按摩此穴可益氣活血，祛風散寒。能夠改善腰肌勞損、腰椎間盤突出症、腰椎椎管狹窄症等。

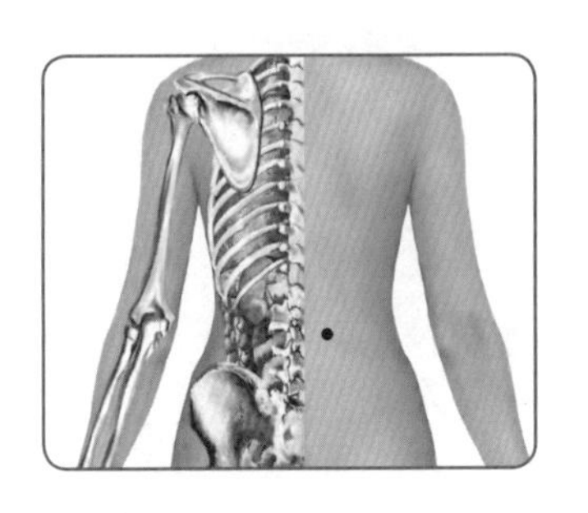
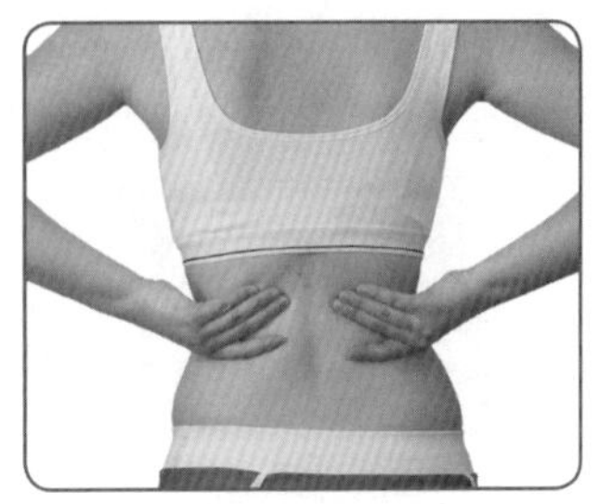

○按揉腰眼穴

【位置】腰部，第四腰椎棘突下旁開四横指寬處。

【按摩方法】被按摩者俯臥，按摩者用兩手拇指按壓腰眼穴1分鐘，再順時針按揉1分鐘，逆時針按揉1分鐘。

【功效主治】經常按摩此穴可強腰健腎。能夠改善腰背痠痛、腰肌勞損、腰椎間盤突出症、腰椎椎管狹窄症等。

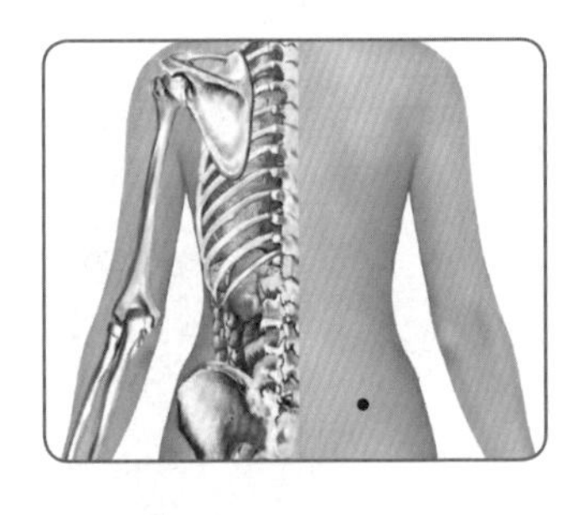
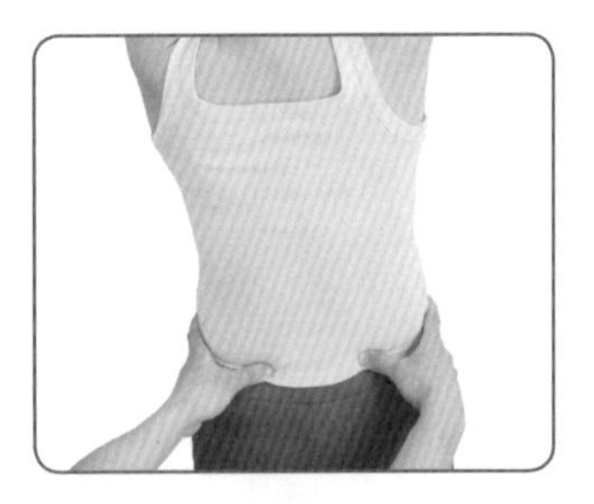

○按揉三焦俞穴

【位置】腰部，第一腰椎棘突下旁開二横指寬處。

【按摩方法】被按摩者俯臥，按摩者用兩手大拇指順時針方向按揉三焦俞約 2 分鐘，然後逆時針方向按揉約 2 分鐘，以局部有酸脹感為佳。

【功效主治】經常按摩此穴可調理三焦，利水強腰。

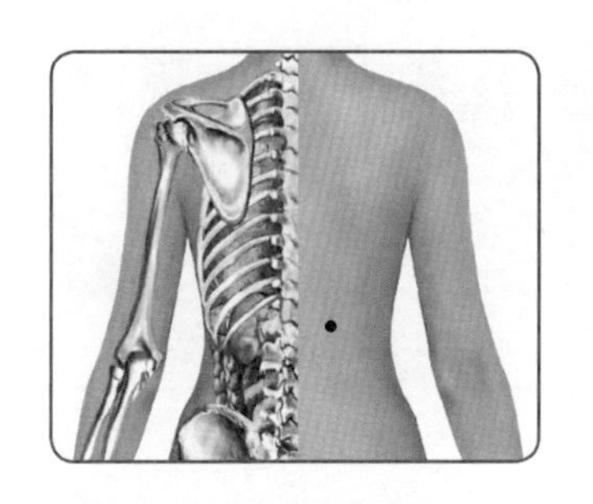

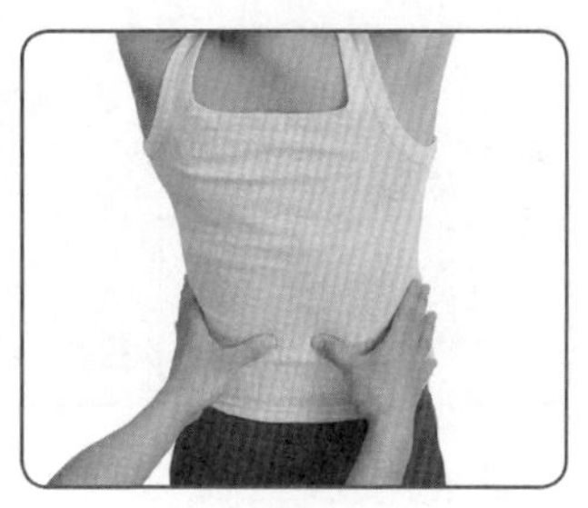

足底反射區按摩

步驟 01：食指扣拳法依次頂壓肝（圖 01-1）、腎上腺（圖 01-2）反射區各 50 次，以局部脹痛為宜。

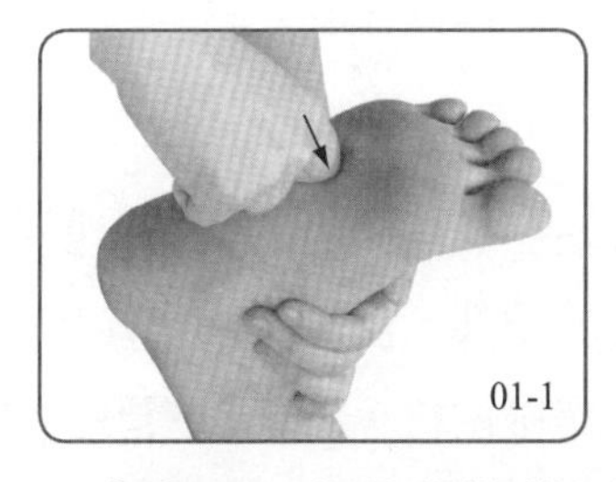

01-1

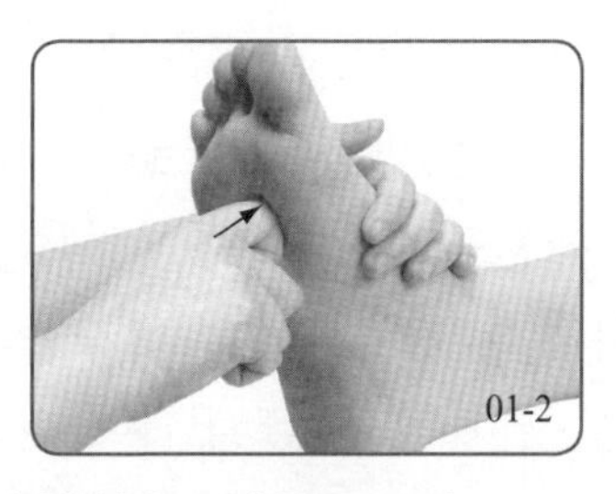

01-2

步驟 02：拇指指腹推壓法推按肺反射區 50 次。

步驟 03：食指扣拳法頂壓腹腔神經叢反射區各 20 次。

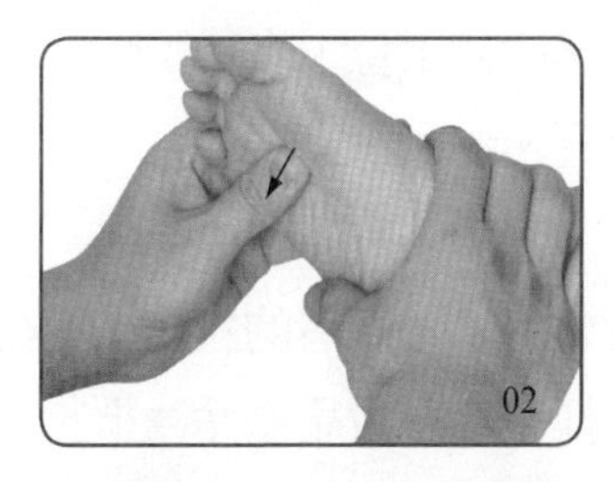

02

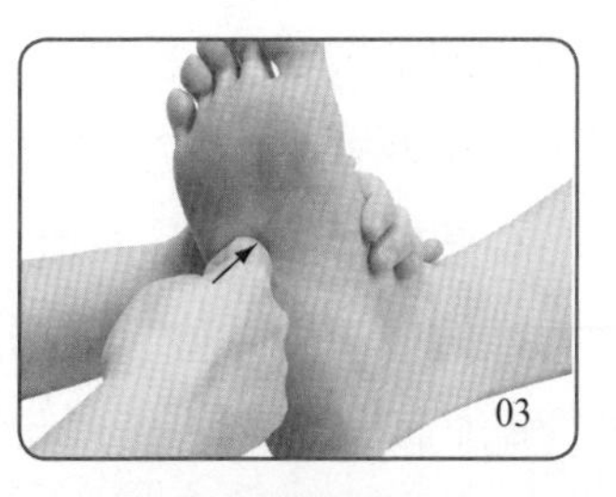

03

步驟 04：向足跟方向依序用拇指指腹推壓法推按腰椎（圖 04-1）、骶椎（圖 04-2）反射區各 30 次。

步驟 05：食指扣拳頂壓法頂壓脾反射區 50 次。

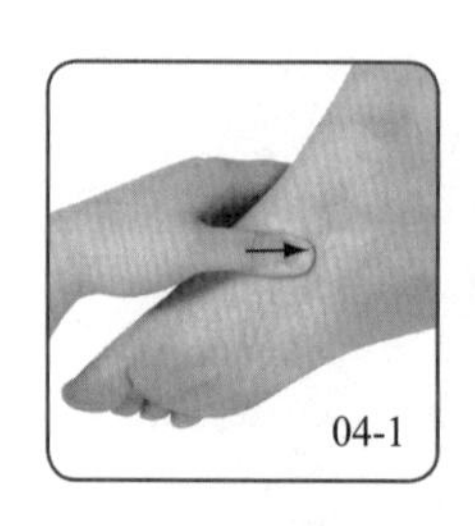
04-1

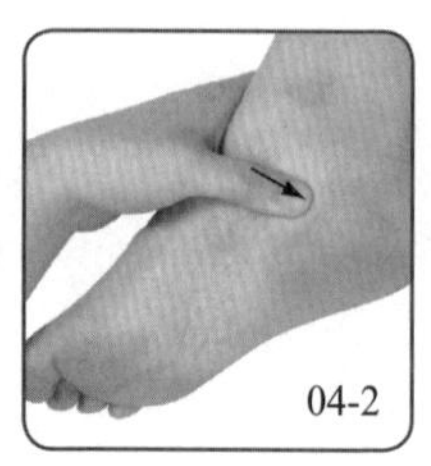
04-2

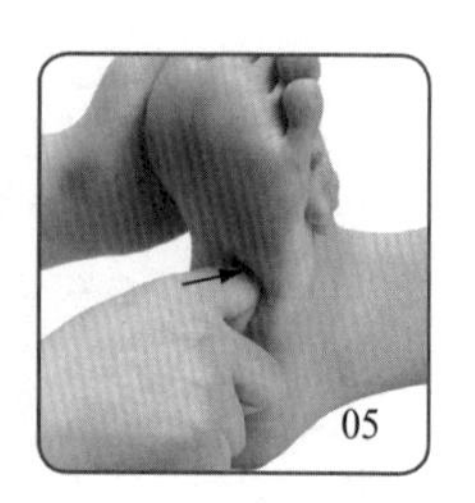
05

其他按摩方法

○掌推腰部

被按摩者俯臥位。掌推左側時，按摩者站在被按摩者的左側。雙手自然平伸，掌根著力於腰部，向腰部迅速交替用力推。推完一側換站位，再推另一側。

○大魚際旋揉腰部

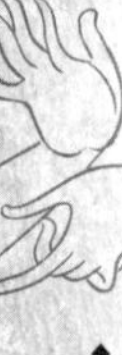

被按摩者俯臥位。按摩者站在被按摩者的左側，雙手自然平伸，同時用大魚際著力於腰部，旋轉手腕，使用腕力，在原部位做環狀摩擦後，緩慢位移，直至皮膚發熱為止。

○輕叩腰部

被按摩者俯臥位。按摩者站在被按摩者的左側，雙手自然彎曲虛握拳，交替叩擊腰椎兩側部位。在抖腕瞬間叩擊，並迅速彈起，注意力度要輕。

○按揉腰部

被按摩者俯臥位。按摩者站在被按摩者的左側，掌根部緊貼於腰部皮膚，做環狀按揉，直至皮膚發熱為止。

○按揉腰痛點

握拳在腰部尋找壓痛點，用第一指間關節或第二掌指關節進行從輕到重的按摩，時間一般為 1～2 分鐘。如有數點壓痛則分別按揉。要注意隨時調整體位。

○叩腰

雙手握拳，用拳的橈側面依次叩擊腰部 1～2 分鐘。有很好的活血化瘀作用。如有不便，還可以用拍子等拍打腰部 1～2 分鐘。

按摩時的注意事項

處於急性期時，疼痛加劇，活動受限，按摩時力度不宜太重，可用較為溫和的手法進行按摩，如滾法、揉法、推法、按法等，但應避免強力推扳腰椎。

日常調理指南

疼痛劇烈時，除治療外，應臥硬床休息 1～2 週。

腰部保暖，腰圍護腰。即使是三伏天，在有空調的室內，也要注意別讓冷氣直吹腰部。

腰椎管狹窄的治療是一個漫長的過程，病程長，功能恢復慢，經濟負擔重，容易使患者出現心理負擔，因此應當使患者作好長期治療與康復訓練的心理準備，樹立治療疾病的信心，增強與疾病鬥爭的勇氣，保持樂觀的心態。

隨著年齡的增長，引起腰椎管狹窄的退行性改變就會發生，沒有有效的措施可以預防腰椎管狹窄症。保持良好的坐姿和站姿，積極鍛鍊腰背部肌肉有助於減緩腰椎管狹窄的退行性改變，進而減緩腰椎管狹窄症的發生。

要選擇合適的鞋，如果鞋子不合適，會使站姿不穩，從而使腰痛惡化。

慢性下腰痛

引起慢性下腰痛的原因很多。除腰部本身的病變外，還與年齡、性別、發育、體質、運動姿勢是否正確、運動的熟練程度等有關。

總的說來源於兩部分：一部分患者是由於急性腰肌扭傷，未經及時合理治療，形成慢性腰肌創傷性瘢痕及粘連，使腰部肌肉力量減弱而發生疼痛；另一部分患者可由長期積累性創傷造成。

大多數患者與職業性體位有一定的關係。如果不注意合理的運動及鍛練，日久容易形成潛在、積累性組織損傷。

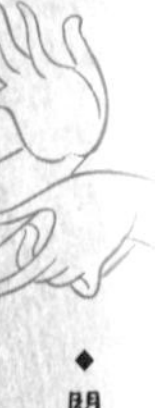

特效穴位按摩

○揉擦八髎穴

【位置】在骶椎上，分上髎、次髎、中髎和下髎，左右共 8 個穴位，分別在第一、二、三、四骶後孔中，合稱「八髎穴」。

【按摩方法】取坐位，用掌揉法或擦法自上而下揉擦至尾骨兩旁約 2 分鐘，使局部有酸脹感。

【功效主治】經常按摩此穴可調理下焦，通經活絡，強腰利濕。

能夠改善腰骶部疼痛、腰骶關節炎、膝關節炎、坐骨神經痛、下肢癱瘓、小兒麻痺後遺症等。

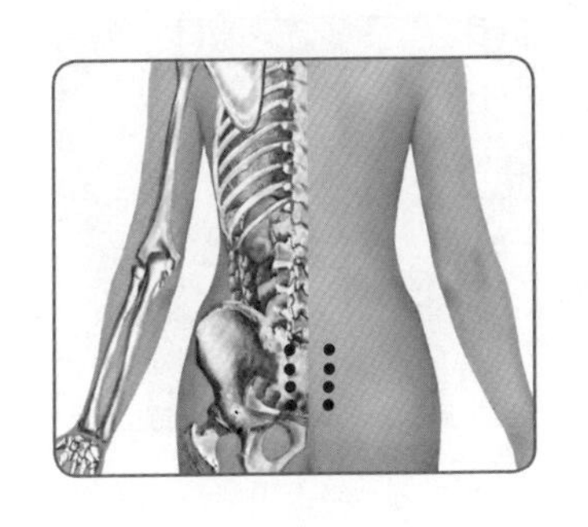

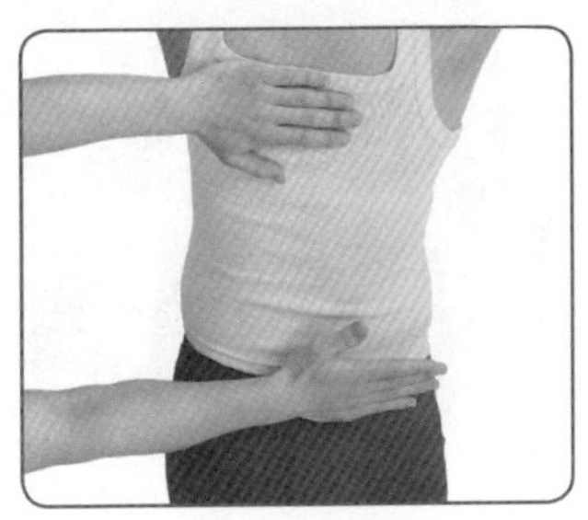

按摩膀胱俞穴

【位置】骶部，在骶正中嵴旁 1.5 寸，平第二骶後孔處。

【按摩方法】手臂往後用兩拇指的掌關節突出部位，自然按摩膀胱俞，向內做環形旋轉按摩，以局部酸脹為佳。

【功效主治】經常按摩此穴可清熱利濕，通經活絡。能夠改善腰骶神經痛、坐骨神經痛等。

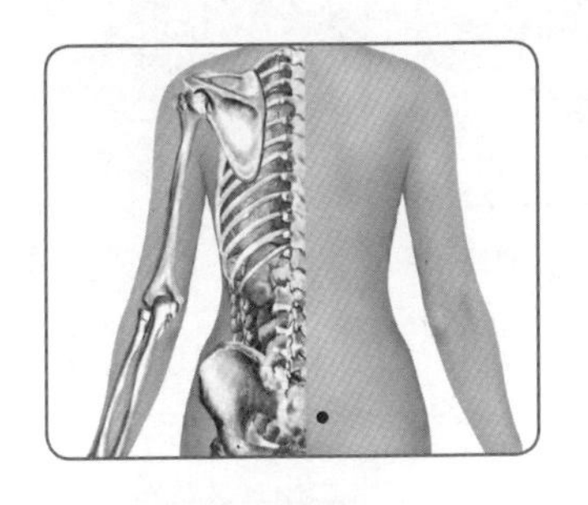

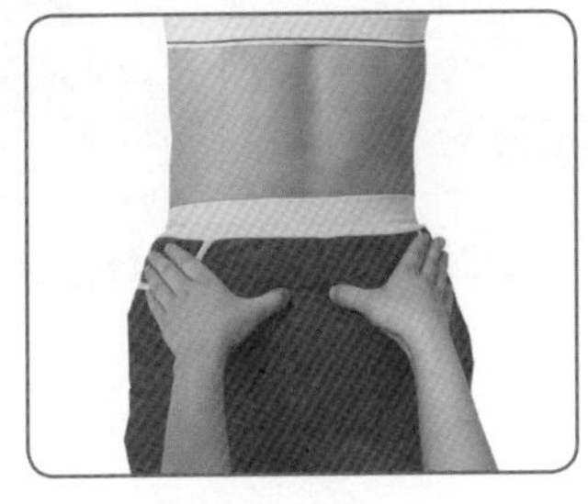

○按揉維道穴

【位置】側腰部，五樞穴前下方一小橫指處。

【按摩方法】用食、中二指按於維道穴，順時針按揉 2～3 分鐘，以酸脹為度。

【功效主治】經常按摩此穴可通調衝任，調理下焦。能夠改善腰骶疼痛、閃腰、腰部損傷、腰椎間盤突出等。

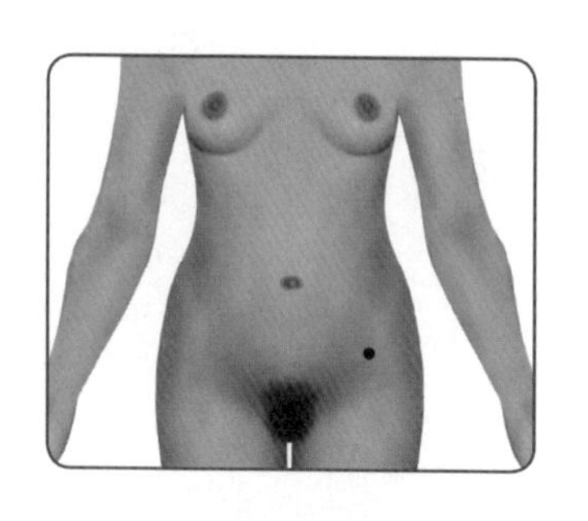

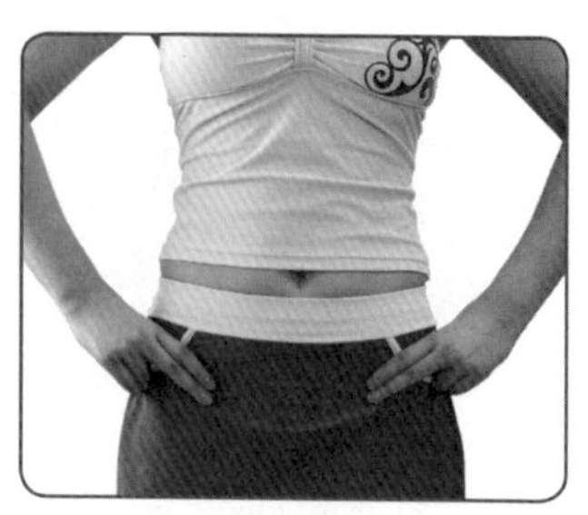

足底反射區按摩

步驟 01：向足跟方向依序用拇指指腹推壓法推按腰椎（圖 01-1）、骶椎（圖 01-2）反射區各 30 次。

步驟 02：拇指指腹推壓法推按甲狀腺反射區 50 次。

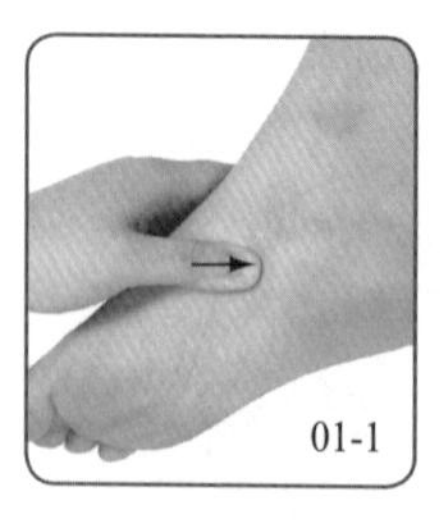
01-1

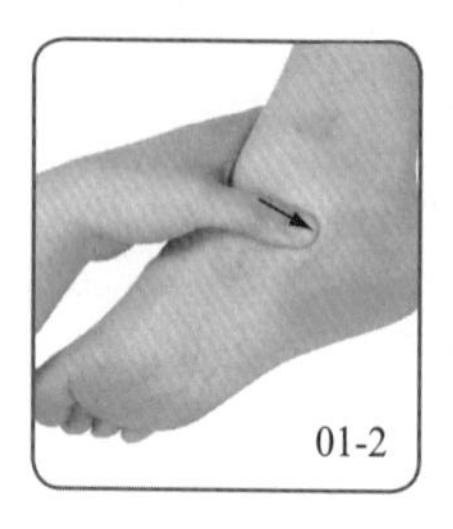
01-2

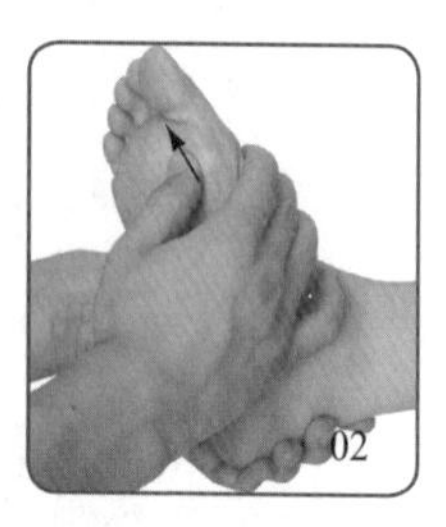
02

步驟 03：食指扣拳法依次頂壓肝（圖 03-1）、脾（圖 03-2）、胰腺（圖 03-3）、十二指腸（圖 03-4）反射區各 50 次，力度要輕。

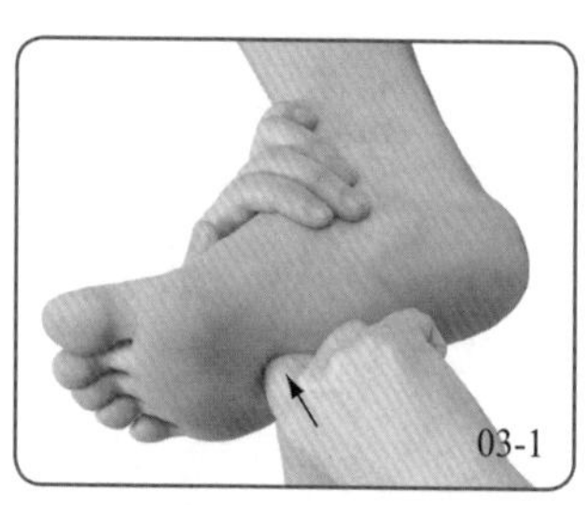
03-1

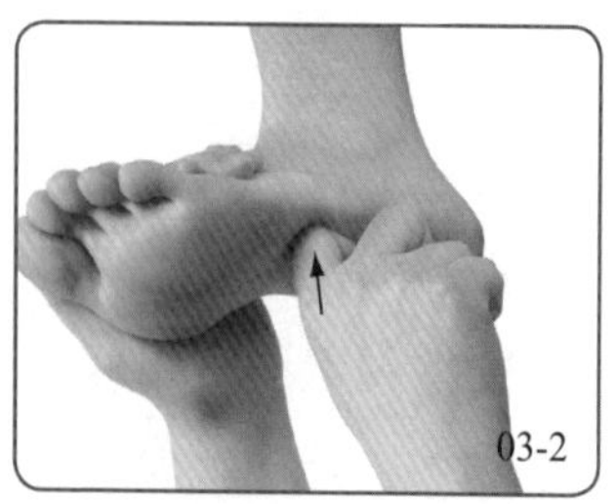
03-2

步驟 04：食指扣拳法依次頂壓胰腺（圖 04-1）、腎

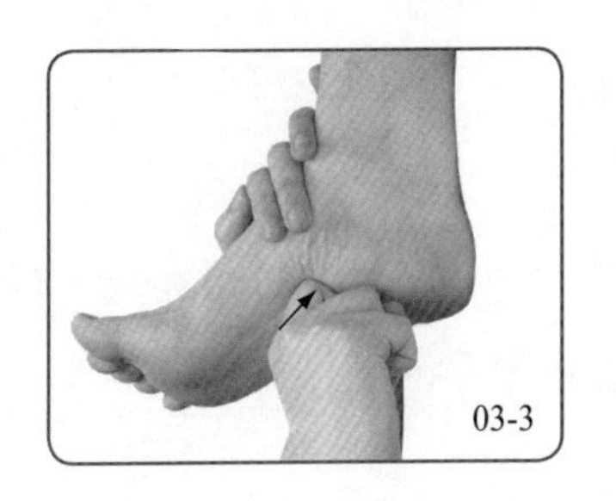
03-3

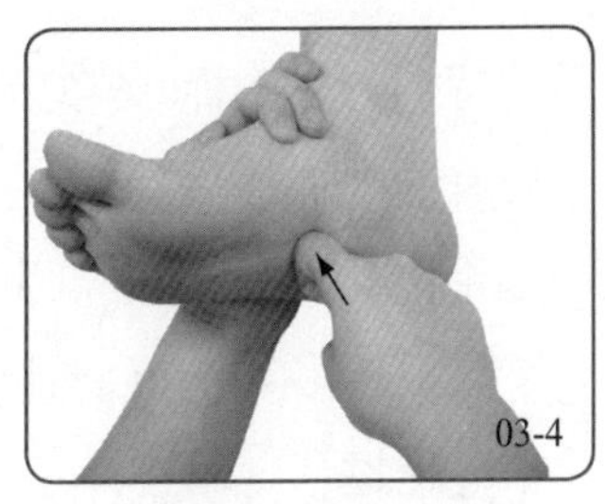
03-4

（圖 04-2）、腎上腺（圖 04-3）、腹腔神經叢（圖 04-4）反射區各 50 次，頂壓力度以患者稍覺疼痛為最佳。

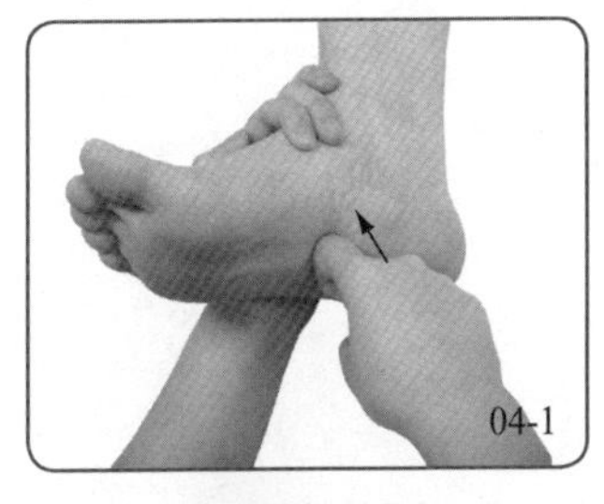
04-1

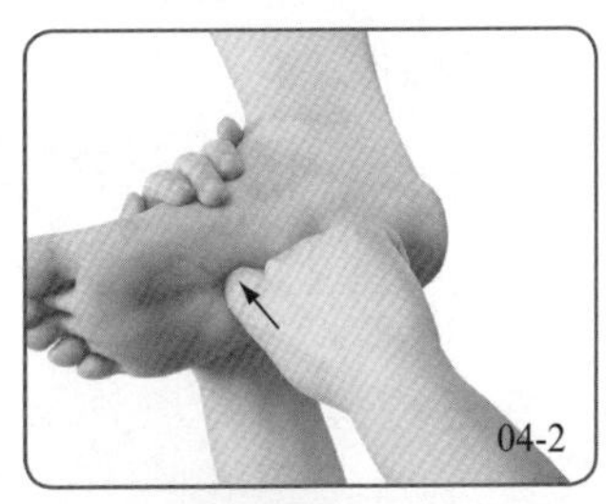
04-2

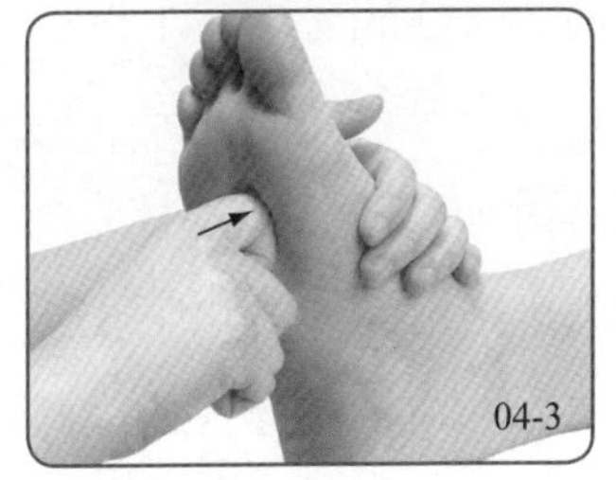
04-3

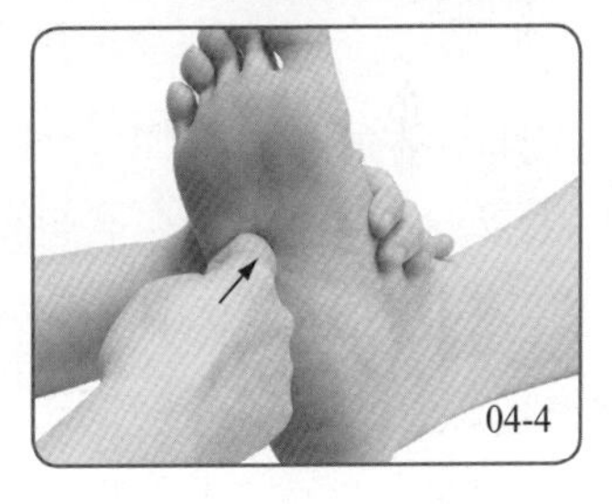
04-4

其他按摩方法

○揉腰

兩手五指併攏，分別放在左右後腰椎部，掌心向內，上下緩慢揉搓，至發熱為止。

○抓腰

雙手反叉腰，拇指在前，按壓於腰側不動，其餘四指從腰椎兩側處，用指腹向外抓擦皮膚，從腰眼抓到尾部，兩手同時進行，各抓 36 次。

○滾腰

兩手握拳，放腰部向四周滾動、按摩，自下而上，自上而下，反覆多次進行。頭部可配合前傾後仰。

○推腰椎

兩手對搓發熱之後，重疊放於腰椎正中，由上而下推搓 30～50 次，至局部有發熱感。

○捏腰肌

兩腳前伸而坐，或彎曲膝蓋，或正坐姿。兩手分別捏拿、提放腰部肌肉 15～20 次。

日常調理指南

從事站位工作的人，也應預防腰痛的發生。工作時可將一隻腳踩在前方的櫃檯槓、小凳上等，使髖關節、膝關節微屈，這樣可以減少腰部的負荷，減輕腰部勞損。

一般認為熱水浴輔以按摩可迅速解除重度腰肌疲勞。此法可以加速組織血液循環與淋巴回流，促進代謝產物的排出，增進肌肉耐力。

睡覺的姿勢以側臥為宜，保持髖關節、膝關節適當的屈曲對防止腰部勞損有利。慢性腰腿痛的患者不宜睡彈簧床。

不要穿高跟鞋，因為穿高跟鞋會使腹部前凸增加，骨盆向前傾，加速腰部的勞損。

適當進行體育鍛鍊，如各種體操、球類、太極拳、游泳等可使肌肉強健，增加耐力。堅持睡前及起床後做背部功能鍛鍊可以預防腰痛。

產後腰骶痛

產後腰骶痛指產婦分娩後出現的腰骶部疼痛，這是因為分娩後產婦盆腔內的組織不能很快恢復到孕前狀態，子宮也未能完全復位，在一段時間內，連接骨盆的韌帶鬆弛無力，以及在這個時期如果惡露排出不暢，導致宮腔內血液瘀積引起的腰痛。

特效穴位按摩

○按揉命門穴

【位置】位於腰部，在第二腰椎棘突下緣的凹陷中。

【按摩方法】被按摩者取俯臥位，按摩者用大拇指順時針按揉命門穴 2 分鐘，逆時針按揉 2 分鐘，以局部酸脹為佳。

【功效主治】此穴具有補腎壯陽、增強體質的作用。多用於治療腰痠腿疼、腰椎間盤突出、產後腰骶痛等。

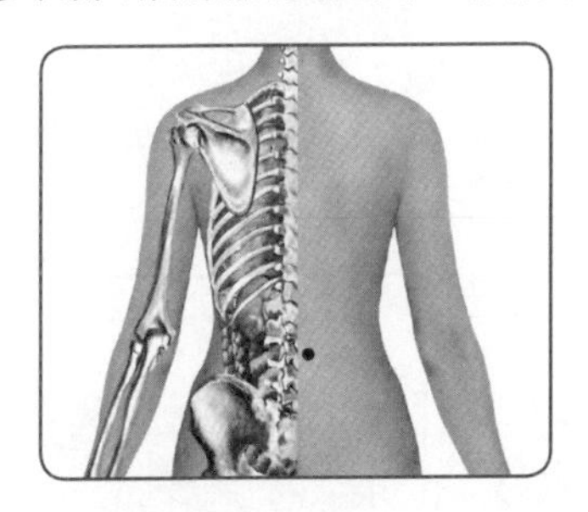

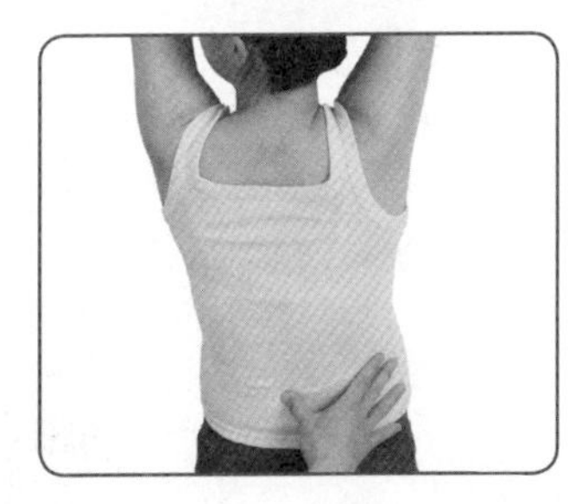

○按揉大腸俞穴

【位置】位於腰部，當第四腰椎下兩側各約二橫指寬處。

【按摩方法】取坐位或立位，兩手叉腰，用中指指腹部用力揉按兩側大腸俞約 2 分鐘。以局部有酸脹感為佳。

【功效主治】此穴具有理氣降逆、調和腸胃的作用。多用於治療腰背疼痛、產後腰骶痛、產後惡露不止。

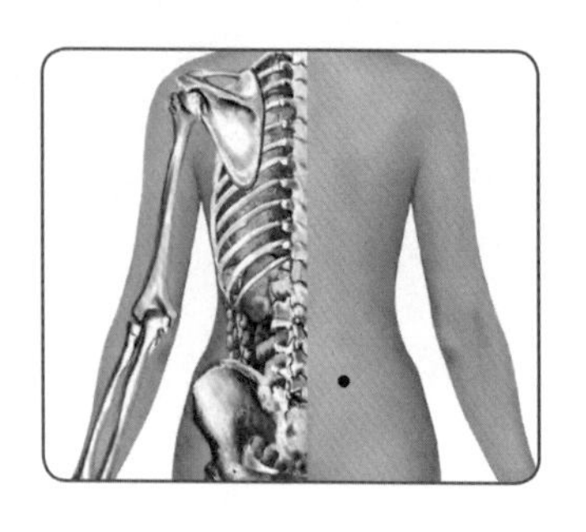

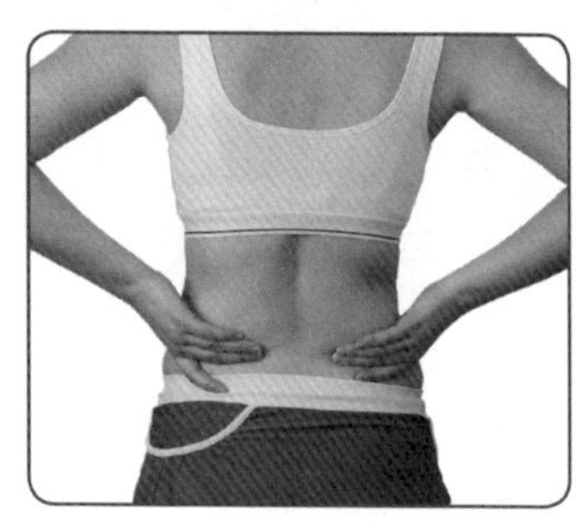

足底反射區按摩

步驟 01：食指扣拳法依次頂壓腎（圖 01-1）、肝（圖 01-2）、脾（圖 01-3）、腎上腺（圖 01-4）、膀胱（圖 01-5）反射區各 50 次，以局部脹痛為宜。

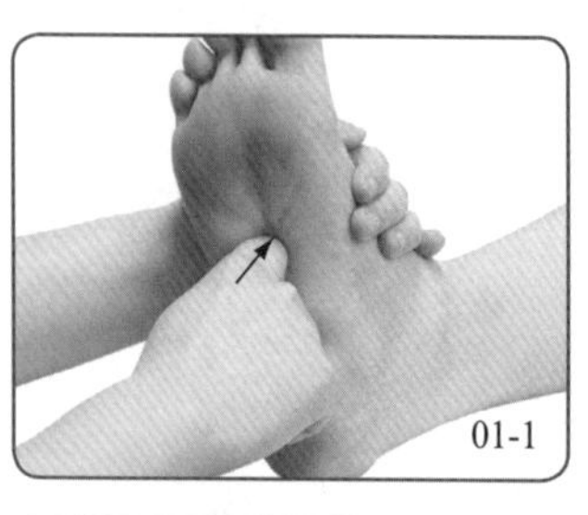

01-1

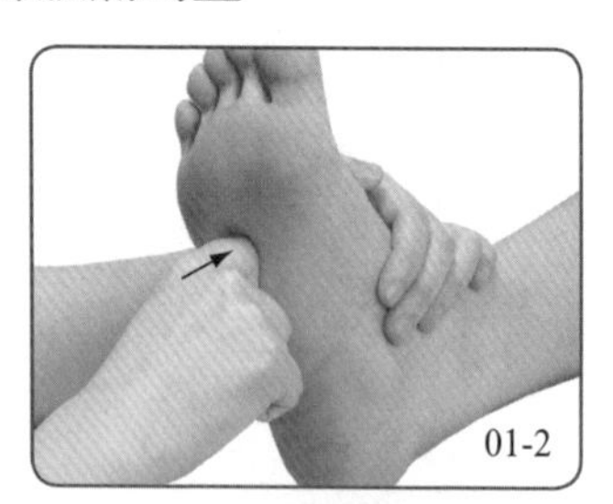

01-2

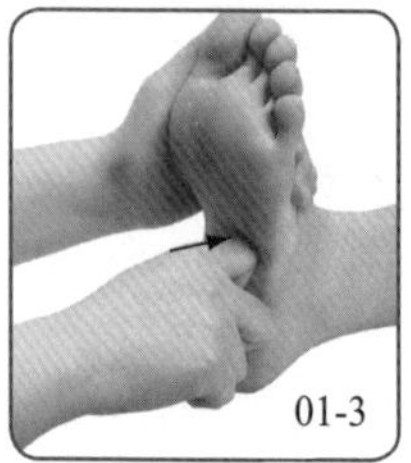

01-3

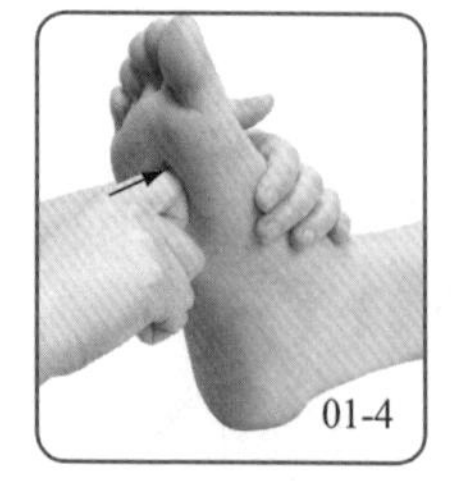

01-4

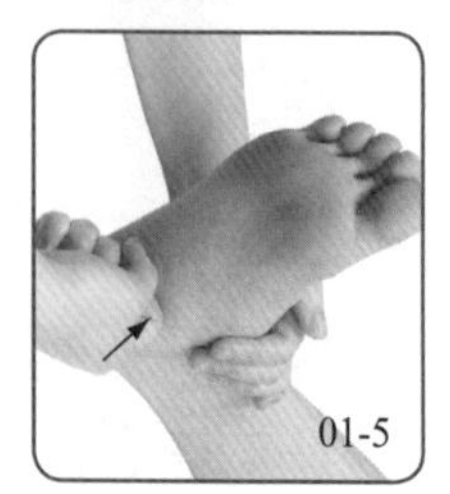

01-5

步驟 02：拇指指腹推壓法推按甲狀腺（圖 02-1）、下腹部（圖 02-2）反射區各 50 次。

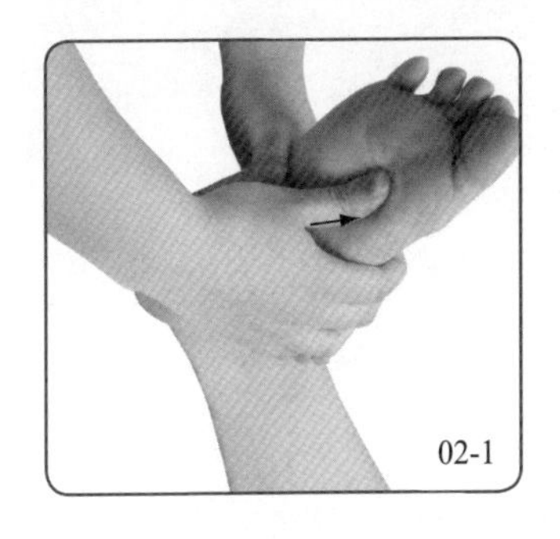
02-1

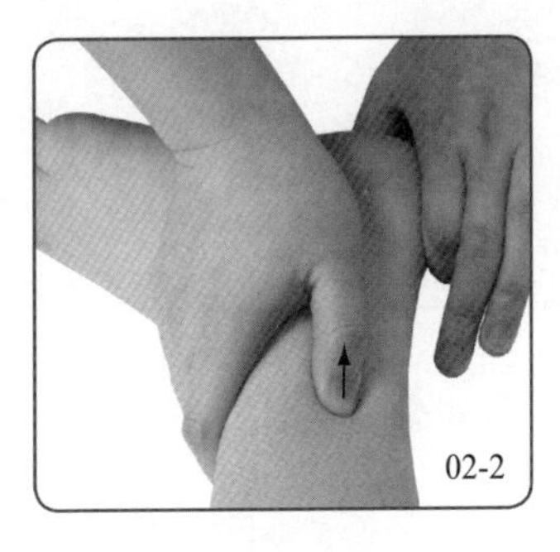
02-2

步驟 03：食指扣拳法頂壓垂體（圖 03-1）、心（圖 03-2）、生殖腺（圖 03-3）、子宮（圖 03-4）、腹腔神經叢（圖 03-5）、外尾骨（圖 03-6）反射區各 50 次。

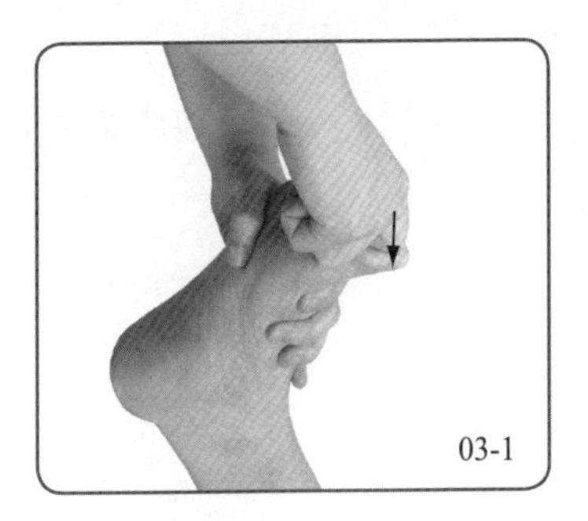
03-1

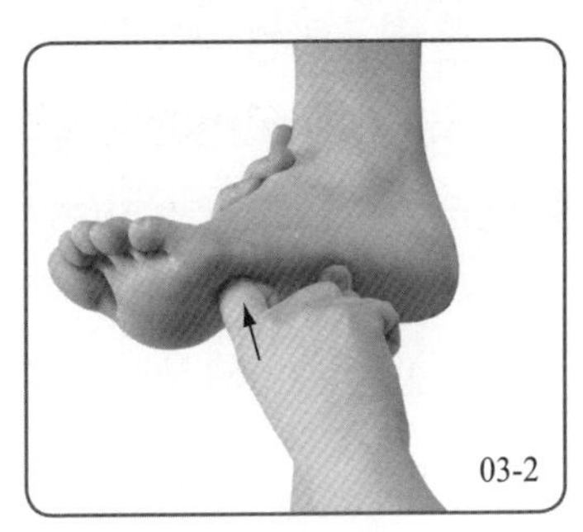
03-2

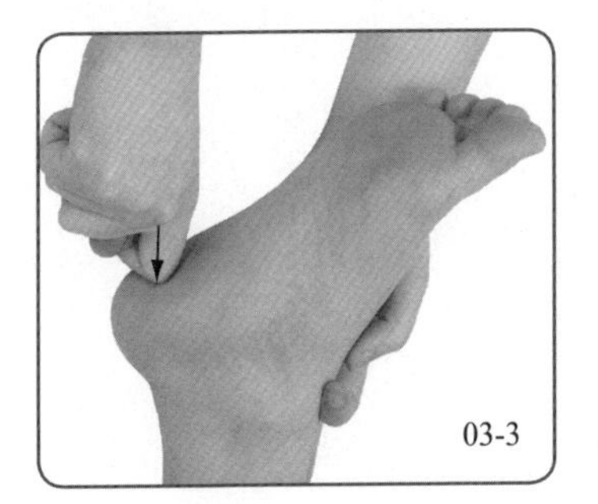
03-3

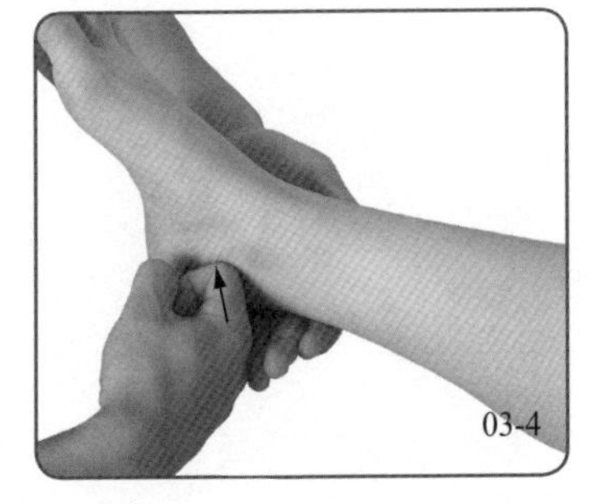
03-4

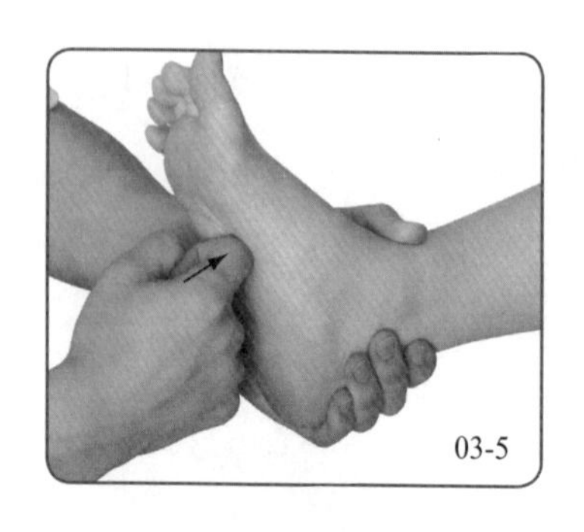
03-5

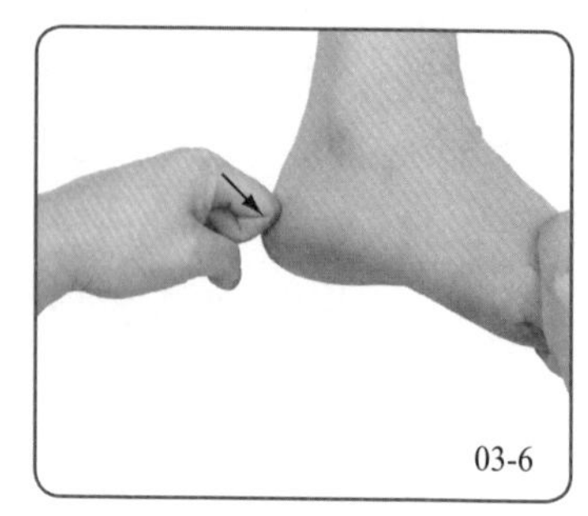
03-6

日常調理指南

平時應注意腰部保暖，並注意適當鍛鍊腰部。

產後應保證充足的睡眠，並經常更換臥床的姿勢，同時還可以每天膝胸位趴 15 分鐘，每天做 3 次，這樣有助於子宮恢復前傾位。

產後不要過早跑步、走遠路，同時還應避免彎腰、久站、久蹲，避免提過重或舉過高的物體，以免導致產後子宮後位或子宮脫垂，引發腰痛。

如果腰痛未見減輕，反而日漸加重，或者持續時間已超過 1 個月者，應及時去醫院就診。

風濕性腰痛

顧名思義，風濕性腰痛的症狀是腰痛，腰部發沉，像有重物下墜，勞累後或陰雨天加重，晴天或氣候溫暖時好轉；腰部前俯後仰活動受限制，不能長時間坐立；易疲勞乏力，全身酸懶沉重，患部怕冷。

中醫認為，風濕性腰痛是由於腰部遭受風寒濕邪的侵襲，導致血脈痺阻，氣血流動不暢，從而引起腰部酸脹疼痛、麻木不仁等臨床症狀。

現代醫學則認為，本病的發生，與疲勞、受寒和潮濕有關，如久居濕地，勞累後衝風冒雨，不及時更換濕衣等，久而久之可使受累的組織變性，造成慢性腰痛。

特效穴位按摩

○按揉承筋穴

【位置】合陽與承山之間中點，腓腸肌肌腹中央；或俯臥或正坐垂足位，小腿後部肌肉的最高點。

【按摩方法】取坐位，拇指按於患側承筋穴，順時針方向按揉 2 分鐘，由輕到重，以酸脹感為度。

【功效主治】經常按摩此穴可舒筋活絡，強健腰膝，清洩腸熱。

能夠改善急性腰扭傷、風濕性腰痛等。

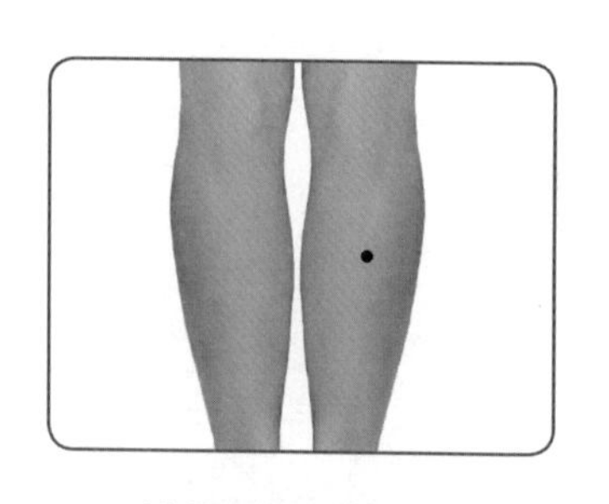
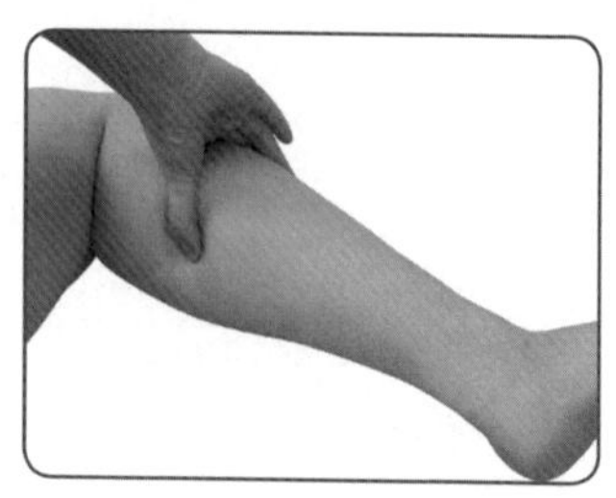

○按揉陽陵泉穴

【位置】膝蓋斜下方，小腿外側腓骨小頭前下方凹陷中。

【按摩方法】被按摩者仰臥位或側臥位，按摩者用大拇指順時針按揉陽陵泉穴約 2 分鐘，逆時針按揉約 2 分鐘。

【功效主治】經常按摩此穴可舒肝利膽，強健腰膝。能夠改善腰扭傷、風濕性腰痛等。

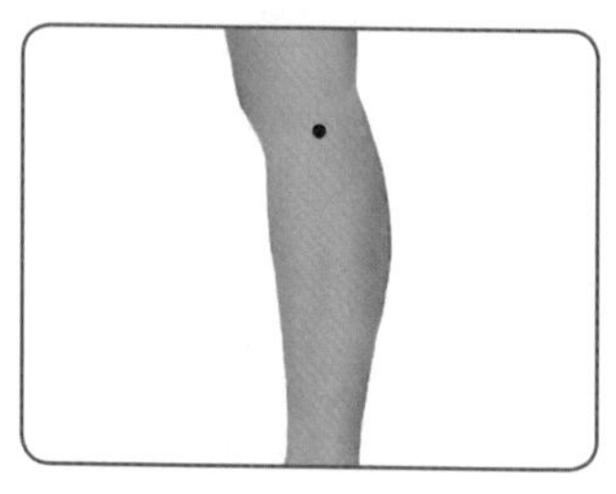
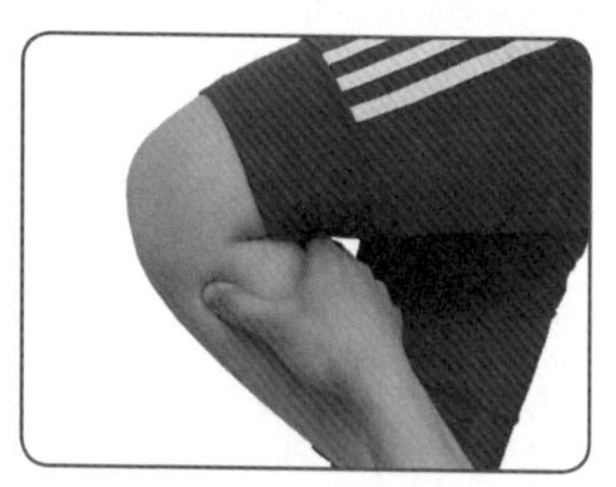

○按揉夾脊穴

【位置】在腰背部，第一胸椎至第五腰椎兩側，後正中線旁開 0.5 寸，一側 17 穴。

【按摩方法】被按摩者俯臥，按摩者分別用兩手拇指同時按揉夾脊穴約 30 秒。

【功效主治】經常按摩此穴可調節臟腑機能，舒筋活絡。能夠改善腰背部僵硬、風濕性腰痛等。

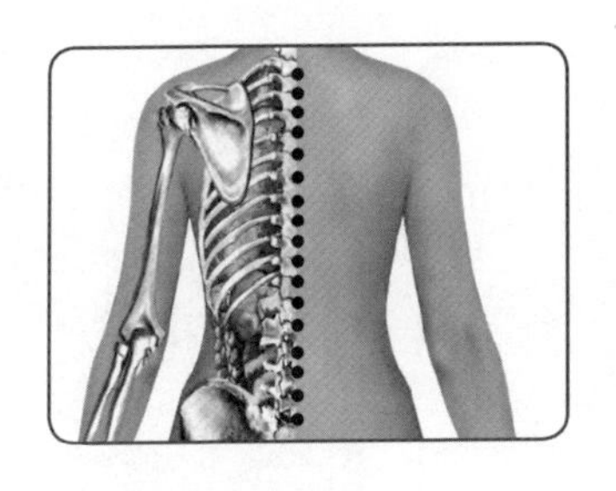
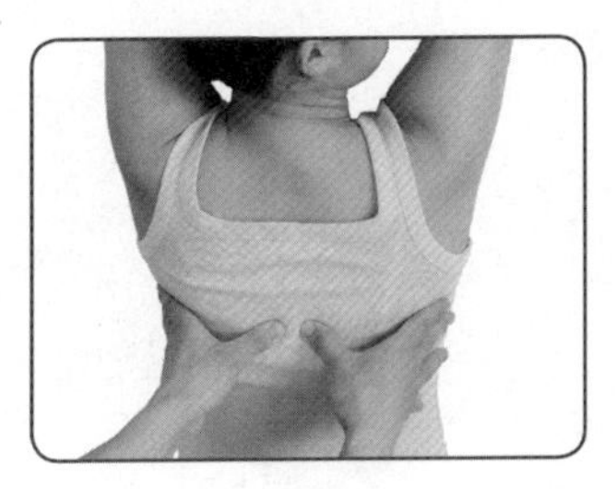

○按揉命門穴

【位置】腰部，第二腰椎棘突下緣的凹陷中。

【按摩方法】被按摩者俯臥，按摩者用大拇指順時針方向按揉2分鐘，然後逆時針方向按揉2分鐘。

【功效主治】經常按摩此穴可舒通經絡，令氣血運行。可緩減腰痠腿軟、腰肌勞損、腰椎間盤突出症、風濕性腰痛、棘間韌帶炎、陽痿、早洩、月經不調等所致的腰痛。

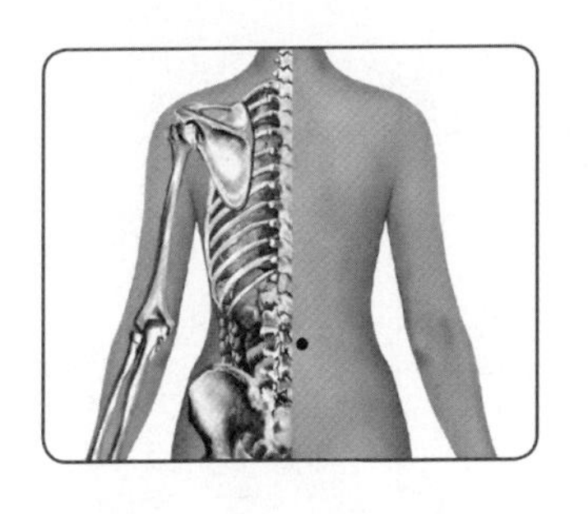
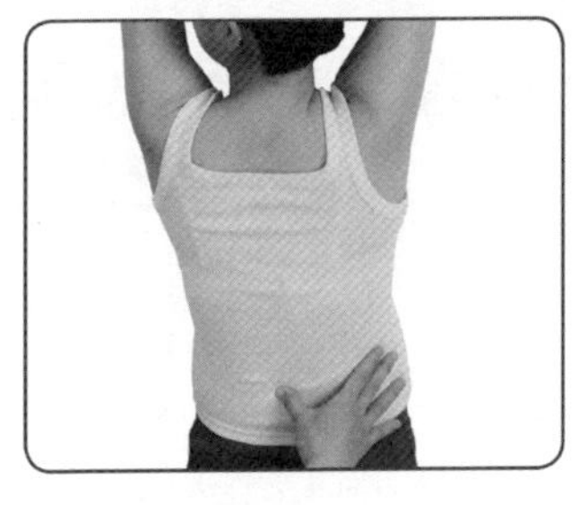

足底反射區按摩

步驟01：拇指指腹推壓法依次推按小腸（圖01-1）、升結腸（圖01-2）、橫結腸（圖01-3）、降結腸（圖01-4）、輸尿管（圖01-5）、肺（圖01-6）反射區各50次，力度以感到酸脹為宜。

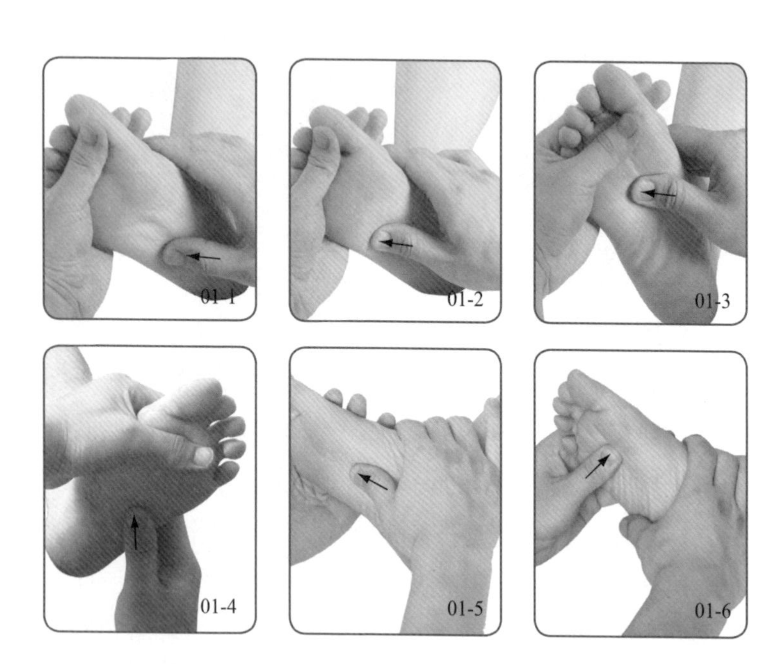

步驟 02：食指扣拳法頂壓脾（圖 02-1）、小腸（圖 02-2）反射區各 50 次。

步驟 03：拇指指腹推壓法推按肺反射區 50 次。

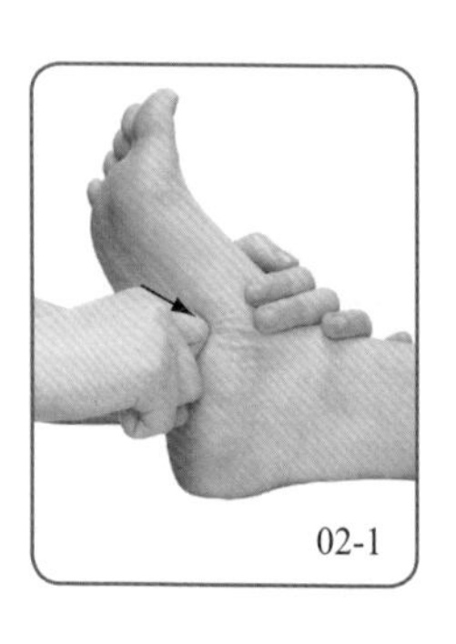

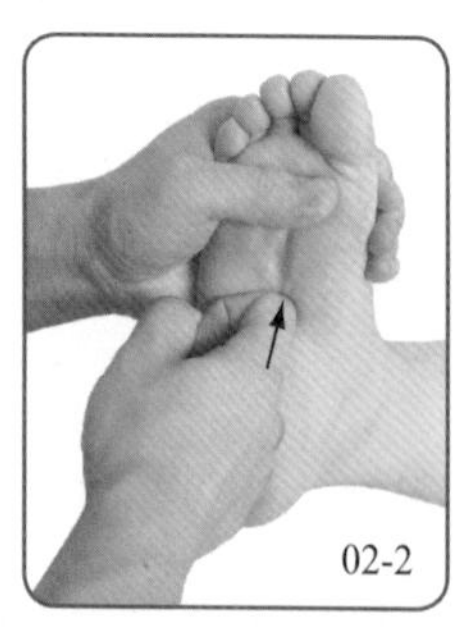

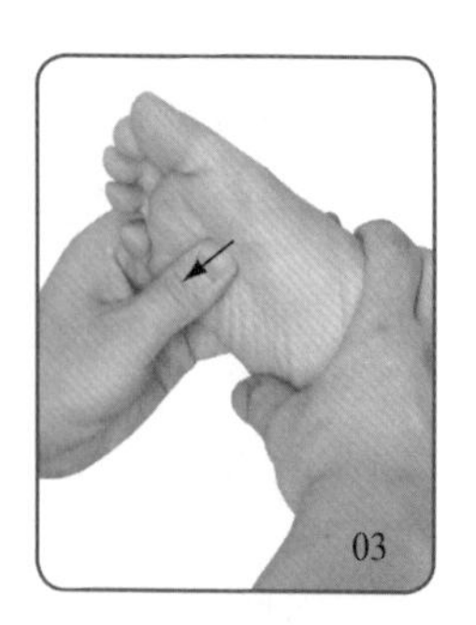

步驟 04：向足跟方向依序用拇指指腹推壓法推按腰椎（圖 04-1）、骶椎（圖 04-2）反射區各 30 次。

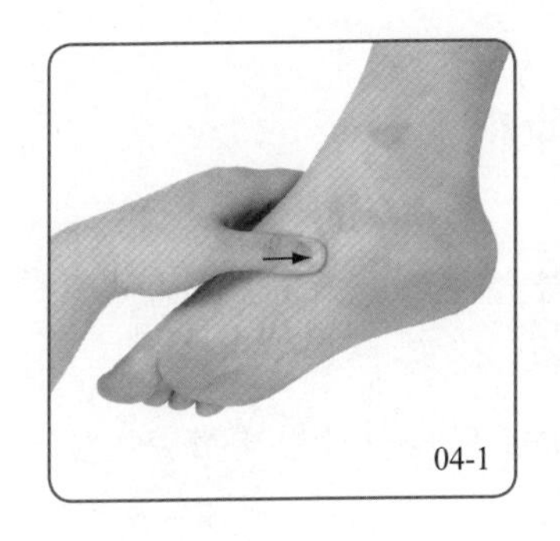

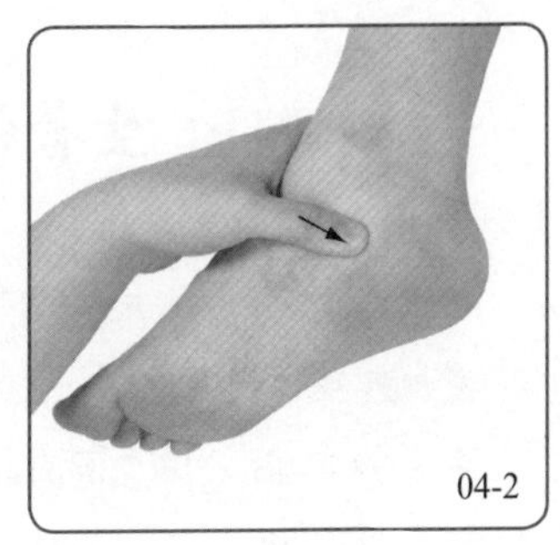

其他按摩方法

○捶腰部

患者取坐位。雙手握拳。以拳眼自左而右或自上而下捶打腰部3～5遍，也可用單拳分別捶腰。每日3～5次。

○抓擦腰

患者取坐位。兩手反叉腰，拇指在前，按於腰側不動，其餘四指從腰椎兩側處，用指腹向外輕柔抓擦皮膚。注意不能留指甲，以免抓破皮膚。兩手同時進行，各抓擦36次。

○摩腰眼

雙手輕握拳，拳眼向上，以掌指關節突出部分在雙側腰眼處做旋轉揉摩。先順時針方向旋摩，再逆時針方向旋摩，各18圈。兩側可同時進行，也可先患側後健側進行。

○推按分撥痛點

用雙手拇指由上而下左右撥骶棘肌數遍；而後，用拇指端重點推按撥結索之痛點，每點2分鐘左右。

○掌揉骶棘肌

用雙手大魚際或掌根部由下而上揉、掌指關節滾、兩掌根對擠兩側骶棘肌數遍（擠壓用力方向為朝向脊柱中線）。

坐骨神經痛

坐骨神經痛是指坐骨神經通路及其分佈區的局部或全長疼痛。

多為單側，其主要症狀是沿坐骨神經通路發生放射樣、燒灼樣或刀割樣疼痛，常因行走、咳嗽、打噴嚏、彎腰或排便而使疼痛加劇。

本病表現為下腰部或臀部疼痛，沿股後向小腿後外側、足背外側呈放射性、持續性或陣發性加重。

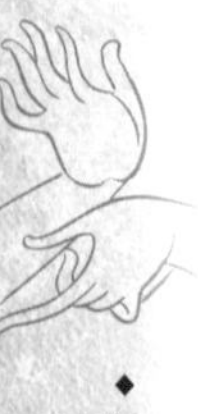

特效穴位按摩

○按揉秩邊穴

【位置】平第四骶後孔，骶正中嵴旁開四橫指處。

【按摩方法】取立位，雙手掌根分別按於兩側秩邊穴，向外按揉2～3分鐘，以局部有溫熱感或酸脹感為度。

【功效主治】此穴具有舒筋活絡、強壯腰膝、調理下焦的作用。多用於治療腰背痛、髖關節滑膜炎、坐骨神經痛等。

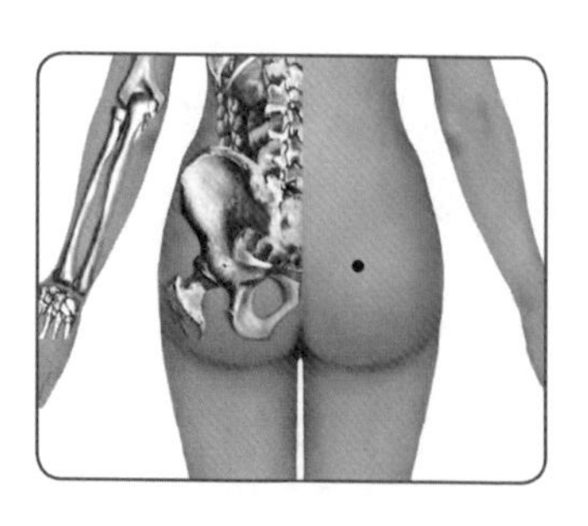

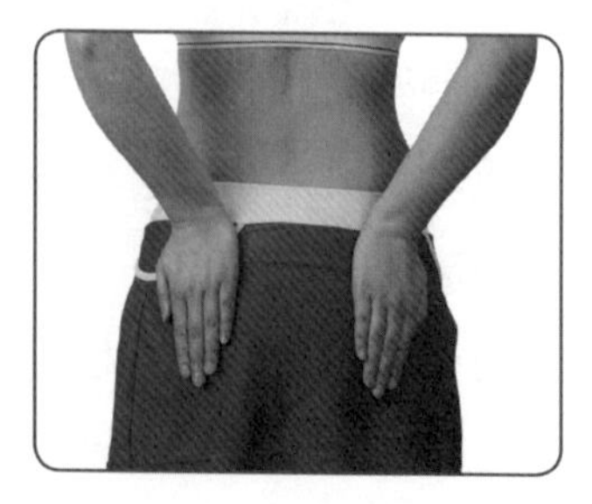

○按揉環跳穴

【位置】側臥屈股，在股骨大轉子最高點與骶管裂孔連線間的外 1/3 與內 2/3 的交點處。

【按摩方法】取側臥位，將同側中指按於環跳穴，用力按揉 20～30 次。以局部感到酸脹或電麻感向下肢放射為度。

【功效主治】經常按摩此穴可治療臀部脂肪堆積、坐骨神經痛等。

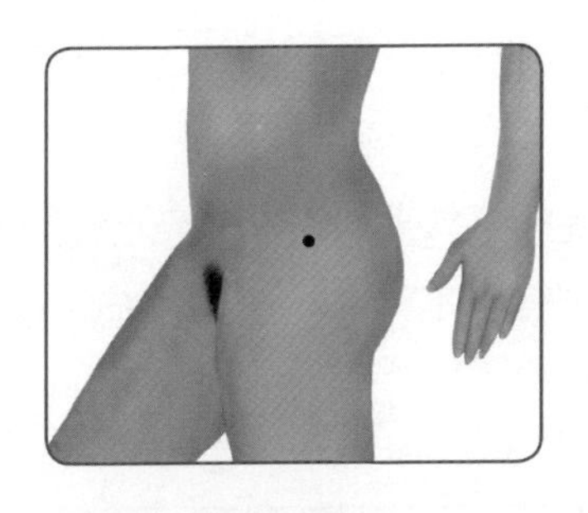

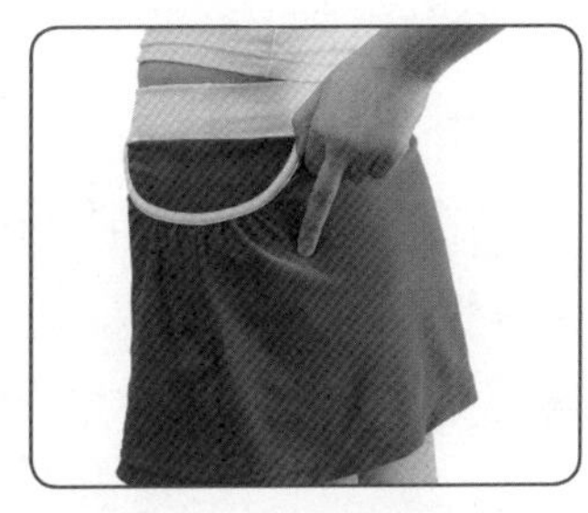

○按揉居髎穴

【位置】在髂前上棘與股骨大轉子最凸點連線的中點處。

【按摩方法】取坐位，用大拇指指峰用力深推居髎穴，指力逐步加重，漸漸深透，持續 2～3 分鐘。

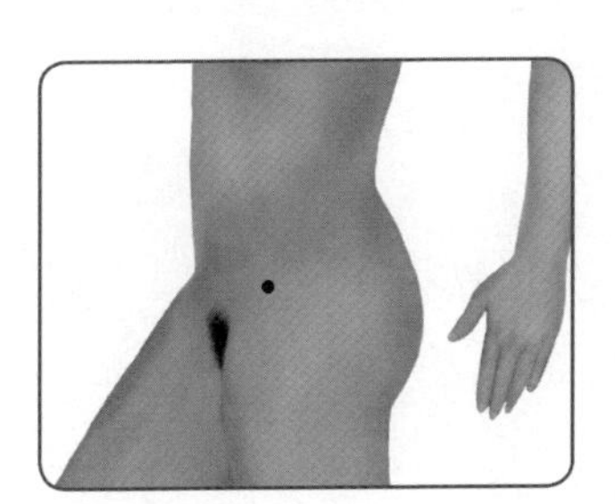

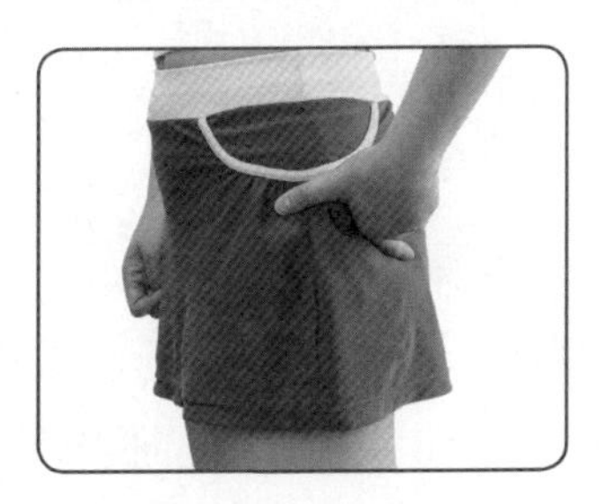

【功效主治】此穴具有舒筋活絡、益腎強健的作用。多用於治療腰腿痺痛、坐骨神經痛、髖關節及周圍軟組織諸疾患、足痿等。

○按揉承扶穴

【位置】在大腿後面，臀下橫紋的中點。

【按摩方法】取立位，兩腿微張開，食、中、無名三指按於承扶穴，由內向外彈撥 2 分鐘左右，以局部酸脹為度。

【功效主治】此穴具有通便消痔、舒筋活絡、通利關節的作用。

多用於治療腰骶臀股部疼痛、腰骶神經根炎、坐骨神經痛、臀部炎症、臀部下垂、臀肌不發達、下肢癱瘓、小兒麻痺後遺症等。

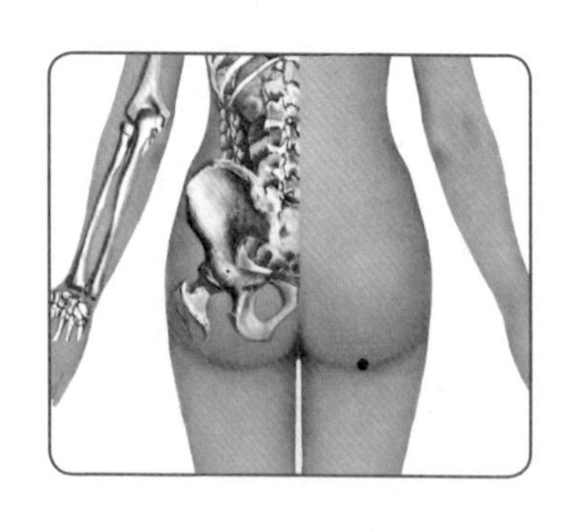

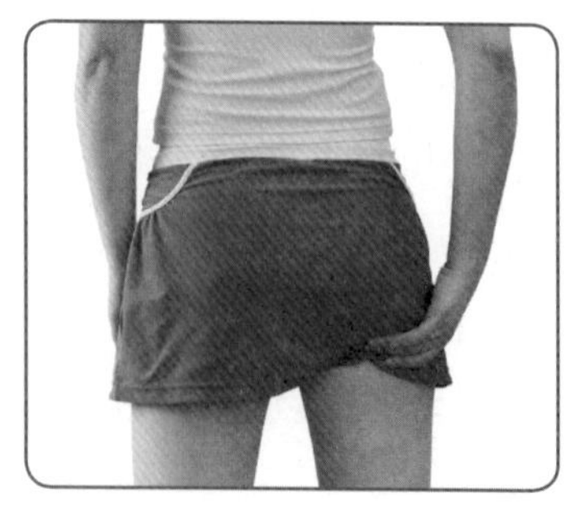

足底反射區按摩

步驟 01：食指扣拳法依次頂壓腎（圖 01-1）、膀胱（圖 01-2）、坐骨神經（圖 01-3）、腎上腺（圖 01-4）反射區各 50 次，以局部脹痛為宜。

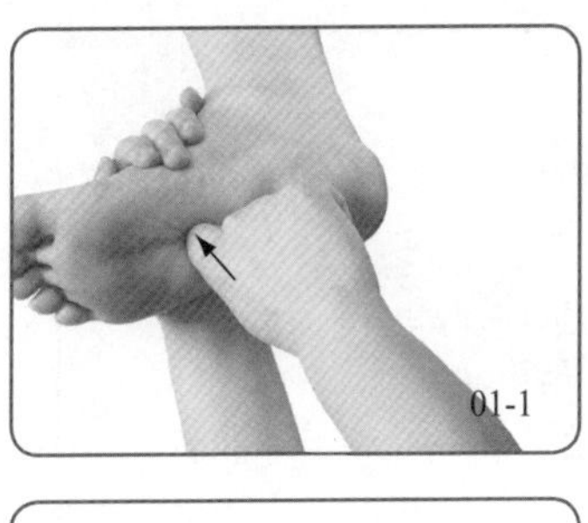
01-1

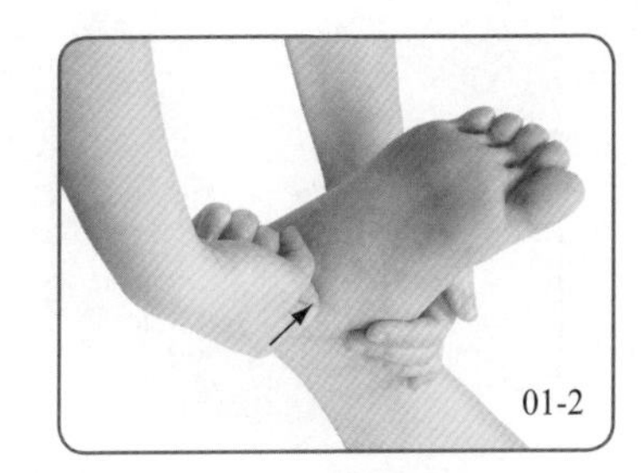
01-2

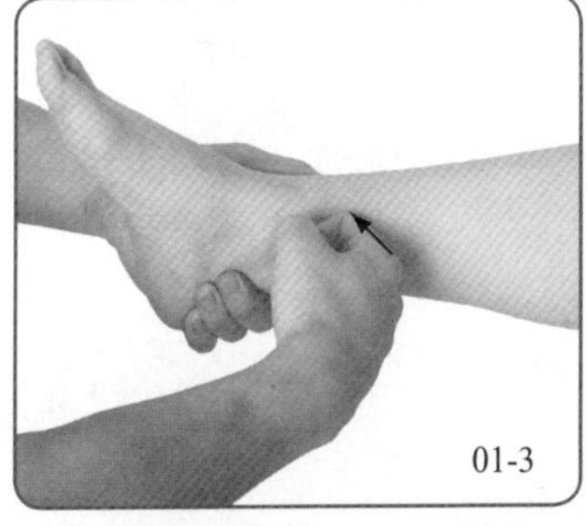
01-3

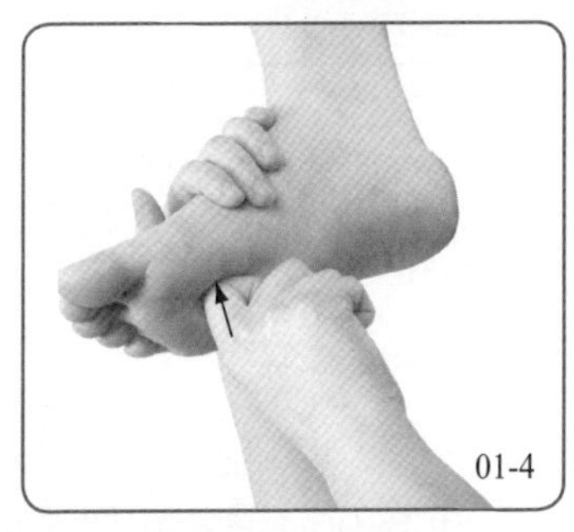
01-4

步驟 02：拇指指腹推壓法推按輸尿管反射區 50 次。

步驟 03：拇指指腹推壓法推按肺反射區 50 次。

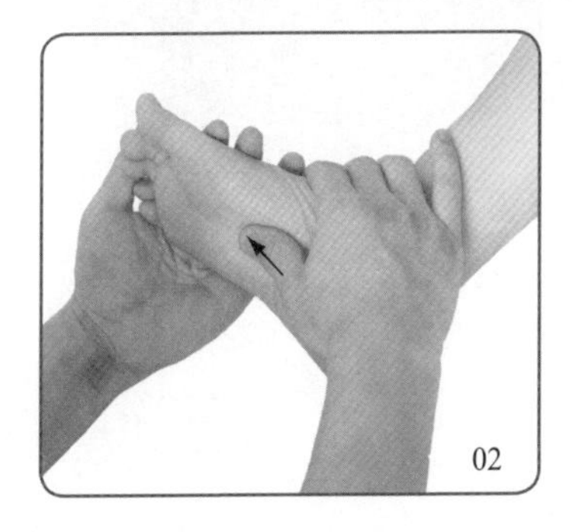
02

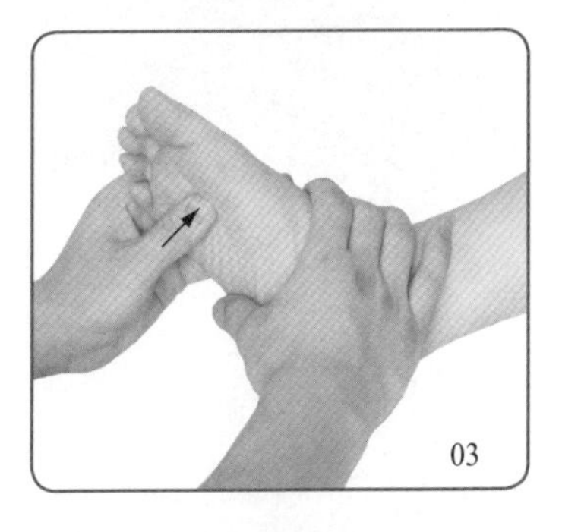
03

步驟 04：向足跟方向依序用拇指指腹推壓法推按頸椎（圖 04-1）、胸椎（圖 04-2）、腰椎（圖 04-3）、骶椎（圖 04-4）反射區各 50 次。

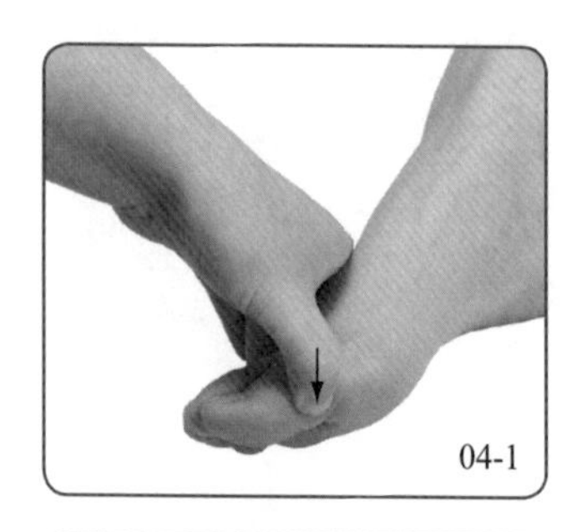
04-1

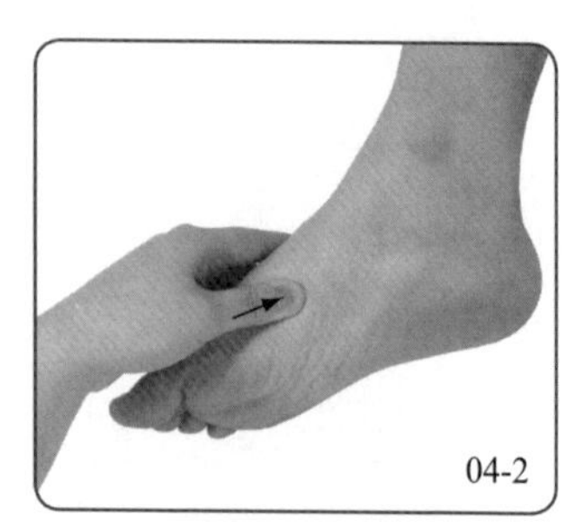
04-2

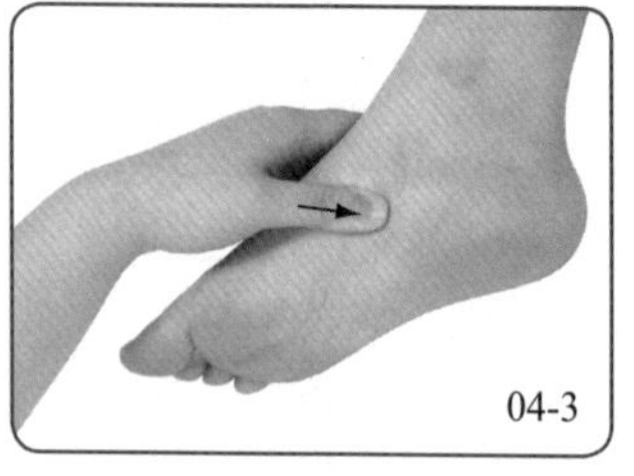
04-3

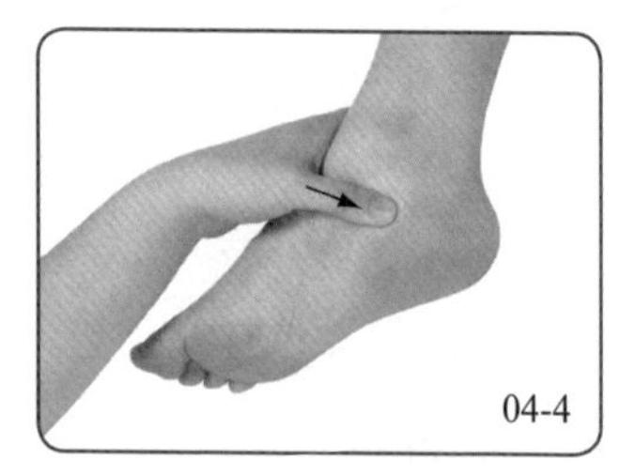
04-4

步驟 05：食指扣拳法頂壓膝關節反射區 30 次。

步驟 06：拇指推按法推按下腹部反射區 30 次。

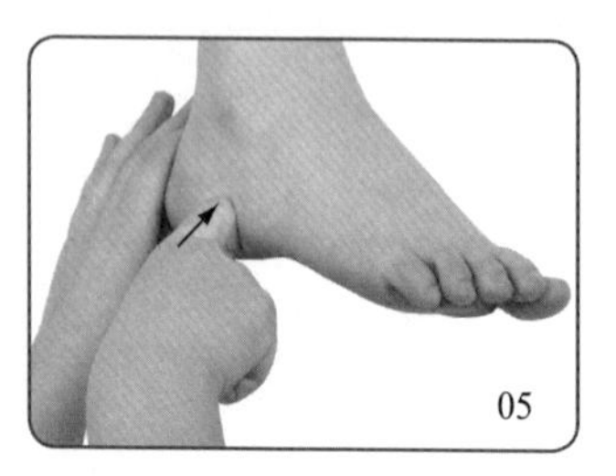
05

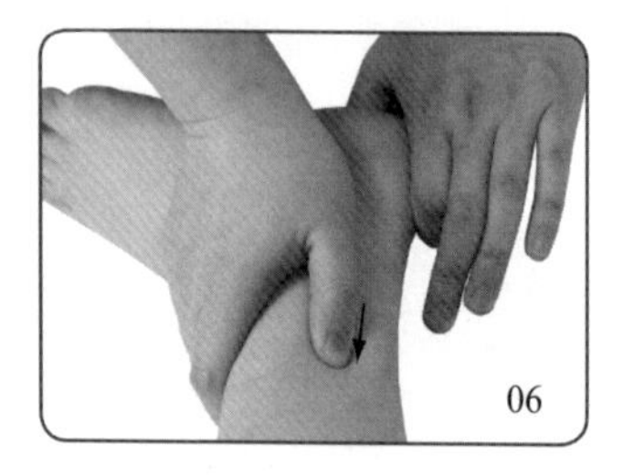
06

髖關節滑膜炎

髖關節滑膜炎，又叫髖關節一過性（暫時性）滑膜炎，其發病原因可能與病毒感染、創傷、細菌感染及變態反應（過敏反應）有關。主要症狀為髖關節腫脹疼痛、功能障礙、肌萎縮、活動受限等，多突然發病。

特效穴位按摩

○按揉腎俞穴

【位置】位於腰部，在第二腰椎棘突下旁開二橫指寬處。

【按摩方法】被按摩者取俯臥位，按摩者用兩手拇指按壓腎俞穴 1 分鐘，再順時針方向按揉 1 分鐘，然後逆時針方向按揉 1 分鐘。

【功效主治】此穴具有益腎助陽、強腰利水的作用。多用於治療腰痠腿痛、腰肌勞損、腰椎間盤突出、髖關節滑膜炎等症。

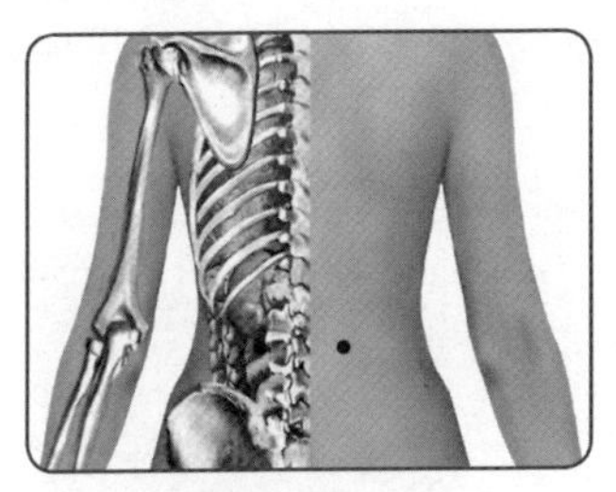

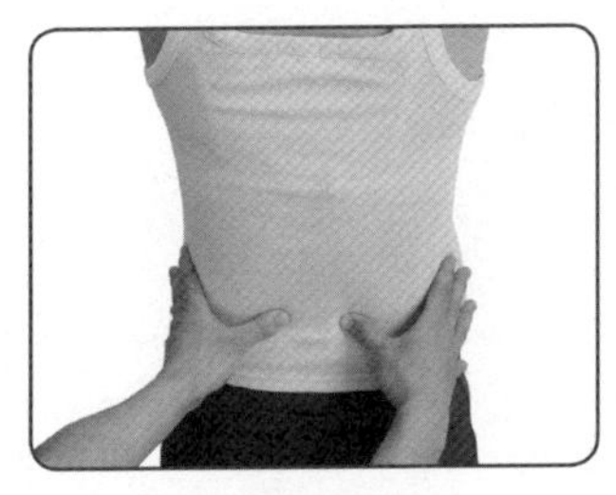

○按揉環跳穴

【位置】側臥屈股，在股骨大轉子最高點與骶管裂孔連線間的外 1/3 與內 2/3 的交點處。

【按摩方法】取側臥，將同側中指按於環跳穴，用力按揉 20～30 次。局部可感到酸脹或電麻感向下肢放射。

【功效主治】多用於治療腰腿痛、臀部脂肪堆積、臀肌鬆弛、坐骨神經痛、下肢麻痺、腰骶髖關節及周圍軟組織疼痛、腦血管病後遺症、髖關節及周圍軟組織疾病等。

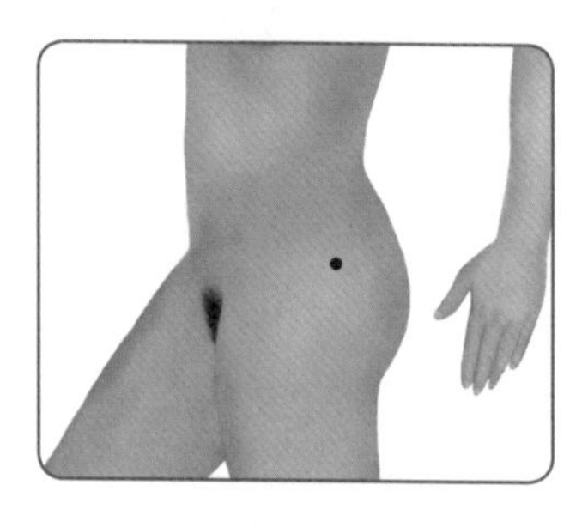

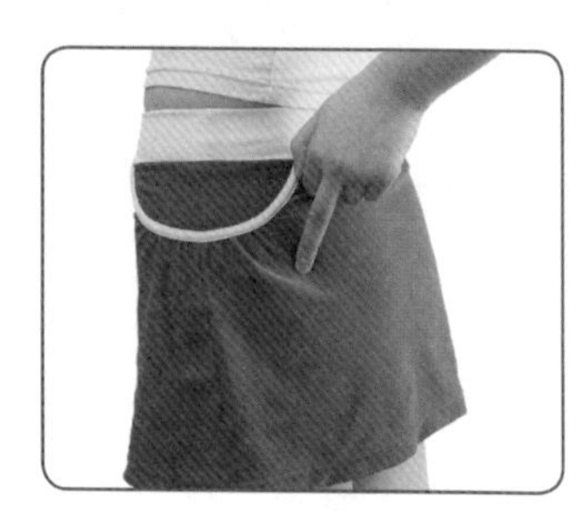

○按揉陽陵泉穴

【位置】膝蓋斜下方，小腿外側腓骨小頭前下方凹陷中。

【按摩方法】被按摩者取仰臥位或側臥位，按摩者用大拇指順時針方向按揉陽陵泉穴約 2 分鐘，然後逆時針方向按揉約 2 分鐘。

【功效主治】此穴具有舒肝利膽、強健腰膝的作用。多用於治療下肢及全身水腫、坐骨神經痛、膝關節周圍疼痛等。

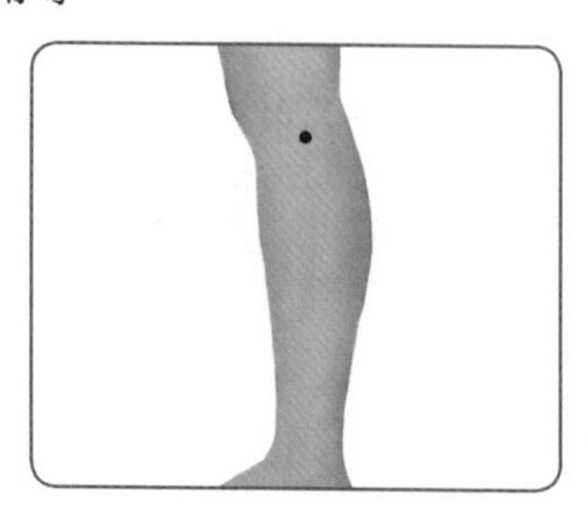

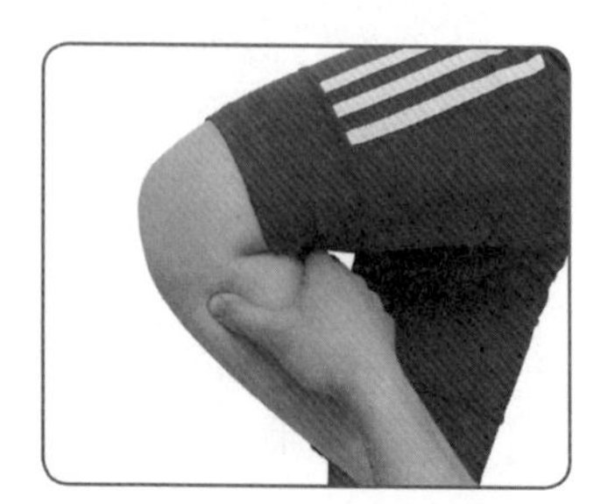

○按揉血海穴

【位置】在膝蓋骨內側上緣約三橫指寬處。

【按摩方法】取坐位，將雙手拇指指腹分別放在兩側血海穴上，用力按揉 2 分鐘，以局部酸脹為度。

【功效主治】此穴是生血、活血化瘀的要穴，經常按摩此穴可幫助消除髖關節內的炎症及瘀血等。

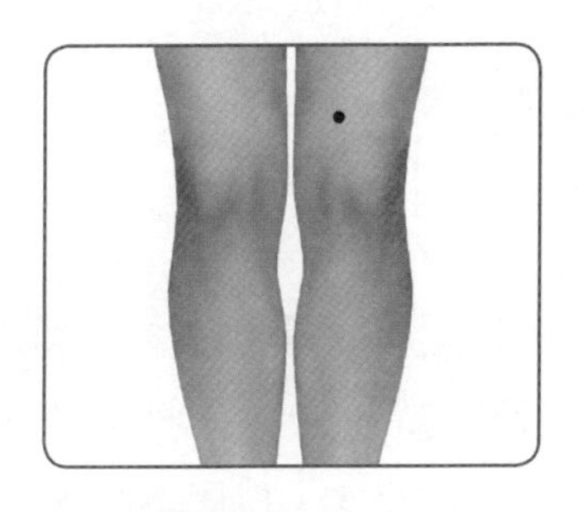
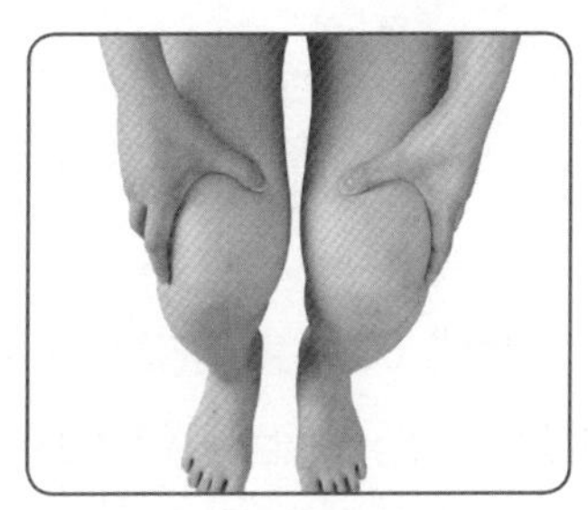

○按揉秩邊穴

【位置】平第四骶後孔，骶正中嵴旁開四橫指寬處。

【按摩方法】取站立位，雙手掌根分別按於兩側秩邊穴，向外按揉 2～3 分鐘，以局部有溫熱感或酸脹感為度。

【功效主治】此穴多用於輔助治療髖關節滑膜炎、坐骨神經痛等症。

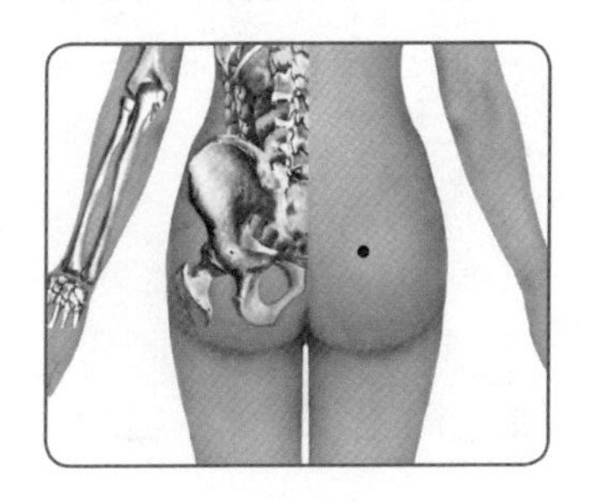
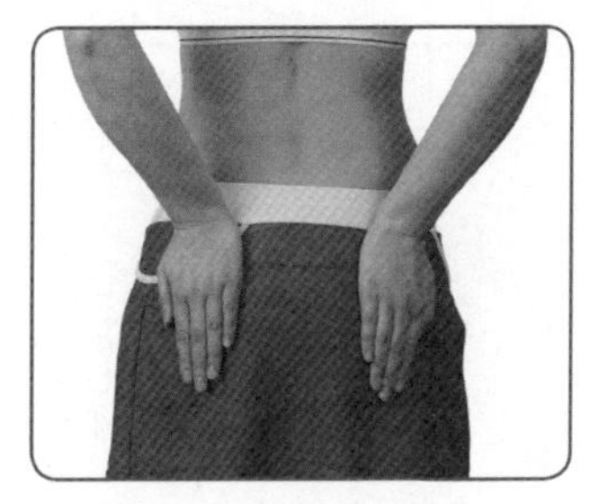

足底反射區按摩

步驟 01：拇指推壓法推按髖關節（圖 01-1）、坐骨神經（圖 01-2）反射區各 50 次。

步驟 02：食指扣拳法頂壓下身淋巴結反射區 50 次。

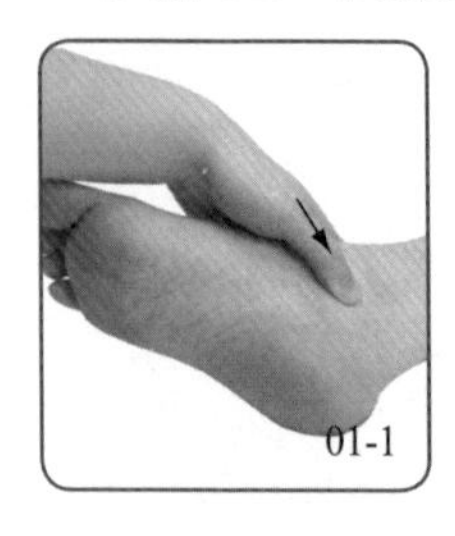
01-1

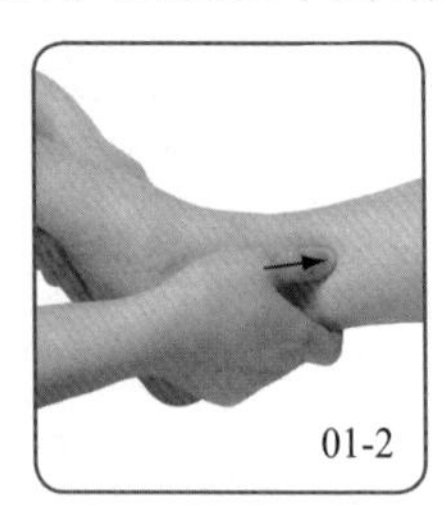
01-2

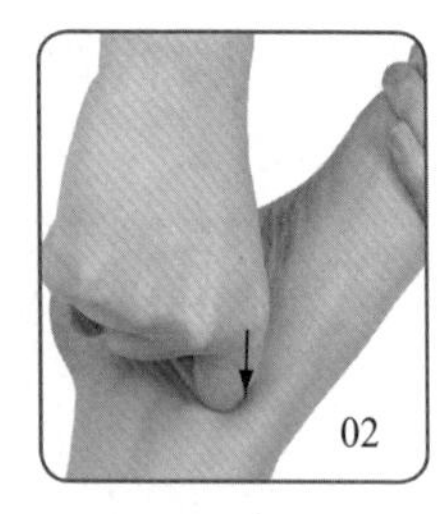
02

步驟 03：食指扣拳法依次頂壓腎（圖 03-1）、膀胱（圖 03-2）、腎上腺（圖 03-3）反射區各 50 次，拇指推壓法推按坐骨神經（圖 03-4）反射區 50 次，以局部脹痛為宜。

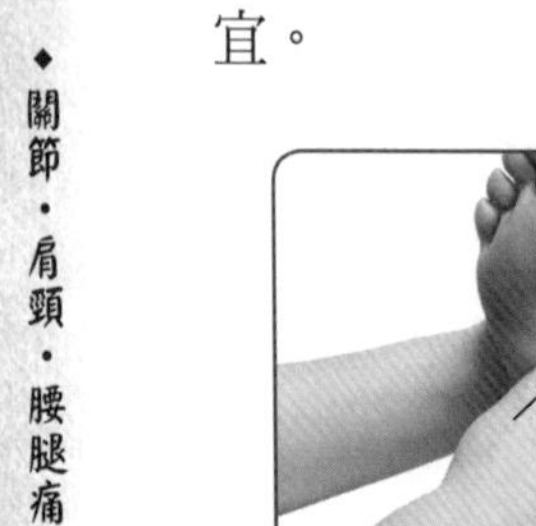
03-1

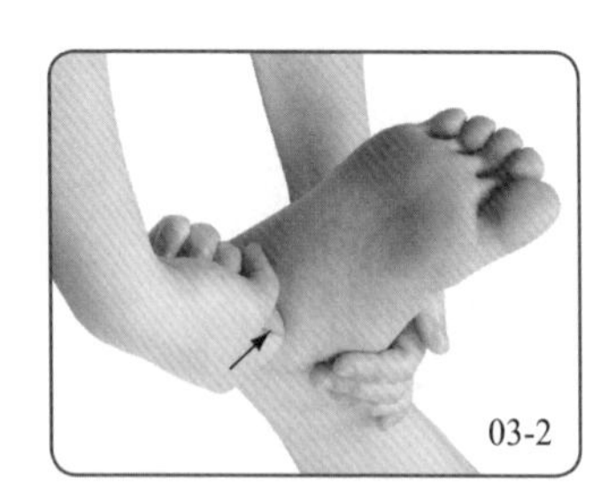
03-2

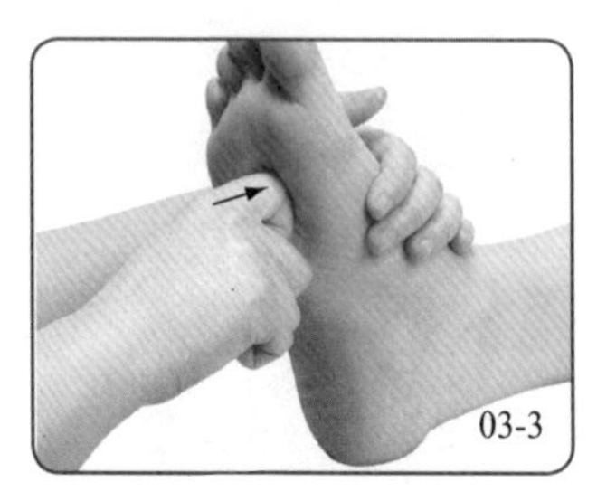
03-3

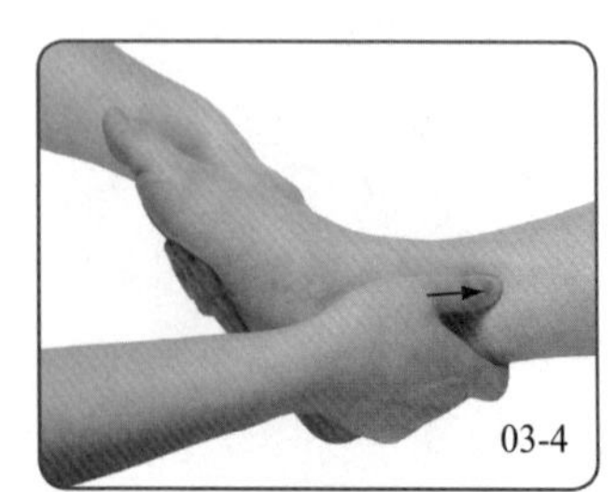
03-4

腿部常見病對症按摩

髕骨軟化症

髕骨即膝蓋骨，呈倒三角形，位於股骨（大腿骨）及脛骨（小腿骨）間，髕骨在日常活動時的上下移動範圍可達 7 公分，當長期承受體重的壓力和受外力影響而產生磨損時，就會感到疼痛且膝蓋的活動也會受到限制，這就是髕骨軟化症。

特效穴位按摩

○點揉膝眼穴

【位置】在膝蓋骨下方兩側的凹陷中，內側稱內膝眼，外側稱外膝眼，又叫犢鼻。

【按摩方法】在被按摩者膝關節下面墊上薄枕，按摩者用拇、食指點揉膝眼 1 分鐘，以局部有酸脹感為佳。

【功效主治】此穴具有活血通絡、疏利關節的作用。多用於治療髕骨軟化症、膝關節腫脹疼痛、腿痛等。

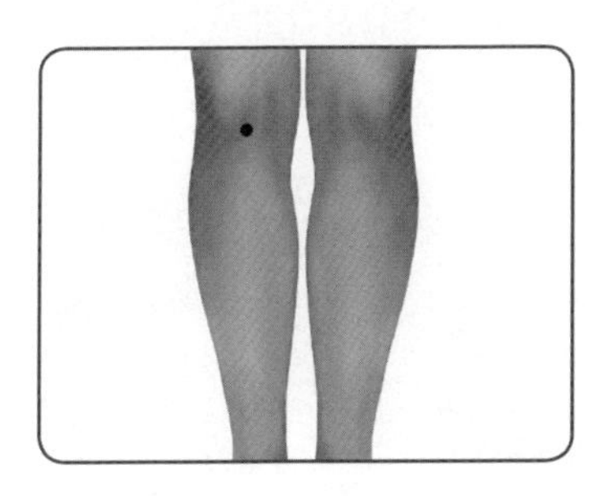

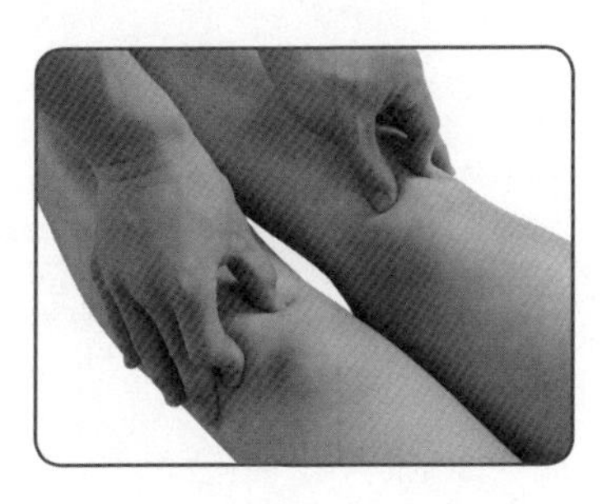

○按揉血海穴

【位置】在膝蓋骨內側上緣約三橫指寬處。

【按摩方法】取坐位，將雙手拇指指腹分別放在兩側血海穴上，用力按揉 2 分鐘，以局部酸脹為度。

【功效主治】經常按摩此穴可促進髕骨的新陳代謝及營養供給，恢復髕骨的正常功能活動。

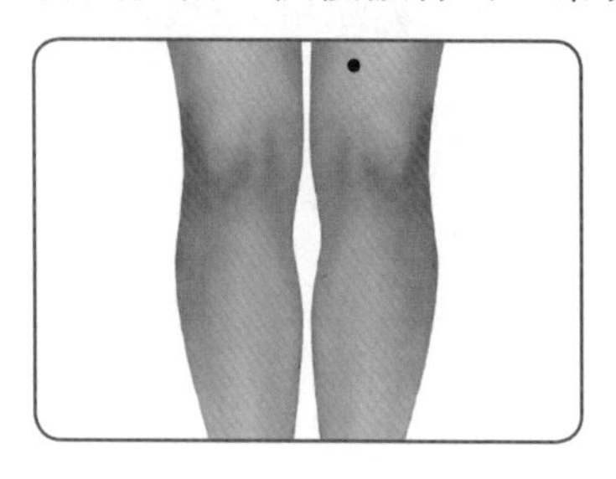

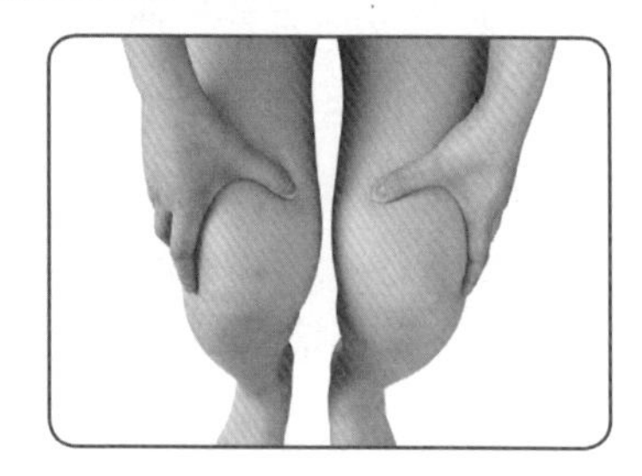

足底反射區按摩

步驟 01：食指扣拳法頂壓膝關節反射區 30 次。

步驟 02：食指扣拳法依次頂壓膝關節（圖 02-1）、腎（圖 02-2）、肝（圖 02-3）、腎上腺（圖 02-4）、膀胱（圖 02-5）、甲狀旁腺（圖 02-6）反射區各 10 次，以局部感到脹痛為宜。

步驟 03：食指扣拳法頂壓下身淋巴結反射區 50 次。

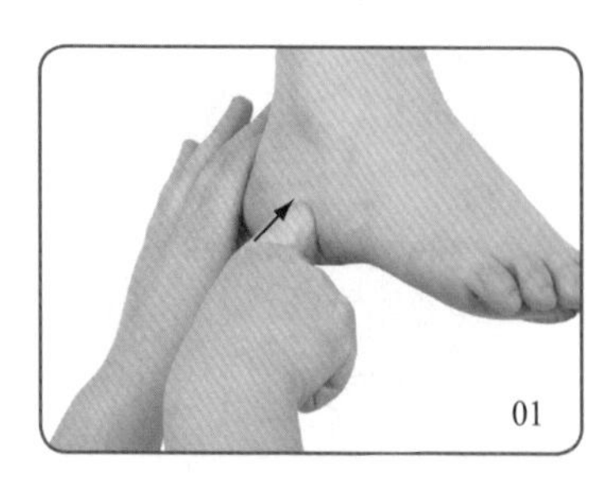

01

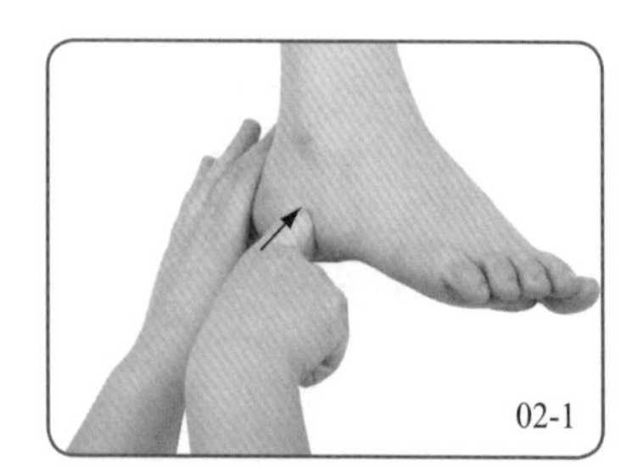

02-1

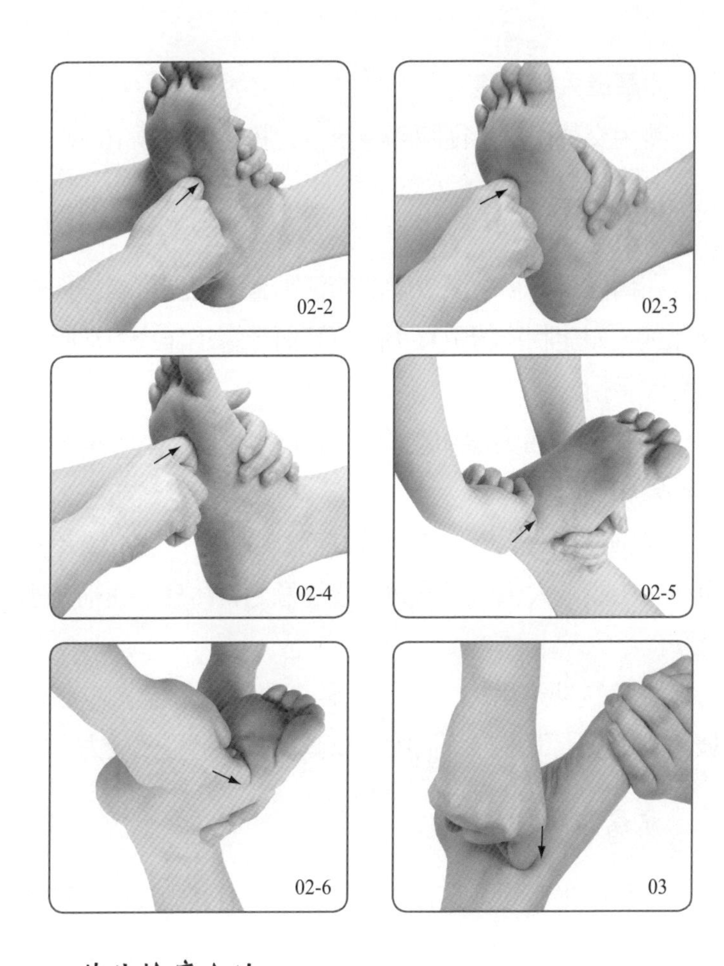

其他按摩方法

○擰捏大腿

擰捏大腿時，雙手應像擰毛巾一樣揉捏大腿肌肉，可由膝部開始到大腿根部為止，一點一點擰捏。重複 5 次。

○按壓大腿及膝正面

雙手手掌掌根由膝部開始向大腿根部移動，用力按壓大腿正面。重複 5 次。

○摩挲大腿及膝

雙手交替用掌心從膝部摩挲至大腿根部。做 10 次。

日常調理指南

在病變早期，應減少膝關節活動量，用繃帶或輕便支架保護，如症狀持續數月不能緩解而影響工作或生活時，可考慮手術。

腫脹、疼痛突然加劇時，應行冷敷，48 小時後改用濕熱敷和理療。

加強關節保護。如果要鍛鍊應戴護膝，且不要超負重，可由小漸大，勻速省力。應注意適當休息，並補充水分。

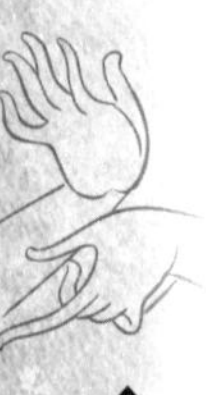

避免長期、用力、快速屈伸運動，如膝全蹲、走斜坡、爬山及上下樓梯等活動，以減少關節磨損及受力。

疾病預防指南

髕骨軟化症的發生對中老年人來說有其內在因素和外在因素。

內在因素就是關節軟骨本身的退變，這與年齡等因素有關。外在因素就是機械性因素對關節軟骨的慢性損傷。

預防髕骨軟化症的發生主要應減少對髕骨關節的持續壓力，改善軟骨的營養。可參考如下措施：

主動並充分活動關節

要在不負重條件下進行。如平臥在床上主動伸、屈膝關節。堅持每天早、晚各一次，每次 10 分鐘。

充分活動關節可使髕骨關節面各個部分都受到刺激，滑液營養成分能均勻滲透到軟骨組織中去，並能增強關節的潤滑作用。

防止髕骨關節面持續受壓

屈膝位髕骨所受壓力較大，容易損傷關節面。要避免持續性蹲位對髕骨關節面的壓力。

石膏固定或下肢牽引治療時，要主動行股四頭肌鍛鍊，股四頭肌舒縮時能帶動髕骨上下移動，有利於軟骨的營養滲透及減輕髕骨關節面的持續受壓。

膝關節出現不適或不定位疼痛時，要考慮到早期髕骨軟化症的可能，做到及時休息、及時治療，防止關節軟骨退變加重。

股骨頭壞死

股骨頭壞死，又稱為「股骨頭無菌性壞死」，或「股骨頭缺血性壞死」，早期表現為左胯下疼痛，慢慢地疼痛會逐漸加重，站立、行走時間都不能太長，活動不靈便，走路帶跛行。此病是由於多種原因導致股骨頭局部血液運行不良，從而引起骨細胞缺血、壞死，骨小梁斷裂，股骨頭塌陷的一種病。

特效穴位按摩

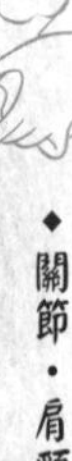

○按揉環跳穴

【位置】側臥屈股，在股骨大轉子最高點與骶管裂孔連線間的外 1/3 與內 2/3 的交點處。

【按摩方法】取側臥，將同側中指按於環跳穴，用力按揉 20～30 次，局部可感到酸脹或電麻感向下肢放射。

【功效主治】此穴具有祛風化濕、強健腰膝的作用。多用於治療腰腿痛、髖關節及周圍軟組織疾病、股骨頭壞死、坐骨神經痛、下肢麻痺、腦血管病後遺症等。

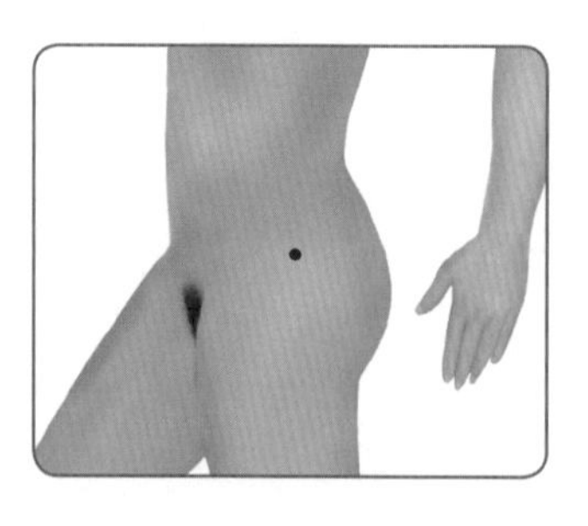

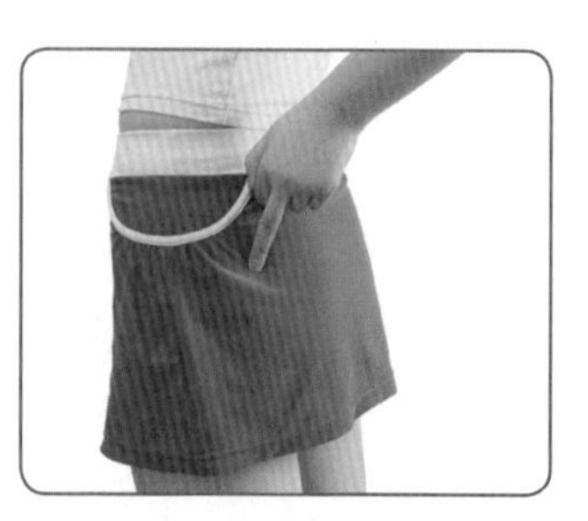

○按揉三陰交穴

【位置】位於小腿內側，在內踝尖直上四橫指，脛骨後緣處即是。

【按摩方法】被按摩者取仰臥位，按摩者用拇指順時針按揉三陰交 2 分鐘，然後逆時針按揉 2 分鐘。

【功效主治】股骨出現的病灶與脾臟關係極大，透過按摩可加強脾的功能，而三陰交是脾經上的重要穴位，經常按摩此穴可增強脾臟功能，以使股骨的邪氣逐步排除，使病情得以好轉。

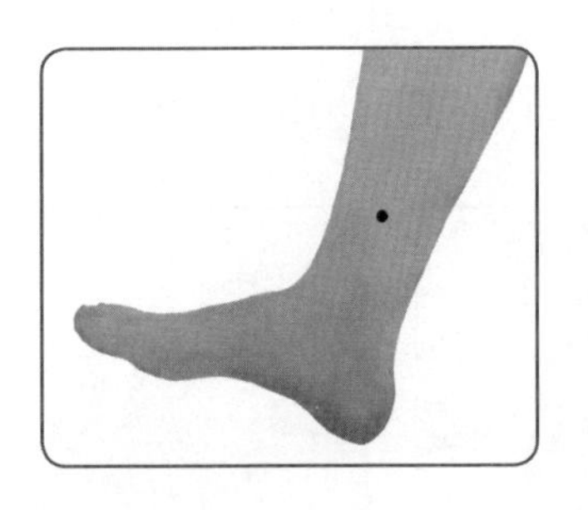
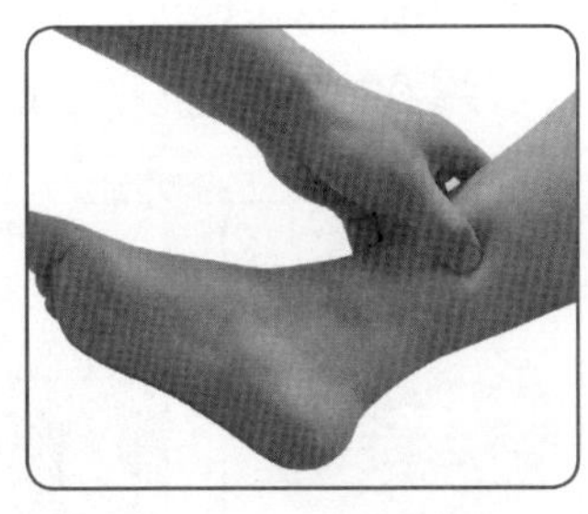

○按揉腎俞穴

【位置】位於腰部，在第二腰椎下旁開二橫指寬處，左右各一穴。

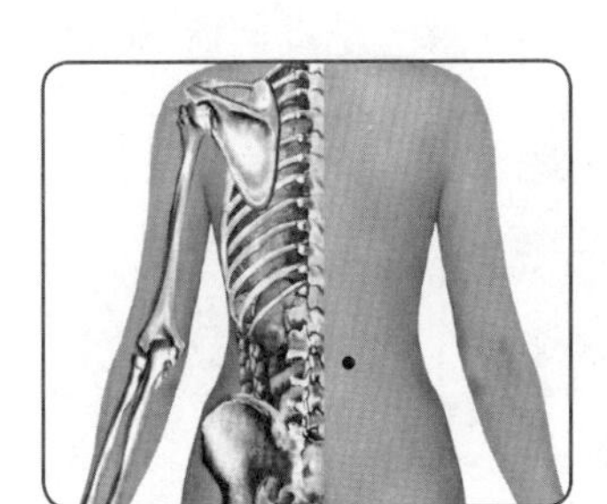
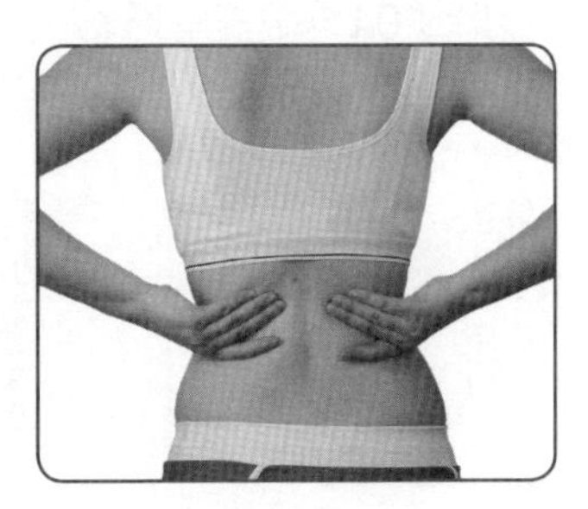

【按摩方法】取坐位或站立位，雙手中指按於兩側腎俞穴，用力按揉 30～50 次；或握空拳揉擦穴位 30～50 次，擦至局部有熱感為佳。

【功效主治】此穴具有益腎助陽、強腰利水的作用。多用於治療腰痠腿痛、腰肌勞損、腰椎間盤突出、下肢腫脹、股骨頭壞死、全身疲勞等。

足底反射區按摩

步驟 01：食指扣拳法頂壓下身淋巴結（圖 01-1）、食指中指扣拳法頂壓肘（圖 01-2）反射區各 50 次。

步驟 02：拇指推壓法推按髖關節反射區 50 次。

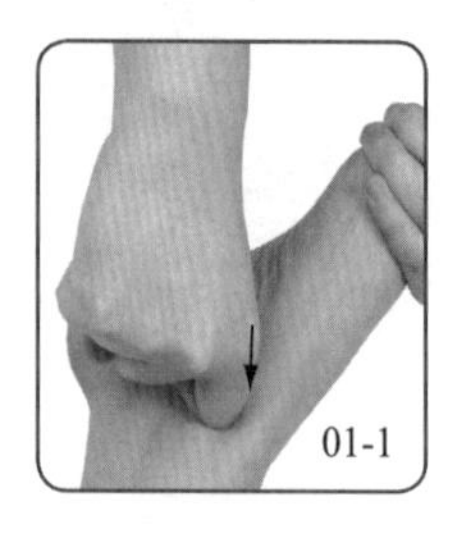
01-1

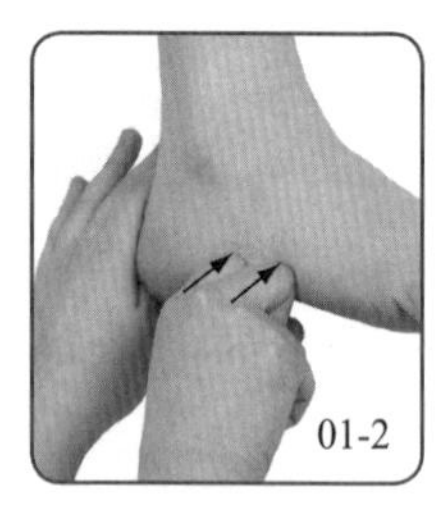
01-2

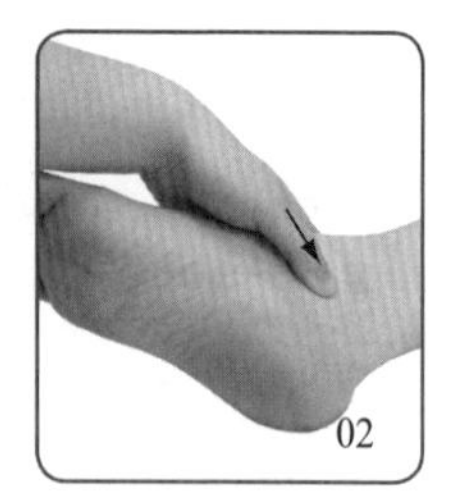
02

步驟 03：食指扣拳法頂壓上身淋巴結（圖 03-1）、腎上腺（圖 03-2）反射區各 50 次，以局部有痠痛感為宜。

步驟 04：食指扣拳法頂壓胸部淋巴結反射區 50 次。

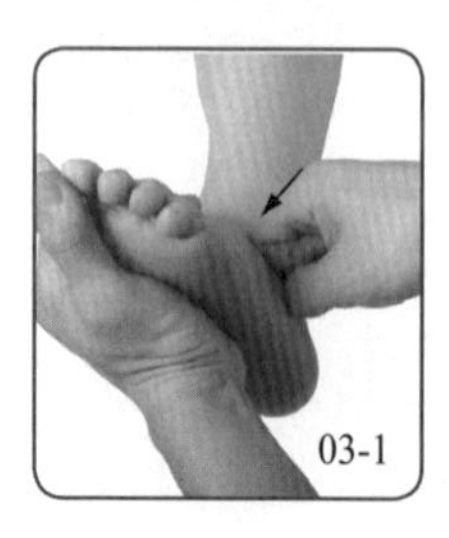
03-1

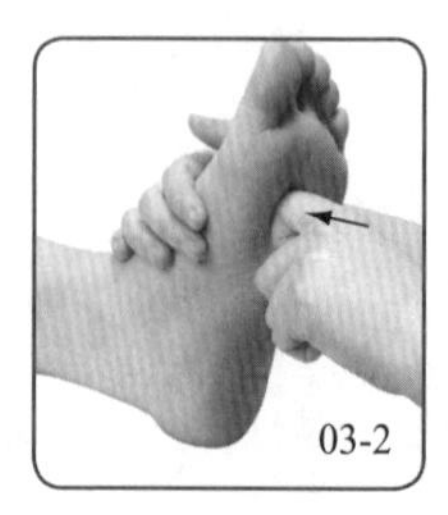
03-2

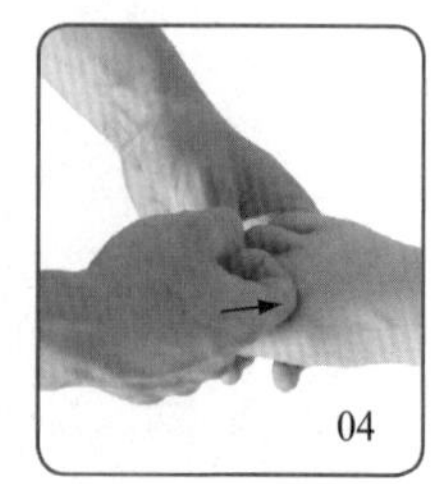
04

步驟 05：食指扣拳法頂壓脾反射區 50 次。

步驟 06：食指扣拳法頂壓甲狀旁腺反射區 50 次。

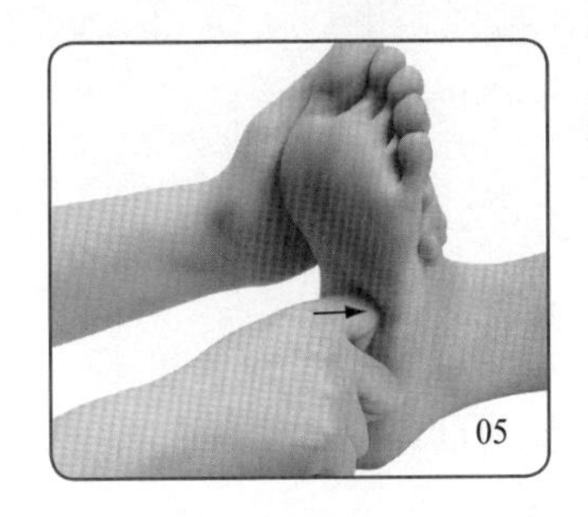

05

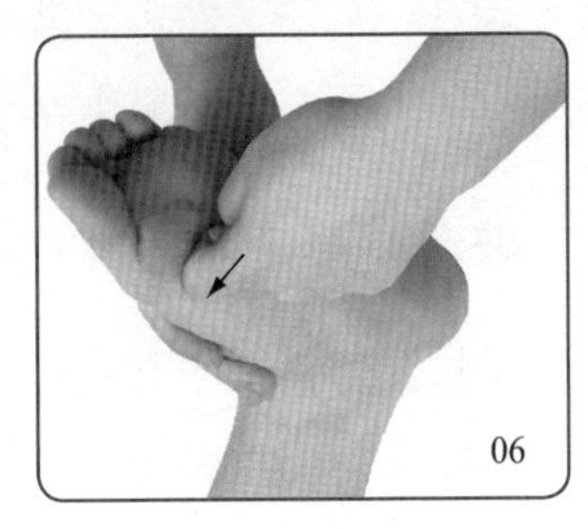

06

其他按摩方法

○推揉下肢

從小腳趾的根部開始推，依次推向腳腕處的踝關節，每一根腳趾推 9 下。

推完以後揉小腿上的三陰交，再沿著膀胱經從承山一直揉到委中。

○腿部分點按摩

從委中到承扶分成 9 點，每一點都做順 9 逆 6 的按揉（順時針按揉 9 次，逆時針按揉 6 次）。把 9 個點做完以後，讓患者側身，從股骨關節到陽陵泉，分成 6 點，每點順 9 逆 6。

然後從內髖關節，即骨盆、恥骨和大腿根相交之處，直至陰陵泉，分 4 點，每點做順 9 逆 6，按摩後可使整個下肢疏通開。

○摩挲大腿根部淋巴

仰臥，用 4 根手指輕輕摩挲大腿根部。

○按揉大腿上的痛點

在環跳穴附近找一個痛點，先在痛點的上下左右按揉，順 36 逆 24，然後按揉當中痛點，順 90 逆 60，再四邊敲擊，上下左右各敲擊 9 下，中間敲擊 81 下。

按摩時的注意事項

股骨頸骨折、血友病骨壞死的患者不宜做按摩。

老年人骨骼含鈣量減少，無機成分增多，骨質疏鬆，在進行按摩時應注意手法不要過猛。

患股骨頭壞死的患者在感冒發熱時或局部有炎症時不宜做按摩。

日常調理指南

平時應多吃高鈣食物，如多喝骨頭湯、牛奶，多吃蝦仁、奶酪、海帶、紫菜等食物。

應多吃新鮮的蔬菜和水果。

禁食辣椒、白酒等刺激性食物，以及油炸、肥肉等肥膩食物。

在生活中，應該經常曬太陽，以促進體內鈣和維生素 D 的合成。

膝關節骨性關節炎

骨性關節炎是一種常見的慢性退行性關節炎，又稱為「骨關節病」、「退行性關節病」、「肥大性關節病」，以關節軟骨變性、骨贅形成和軟骨下骨質囊性變為特點。

臨床主要表現：逐漸加重的膝關節疼痛、腫脹和僵立，嚴重者出現關節功能障礙和畸形。

特效穴位按摩

○按揉腰眼穴

【位置】腰部，在第四腰椎棘突下旁開四橫指寬處。

【按摩方法】被按摩者取俯臥位，按摩者用兩手拇指按壓腰眼穴 1 分鐘，再順時針按揉 1 分鐘，逆時針按揉 1 分鐘。

【功效主治】此穴具有強腰健腎的作用，多用於治療膝關節骨性關節炎、腰背痠痛、腰肌勞損、腰椎間盤突出症等。

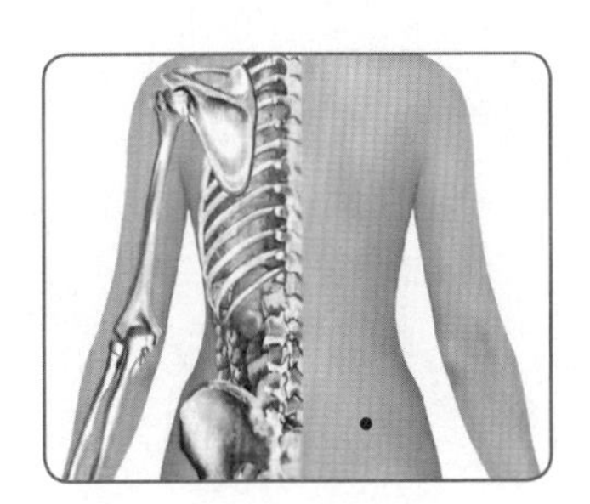

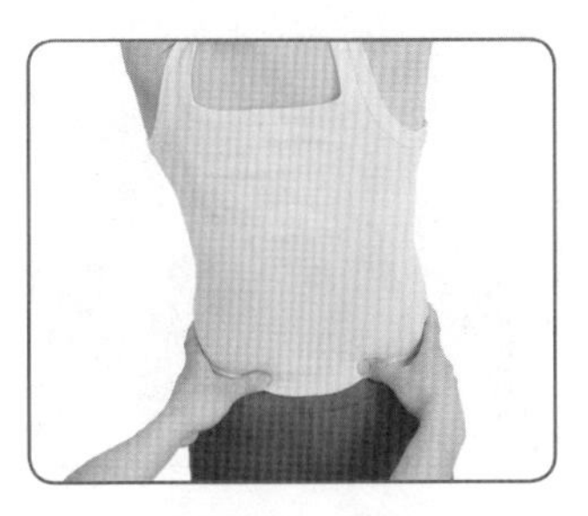

○按揉梁丘穴

【位置】屈膝，在髕骨外上緣上 2 寸處。

【按摩方法】取坐位，屈膝，用雙手拇指指尖壓迫梁丘穴約 1 分鐘，再向外按揉 2 分鐘。

【功效主治】此穴具有理氣和胃、通經活絡的作用。多用於治療風濕性關節炎、髕上滑囊炎、髕骨軟化症等。

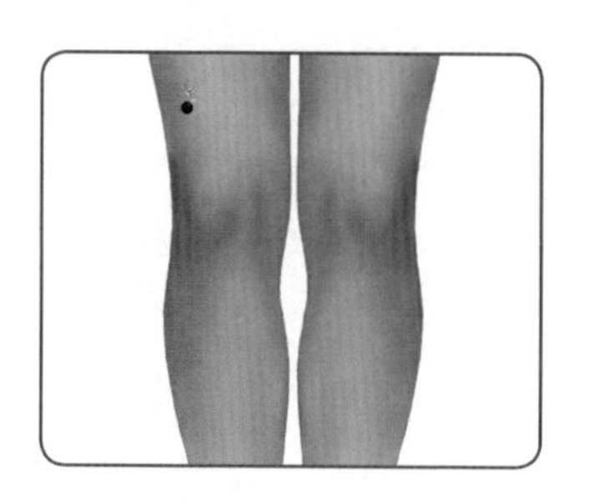

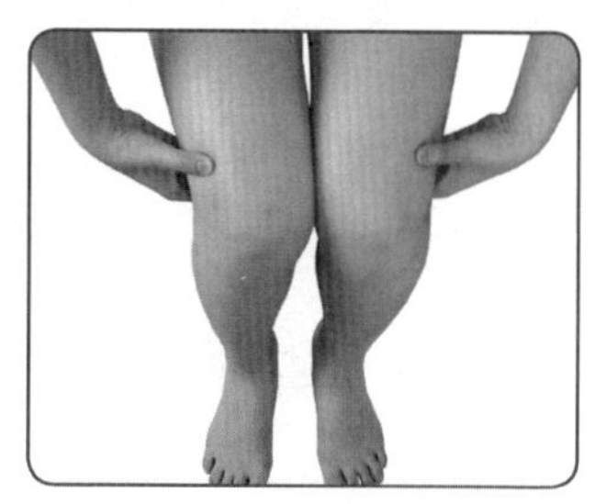

○揉擦八髎穴

【位置】在骶椎上，分為上髎、次髎、中髎和下髎，左右共 8 個穴位，分別在第一、二、三、四骶後孔中，合稱「八髎穴」。

【按摩方法】被按摩者取俯臥位，按摩者用一手緊貼骶部兩側八髎穴處，自上而下揉擦至尾骨兩旁約 2 分鐘。以局部有酸脹感為宜。

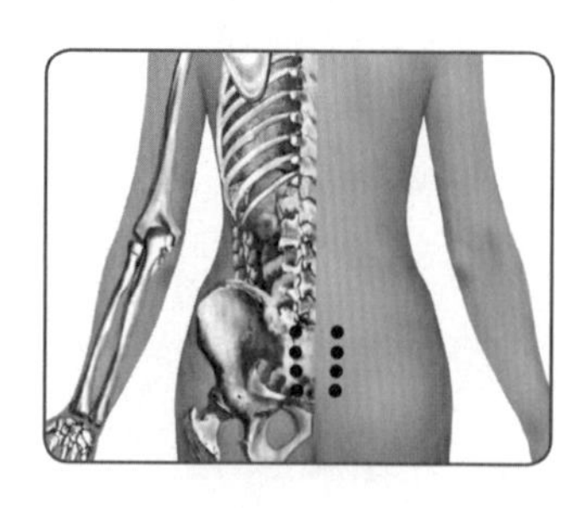

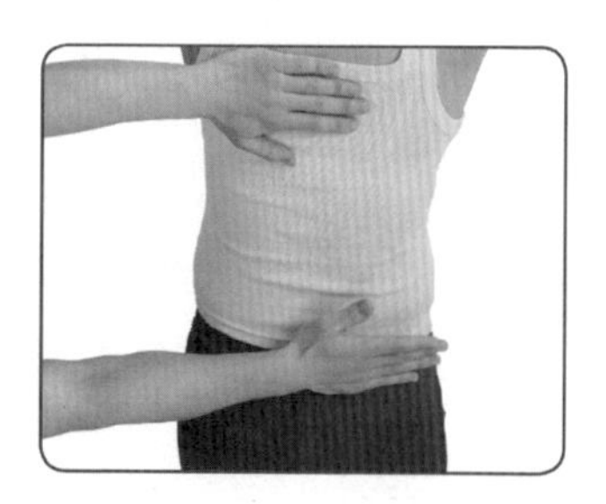

【功效主治】此穴具有補益下焦、強腰利濕的作用。多用於治療膝關節骨性關節炎、腰骶部疼痛、腰背痛、腰骶關節炎、膝關節炎、坐骨神經痛等。

○按揉手三里穴

【位置】在肘橫紋外側端，曲池下 2 寸處。

【按摩方法】按摩者用左手托住被按摩者手臂，用右手大拇指順時針方向按揉手三里穴約 2 分鐘，然後逆時針方向按揉約 2 分鐘，左右手交替，以酸脹感向臂部周圍放散為佳。

【功效主治】此穴具有通經活絡、清熱明目、調理腸胃的作用，而且中醫認為「下病上治，膝病肘治」，因此經常按揉手三里不僅能治療肘關節疼痛，還對膝關節疼痛有特效。

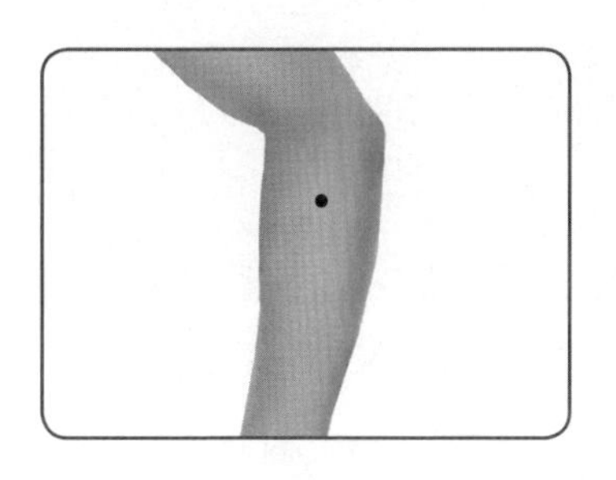

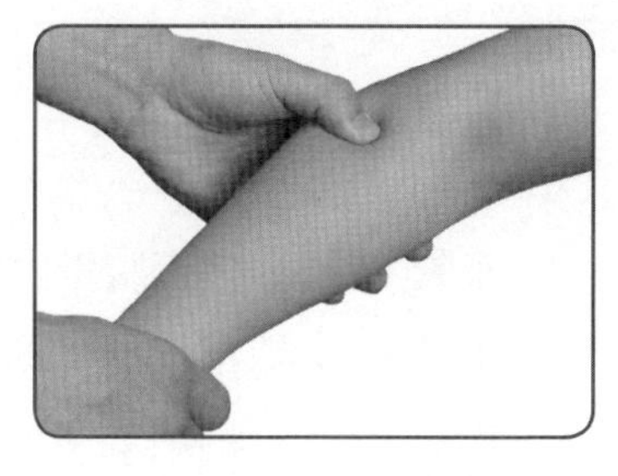

足底反射區按摩

步驟 01：食指扣拳法依次頂壓膝關節（圖 01-1）、腎（圖 01-2）、肝（圖 01-3）、腎上腺（圖 01-4）、膀胱（圖 01-5）、甲狀旁腺（圖 01-6）反射區各 10 次，以局部感到脹痛為宜。

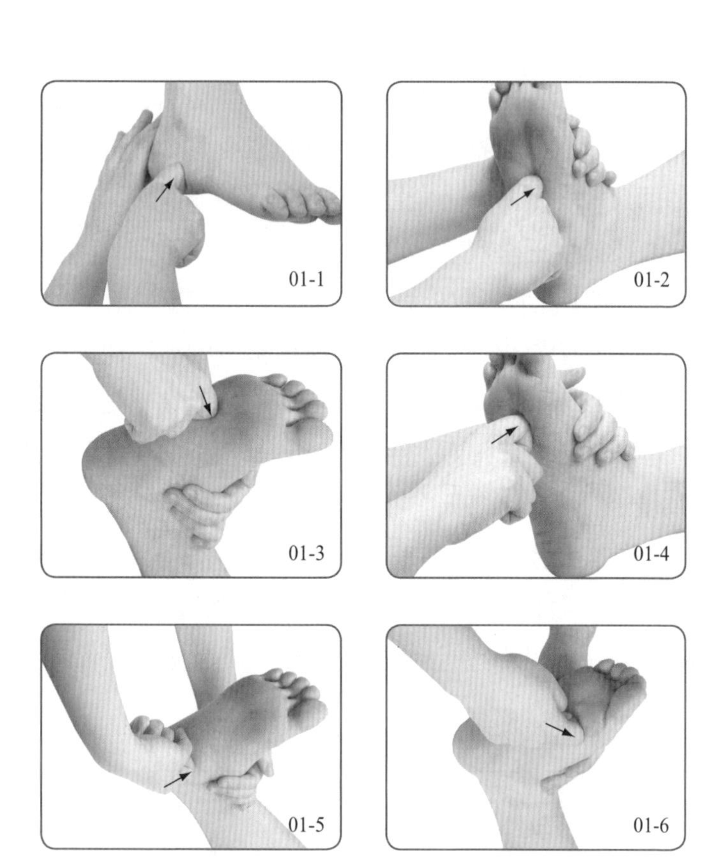

步驟 02：拇指指腹推壓法推按輸尿管反射區 50 次。

步驟 03：拇指指腹推壓法推按肺反射區 50 次。

步驟 04：食指扣拳法頂壓頭頸淋巴結反射區 50 次。

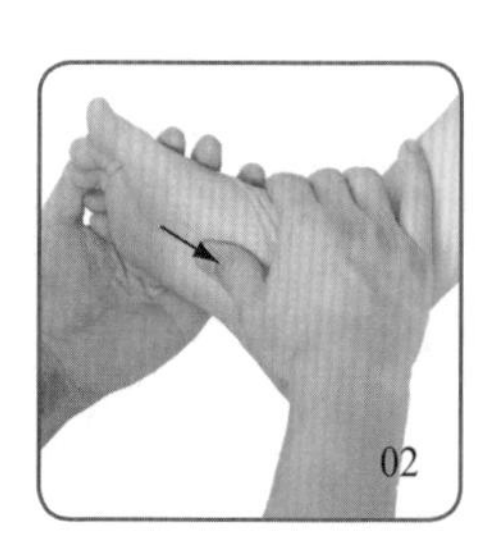

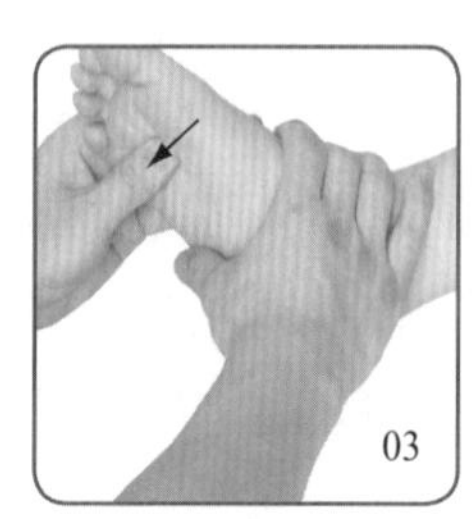

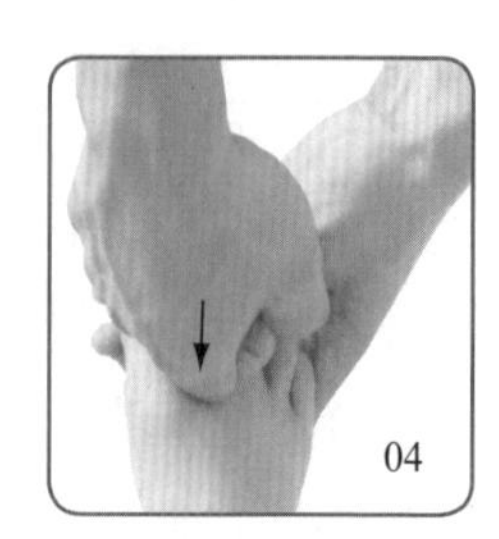

其他按摩方法

○按壓趾間

坐於地板上或床上，用拇指強力按壓 8 個趾間，每次按壓約 2 分鐘。

○擠壓腿部

取俯臥位，按摩者雙手夾住被按摩者的腳踝，然後向大腿根部方向按壓約 5 分鐘。

○交替摩挲小腿

坐於地板上或床上，雙手交替向上摩挲從腳踝到膝部的部位，摩挲約 5 分鐘。

○畫圓摩小腿

坐於地板上或床上，從腳踝至膝部下方，以畫圓圈的方式按摩約 3 分鐘。

○按壓膝後淋巴

屈膝，雙手的中指及無名指按壓膝部的內側。

日常調理指南

患者可配合濕熱敷，每天 1 次，每次 10 分鐘，水溫不要太高，以免燙傷。

可使用艾條懸灸，每天 1 次，每次 10 分鐘，可與熱敷交替使用，或早、晚各 1 次。

患者平時應注意保暖，避免肢體關節過度勞累。

膝關節痛

膝關節痛是由於膝關節磨損後，關節軟骨和關節周圍的韌帶、肌腱等組織退變產生的症狀。膝關節屈伸不靈活，膝蓋僵硬、沉重、痠痛是主要症狀，急性期還可能出現膝關節紅腫疼痛，不能行走。多數老年人都有膝關節疼痛的症狀。

特效穴位按摩

○按揉血海穴

【位置】在膝蓋骨內側上緣約三橫指寬處，屈膝取穴。

【按摩方法】取坐位，將雙手拇指指腹分別放在兩側血海穴上，用力按揉2分鐘，以局部酸脹為度。

【功效主治】經常按摩此穴可改善膝關節部位的血液循環，有利於膝關節新陳代謝和致痛物質的清除，促進炎性物質的吸收。

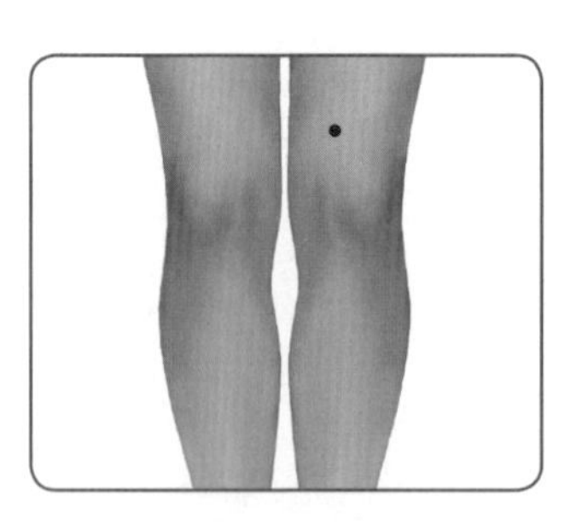

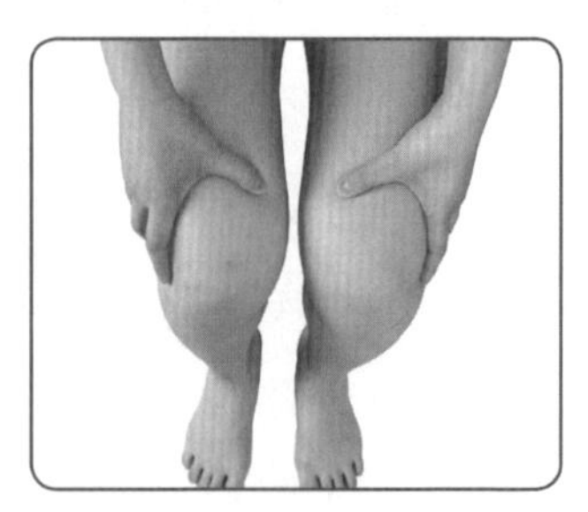

○按揉鶴頂穴

【位置】在髕骨上緣正中的凹陷中。

【按摩方法】取坐位，屈膝，用拇指螺紋面按於患側鶴頂穴，順時針方向按揉 2～3 分鐘，力量適中，以局部有明顯酸脹感為佳。

【功效主治】此穴具有通經活絡、通利關節的作用。多用於治療結核性關節炎、膝關節腫痛、膝關節及其周圍軟組織疾患等。

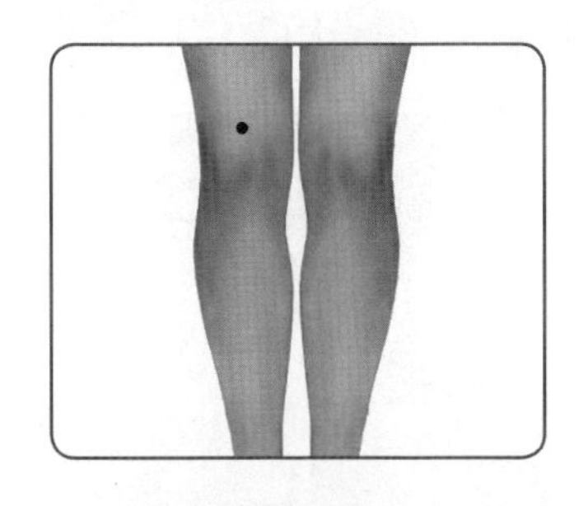

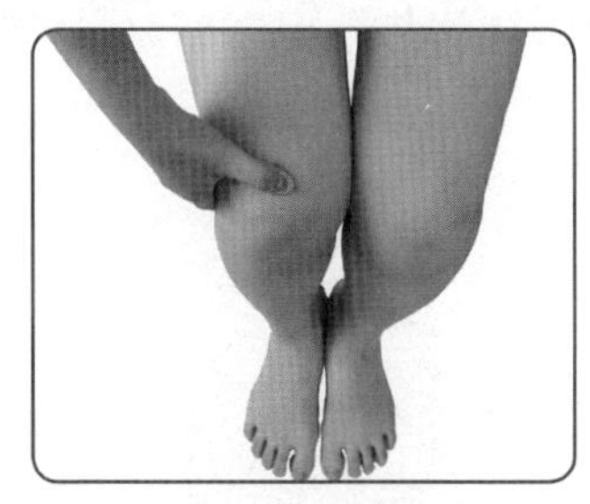

○點揉膝眼穴

【位置】在膝蓋骨下方兩側的凹陷中，內側稱內膝眼，外側稱外膝眼，又叫犢鼻。

【按摩方法】在被按摩者膝關節下面墊上薄枕，按摩者用拇、食指點揉膝眼 1 分鐘，以局部有酸脹感為佳。

【功效主治】此穴具有疏通經絡、扶正祛邪的作用。多用於治療膝關節腫脹疼痛、膝關節骨性關節炎、腿痛等。

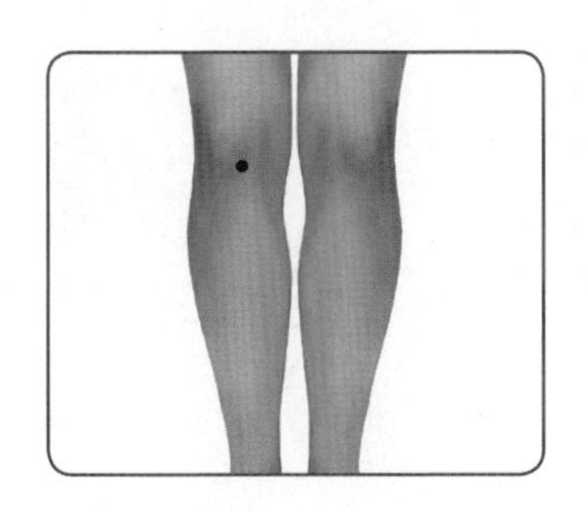

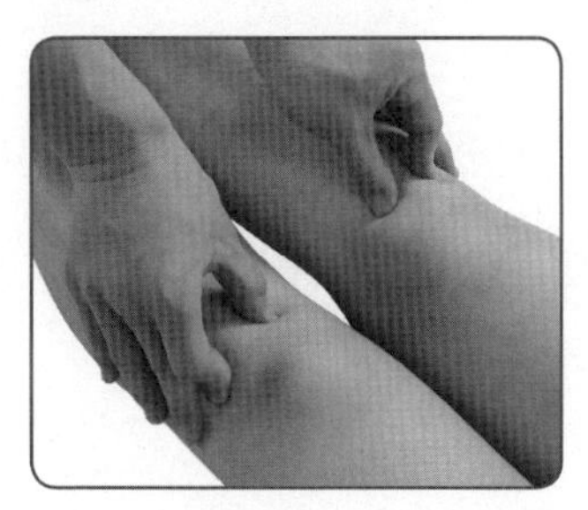

○點揉委中穴

【位置】在膝蓋後面，膕窩的正中央。

【按摩方法】被按摩者取俯臥位，按摩者用兩手拇指點按委中穴 10 秒，放鬆 3 秒，反覆 5～8 次，再輕輕揉動約 2 分鐘。

【功效主治】此穴具有舒筋活絡、洩熱清暑、涼血解毒的作用。多用於治療腰痠腿痛、膝關節周圍疼痛等。

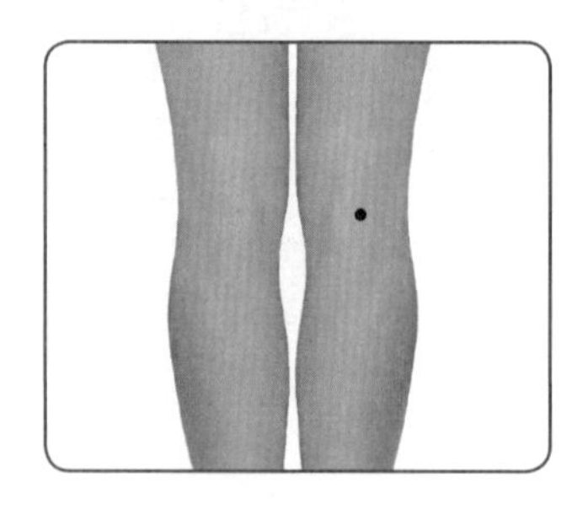

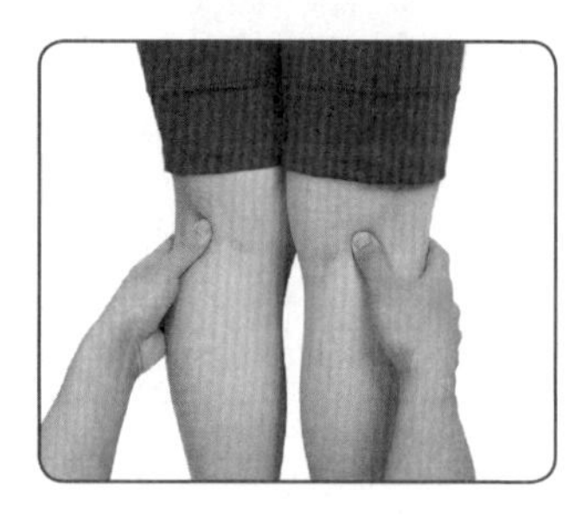

○按揉陰陵泉穴

【位置】在膝蓋內下側，脛骨內側突起的下緣凹陷中。

【按摩方法】取坐位，以拇指指端放於陰陵泉穴處，先順時針方向按揉 2 分鐘，再點按 30 秒，以酸脹為度。

【功效主治】此穴具有清利濕熱、健脾理氣、益腎調經、通經活絡的作用。多用於治療膝關節炎、下肢痲痺等。

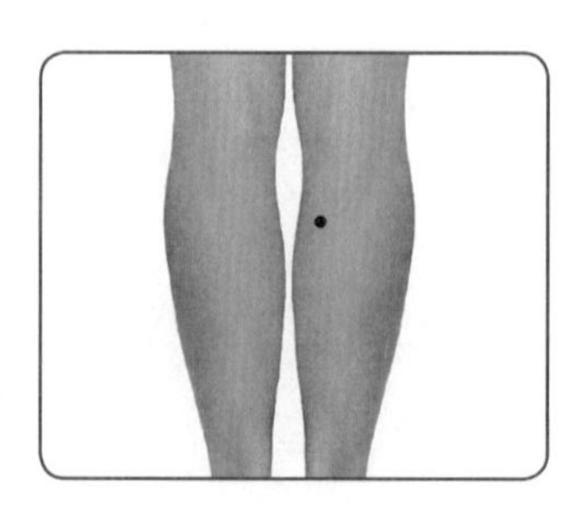

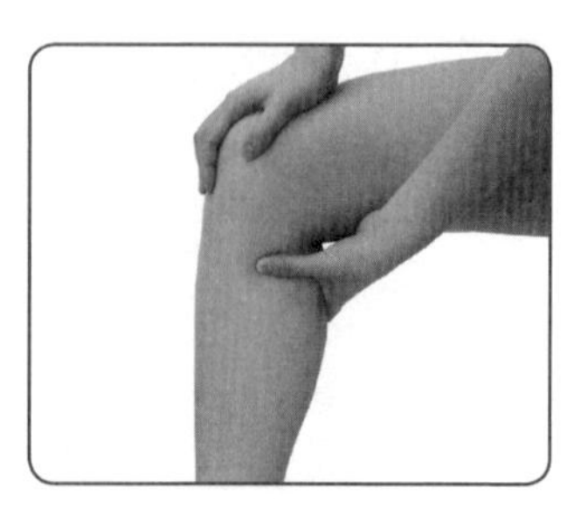

○按揉陽陵泉穴

【位置】膝蓋斜下方，小腿外側腓骨小頭前下方凹陷中。

【按摩方法】被按摩者仰臥位或側臥位，按摩者用大拇指順時針方向按揉陽陵泉穴約 2 分鐘，然後逆時針方向按揉約 2 分鐘。

【功效主治】此穴具有疏肝利膽、強健腰膝的作用。多用於治療下肢及全身水腫、腰痛、坐骨神經痛、膝關節周圍疼痛、膝關節腫脹、腳麻痺抽筋等。

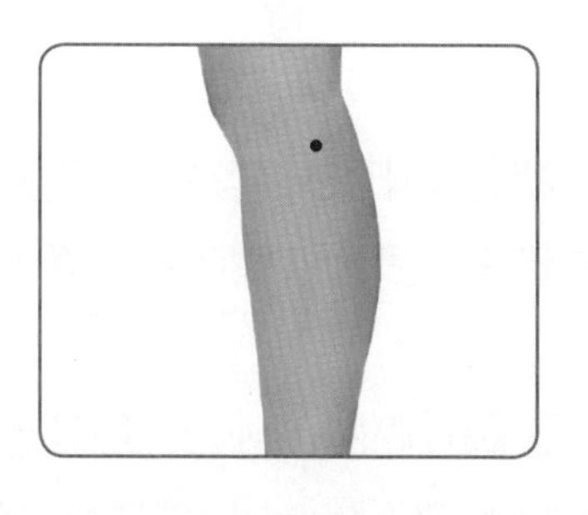

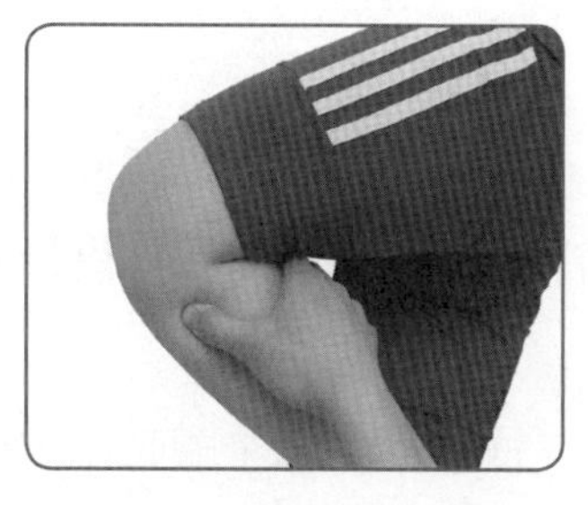

足底反射區按摩

步驟 01：食指扣拳法頂壓膝關節反射區 30 次。

步驟 02：食指扣拳法頂壓下身淋巴結（圖 02-1）、食指中指扣拳法頂壓肘關節（圖 02-2）反射區各 50 次。

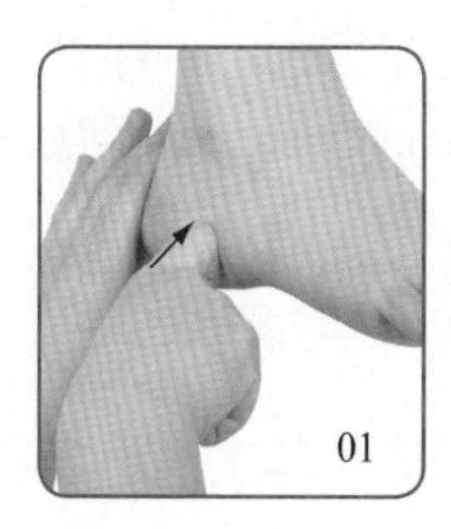

01

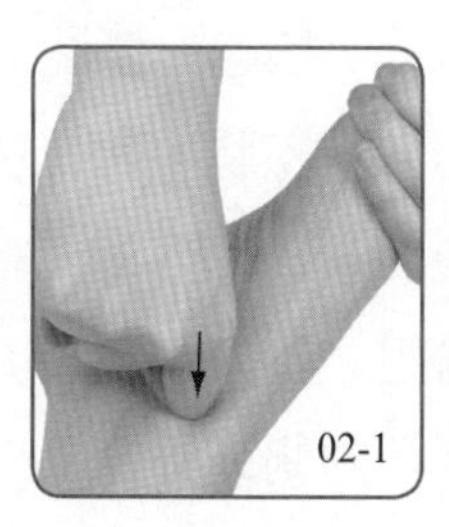

02-1

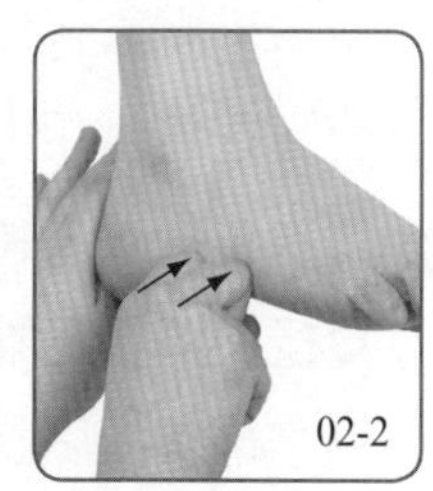

02-2

步驟 03：食指扣拳法頂壓脾（圖 03-1）、肝（圖 03-2）反射區各 50 次。

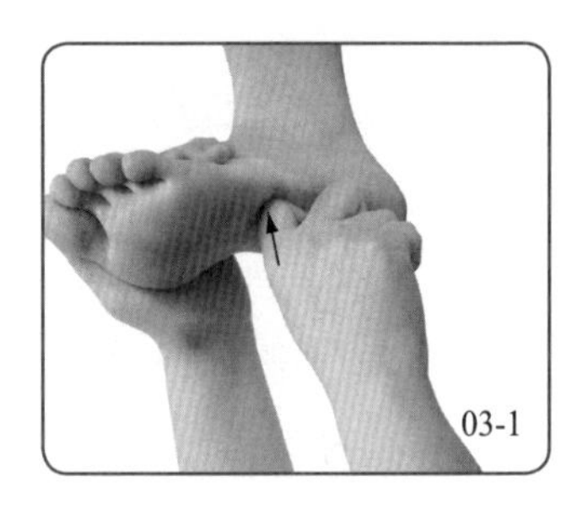
03-1

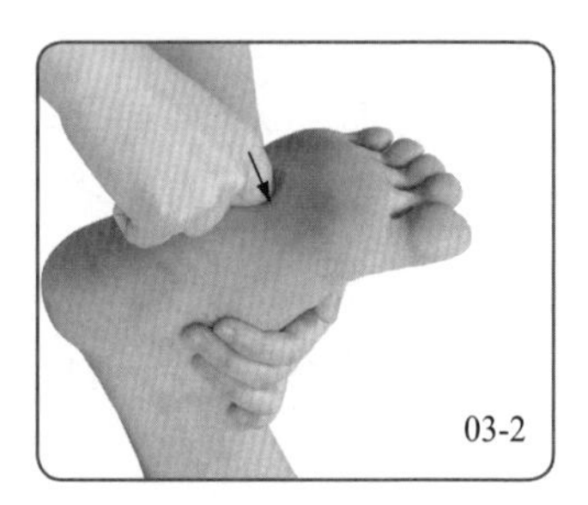
03-2

其他按摩方法

○直身跪坐

晨起後或晚上臨睡前，兩膝跪在床上練習跪坐。跪坐時腰桿保持直立，臀部儘量向後坐，盡力接觸到腳後部。

○下蹲壓腿

手扶床沿做下蹲動作，然後做直壓腿部動作，即讓患側下肢向前跨半步，處於伸直位，或下肢伸出，放在一定高度，輕輕地做壓腿運動，使手儘量接觸到足尖部。

○坐位壓腿護膝法

準備一把椅子，高度與小腿長度差不多，椅子前放置一同等高度的凳子。

患者坐在靠背椅上，抬起一條腿放在凳子上，儘量將腿伸直，並適當用力向下壓腿，每條腿壓腿時間不超過 9 秒。每次可做 5～10 分鐘。

○按揉膝關節兩側

用掌部按揉膝關節內側或外側，以痛側為主。手掌根

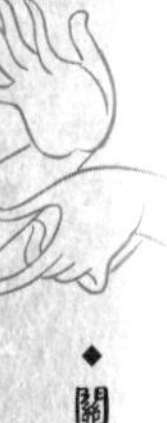

部著力，力度適中。局部有明顯溫熱感，並向關節內透熱。

日常調理指南

關節疼痛患者以後要儘可能地保暖，可用熱水袋熱敷或將關節靠近取暖器。在一段時間裏減少關節的活動，儘可能地讓關節得到休息，以利於關節的修復。

膝痛者應採取正確的姿勢，合理用力，以防再次損傷。

膝關節半月板損傷

膝關節半月板是位於股骨、脛骨關節面之間兩個呈楔形狀的纖維軟骨板。其有內外之分，內側半月板較大，呈「C」形；外側半月板較小，近「O」形。半月板一方面加深了關節窩的深度，增強了關節的穩固性；另一方面半月板可同股骨髁一起做旋轉運動，因而也增加了膝關節的靈活性。部分膝關節半月板損傷患者有打軟腿或膝關節交鎖現象，股四頭肌萎縮，膝關節間隙固定的侷限性壓痛為主要表現。

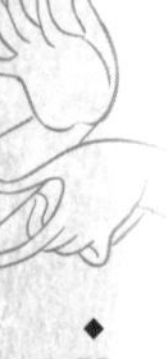

特效穴位按摩

○按揉陽陵泉穴

【位置】膝蓋斜下方，小腿外側腓骨小頭前下方凹陷中。

【按摩方法】被按摩者仰臥位或側臥位，按摩者用大拇指順時針方向按揉陽陵泉穴約 2 分鐘，然後逆時針方向按揉約 2 分鐘。

【功效主治】經常按摩此穴可疏肝利膽，強健腰膝。

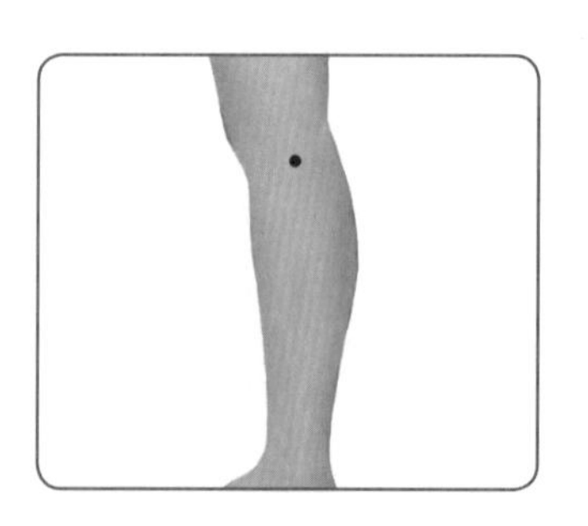

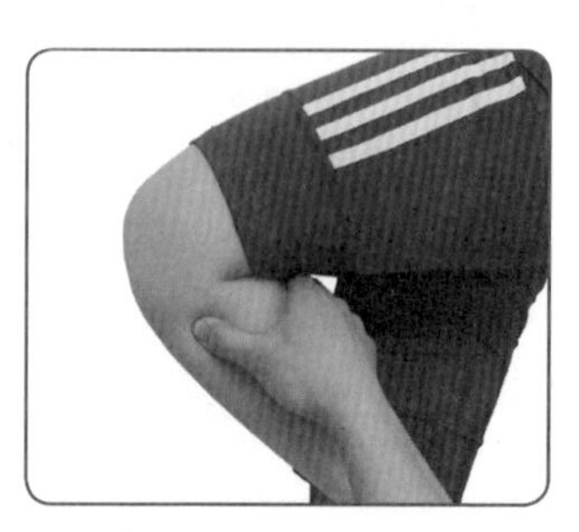

能夠改善膝關節周圍疼痛、膝關節半月板損傷、膝關節腫脹、膝關節炎及周圍軟組織疾病等。

○點揉膝眼穴

【位置】膝蓋骨下方兩側的凹陷中，內側稱內膝眼，外側稱外膝眼，又叫犢鼻。

【按摩方法】給被按摩者膝關節下面墊上薄枕，按摩者用拇、食指點揉膝眼 1 分鐘，以局部有酸脹感為佳。

【功效主治】此穴可活血通絡，疏利關節。能夠改善膝關節腫脹、膝關節半月板損傷、膝關節骨性關節炎等。

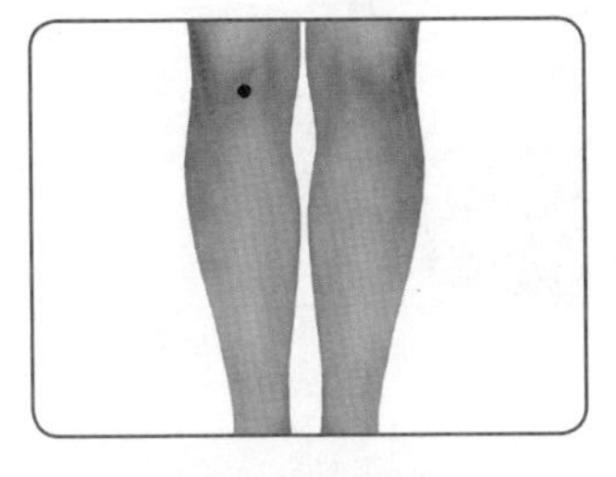
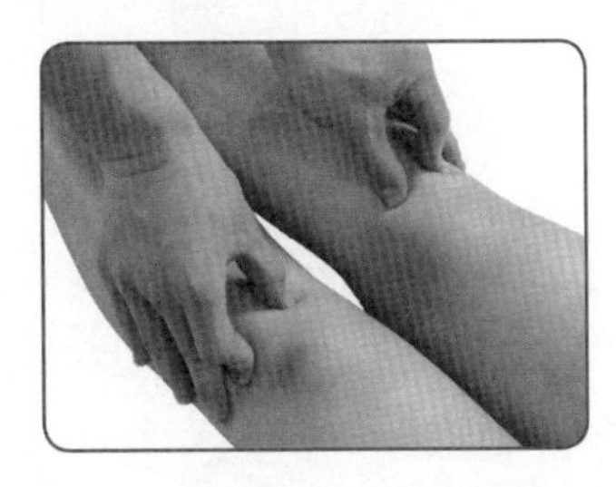

○按揉三陰交穴

【位置】小腿內側，內踝尖直上四橫指，骨後緣處。

【按摩方法】被按摩者仰臥，按摩者用拇指順時針按揉三陰交 2 分鐘，然後逆時針按揉 2 分鐘。

【功效主治】經常按摩此穴可健脾胃，益肝腎，調經帶。能夠改善膝、踝關節，以及膝關節半月板損傷等。

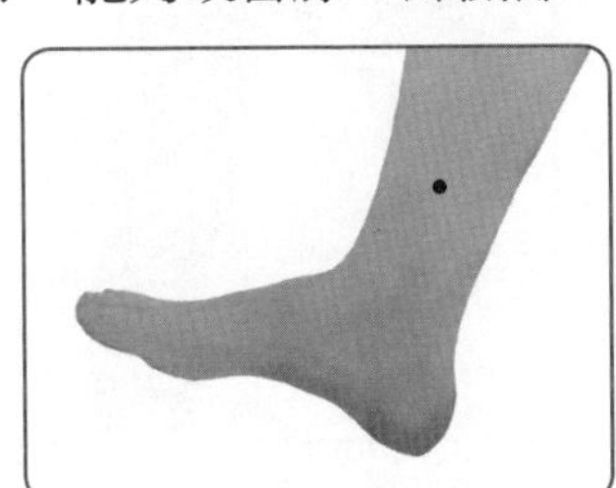
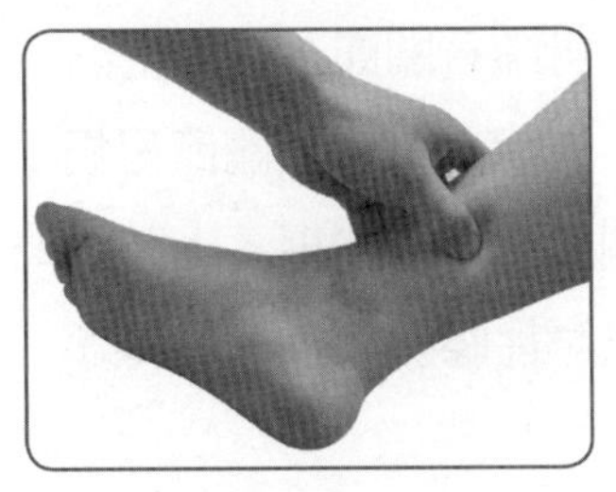

○按揉崑崙穴

【位置】外踝正後方凹陷中，外踝與跟腱之間。

【按摩方法】按摩者用手握住被按摩者踝部，用拇指指腹自上而下推按崑崙穴 2 分鐘，以局部有酸脹感為佳。

【功效主治】經常按摩此穴可安神清熱，舒筋活絡。能夠改善下肢癱瘓、膝關節炎、膝關節半月板損傷、膝關節周圍軟組織疾病、踝關節扭傷、坐骨神經痛等。

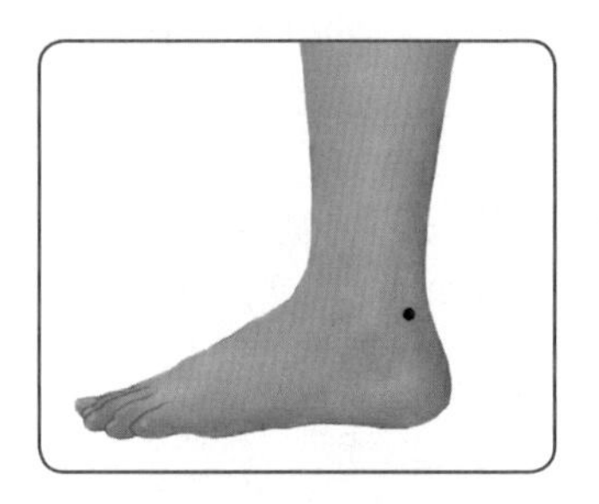

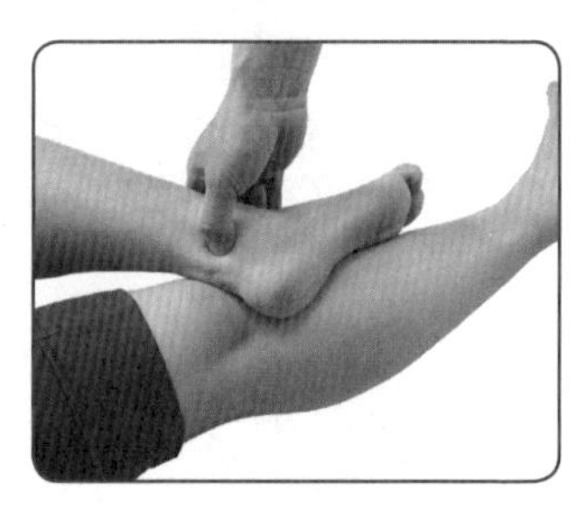

○按揉膝陽關穴

【位置】位於膝外側，在陽陵泉上 3 寸，股骨外上髁上方的凹陷處。

【按摩方法】取坐位，用左手拇指端揉左側膝陽關穴，再用右手拇指端揉右側環跳穴，交叉進行，各 10 次。

【功效主治】經常按摩此穴可疏利關節，祛風化濕。

能夠改善膝關節疼痛、膝關節半月板損傷、下肢痿痺、風濕性膝關節炎、股痛等。

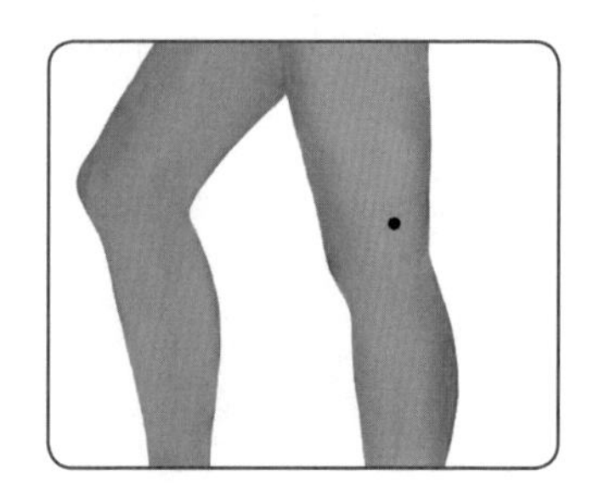

足底反射區按摩

步驟 01：從足趾向足跟方向用拇指指腹推壓法推按小腸（圖 01-1）反射區 50 次，由足跟向足趾方向推按升結腸（圖 01-2）反射區 50 次，從右向左推按橫結腸（圖 01-3）反射區 50 次，從足趾向足跟方向推按降結腸（圖 01-4）反射區 50 次，從足外側向足內側推按直腸（圖 01-5）反射區 50 次。

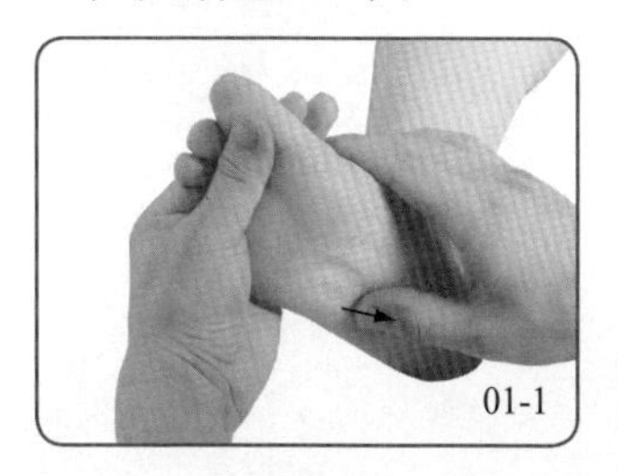
01-1

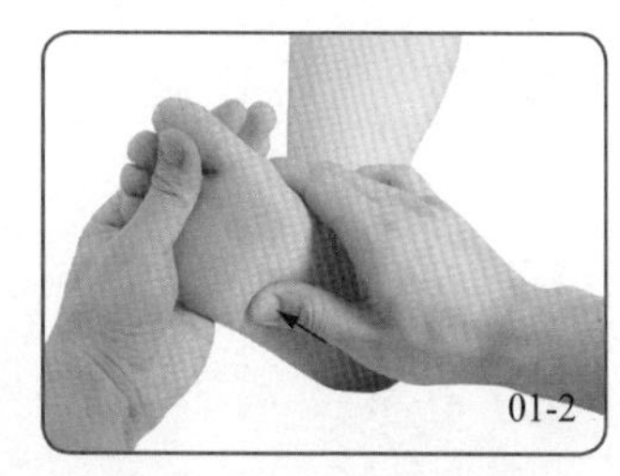
01-2

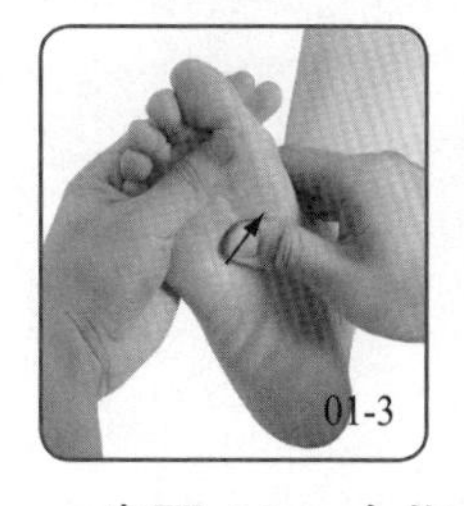
01-3

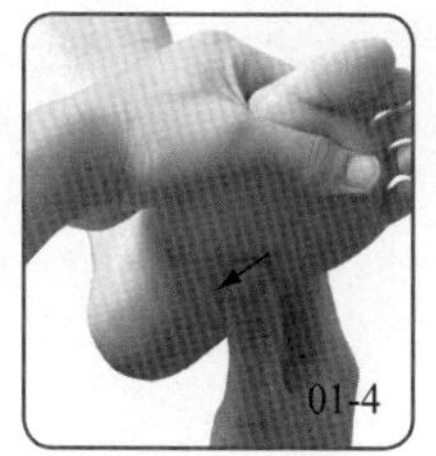
01-4

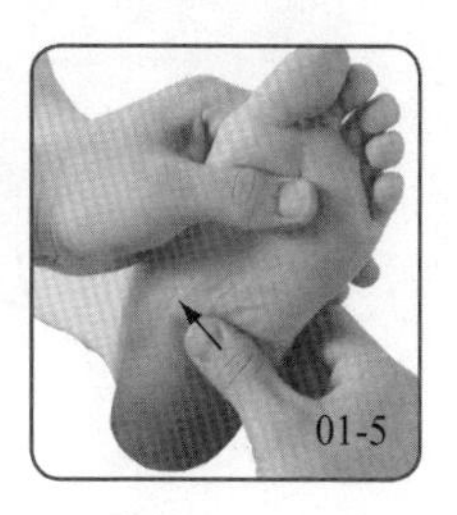
01-5

步驟 02：食指扣拳法依次頂壓腎（圖 02-1）、腎上腺（圖 02-2）反射區各 50 次，按摩力度以局部脹痛為宜。

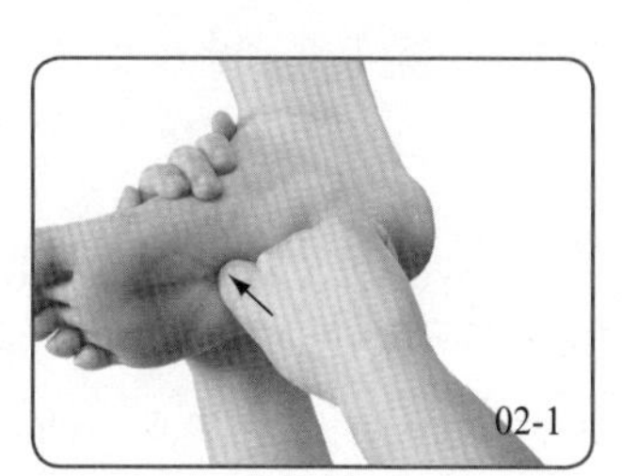
02-1

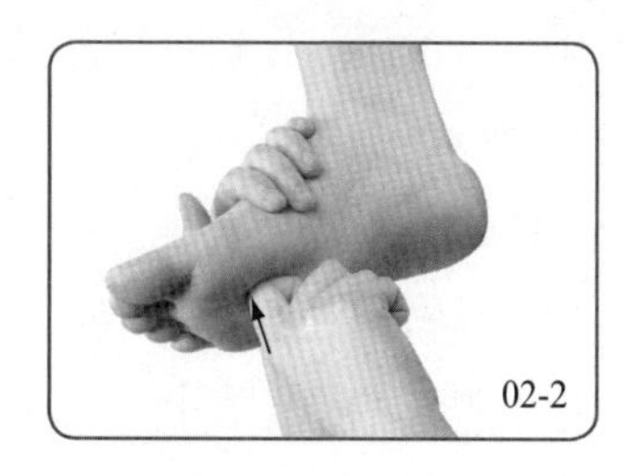
02-2

步驟 03：食指扣拳法頂壓脾（圖 03-1）、肝（圖 03-2）、胃（圖 03-3）、小腸（圖 03-4）、下身淋巴結（圖 03-5）反射區各 50 次。

步驟 04：食指扣拳法頂壓膝關節反射區 30 次。

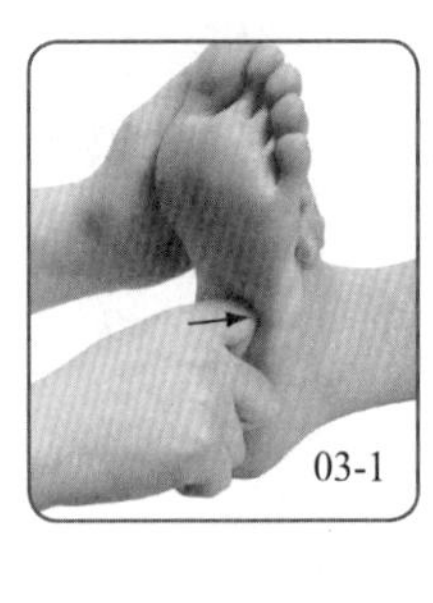
03-1

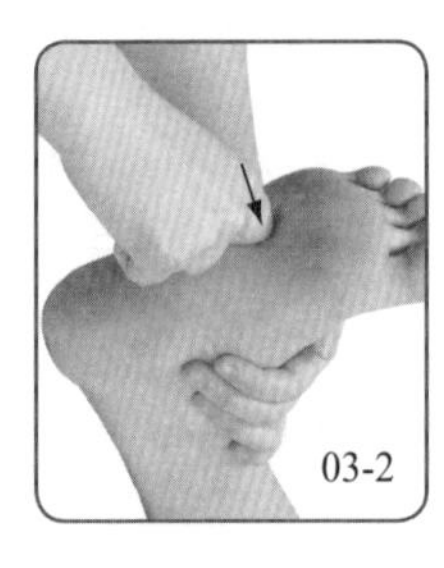
03-2

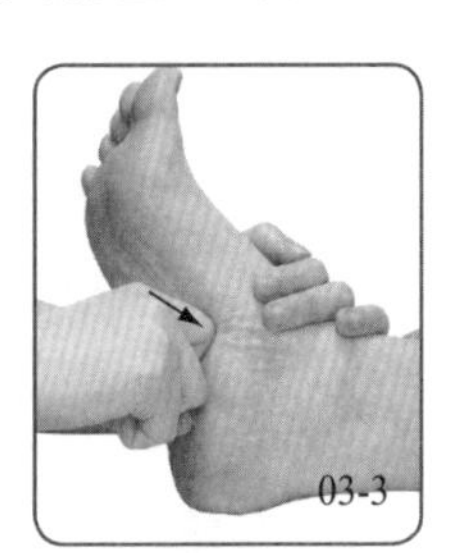
03-3

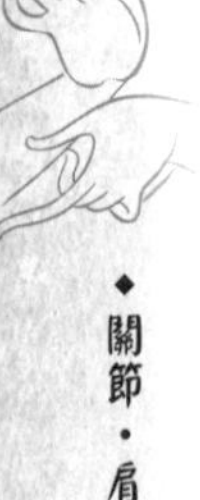

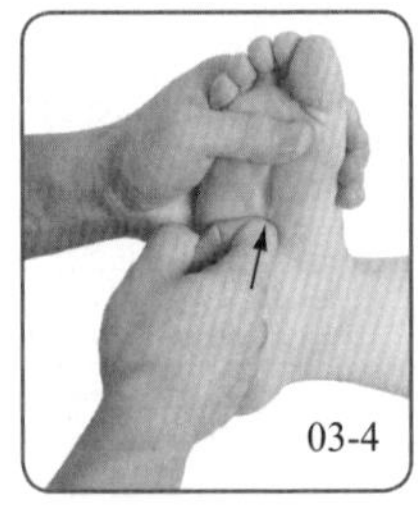
03-4

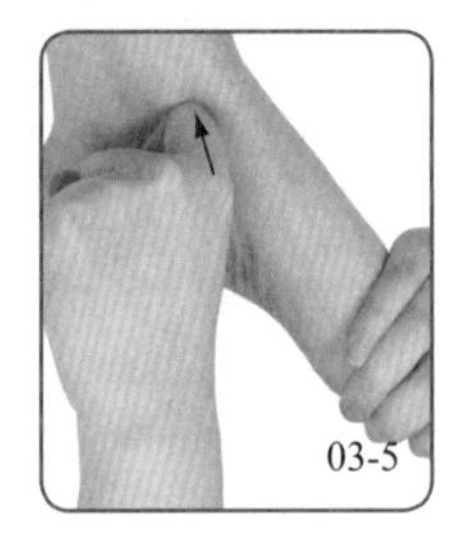
03-5

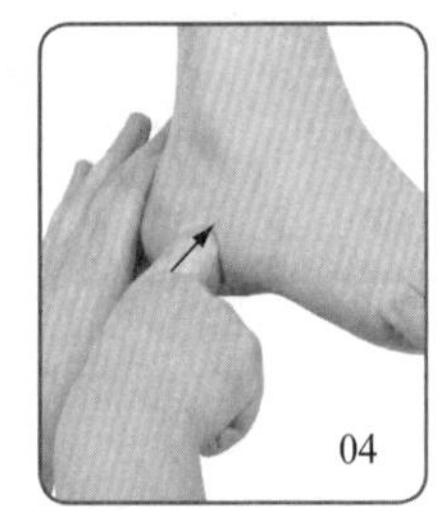
04

其他按摩方法

○揉按腿部

雙手微握拳，用食指、中指、無名指和小指第一關節的背側部位著力於腿部。雙手旋轉腕關節，交錯在腿部打圈揉按。從膕窩上方揉按至臀橫紋處為一遍，反覆做 10～20 遍。

○搓揉腿部

按摩者站在被按摩者的右側，雙手四指平伸，食指、中指、無名指緊緊併攏，並向手背方向繃直。同時，拇指的掌骨和食指的掌骨用力併攏，拇指用力向手背橈側方向繃緊，拇指與食指呈「v」形。然後雙手的拇指、大魚際、食指在腿部快速、用力交錯揉搓。

○膝部按摩

取坐位，左腳置於凳上，左膝微屈，右腿著地。兩手掌心放在左膝關節上，兩掌緊貼靠近，兩拇指位於關節內側，兩手在左膝關節同時做圓形集中推摩，右手做順時針環繞，左手按逆向環行。

按摩後，膝關節伸展，兩手掌墊在膝關節下，用掌心進行擦摩，再在膝關節兩側進行圓形擦摩。

日常調理指南

每天用鹽水浸洗患肢足部 10～20 分鐘，對減輕症狀、促進修復有一定作用。

經常做股四頭肌功能鍛鍊（早期、術後），以防萎縮。關節積液吸收後主動伸屈，以防粘連。

不要走太久的路，膝關節覺得不舒服時就應立即休息。

減少大運動量的鍛鍊，如跑步、跳高、登山、走斜坡。

不做膝關節的半屈位旋轉動作，防止半月板損傷。

注意膝關節的保暖，可以穿長褲、護膝來保護膝關節。

少搬重物，少穿高跟鞋。

防止外傷及避免過度勞累。

鞋子的選擇很重要。一雙合腳的鞋子，不僅可以讓你走路舒適，還可以減少運動時膝關節承受的撞擊與壓力。

梨狀肌綜合徵

梨狀肌起於第二、三、四骶椎前面，分佈於小骨盆的內面，經坐骨大孔入臀部，止於股骨大粗隆。此肌因急慢性損傷，或解剖上變異，易發生損傷性炎性改變，刺激或壓迫神經，而產生腰腿痛，稱為梨狀肌綜合徵，也稱坐骨神經盆腔出口綜合徵。

其症狀以患側臀部及下肢坐骨神經痛為主。其疼痛症狀常因受涼、走路或活動後加重，咳嗽、大便等腹壓增加時，可出現小腿後外側至足部放射痛加劇；臥床休息後，其症狀可減輕。梨狀肌緊張試驗陽性是本病的重要體徵。

特效穴位按摩

○按揉秩邊穴

【位置】平第四骶後孔，骶正中嵴旁開四横指寬處。

【按摩方法】取立位，雙手掌根分別按於兩側秩邊穴，向外按揉 2～3 分鐘，以局部有溫熱感或酸脹感為度。

【功效主治】經常按摩此穴可舒筋活絡，強壯腰膝，調理下焦。

能夠改善腰背痛、急性腰扭傷、梨狀肌損傷綜合徵、下肢癱瘓、坐骨神經痛、下肢痛等。

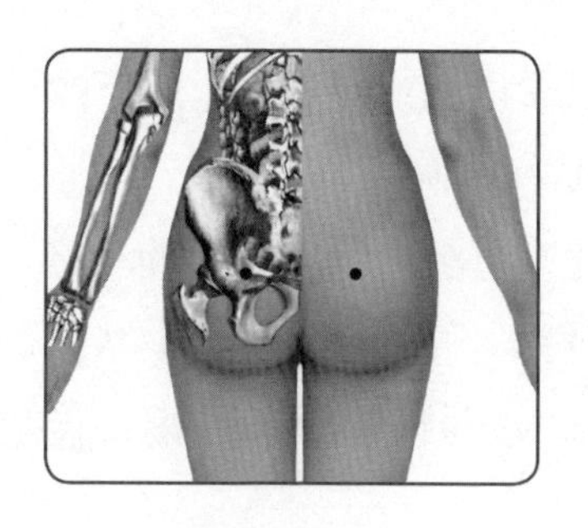

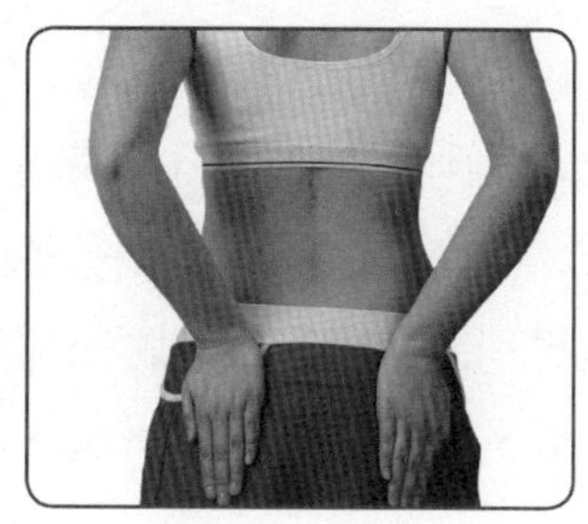

按揉膀胱俞穴

【位置】骶部，在骶正中嵴旁 1.5 寸，平第二骶後孔處。

【按摩方法】被按摩者取俯臥位，按摩者用兩手拇指點按被按摩者的膀胱俞穴，向內做環形旋轉，按摩 10 分鐘，以局部有酸脹感為佳。

【功效主治】經常按摩此穴可清熱利濕，通經活絡。能夠改善腰骶神經痛、梨狀肌綜合徵、坐骨神經痛、急性腰扭傷等。

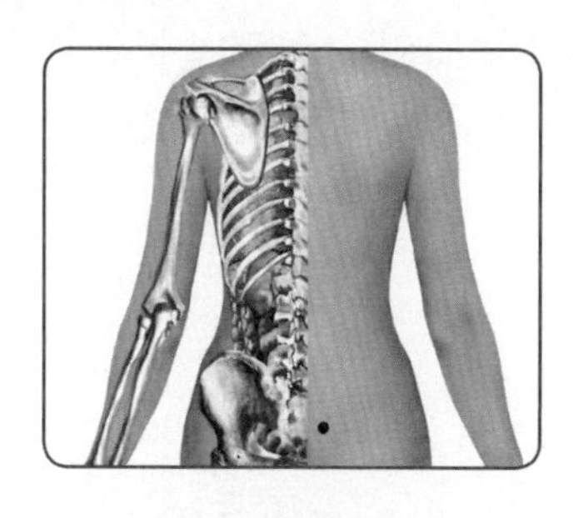

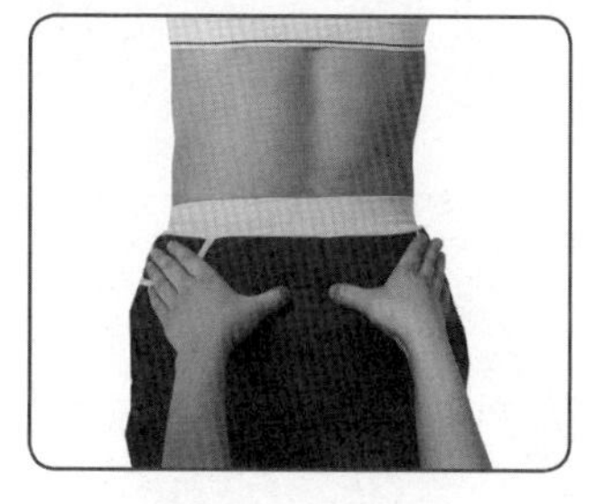

○揉擦八髎穴

【位置】在骶椎上，分為上髎、次髎、中髎和下髎，左右共 8 個穴位，分別在第一、二、三、四骶後孔中，合稱「八髎穴」。

【按摩方法】取坐位，用掌揉法或擦法自上而下揉擦至尾骨兩旁約 2 分鐘，使局部有酸脹感。

【功效主治】經常按摩此穴可調理下焦，通經活絡，強腰利濕。能夠改善腰骶部疼痛、腰骶關節炎、梨狀肌綜合徵、膝關節炎、坐骨神經痛、下肢癱瘓、小兒麻痺後遺症等。

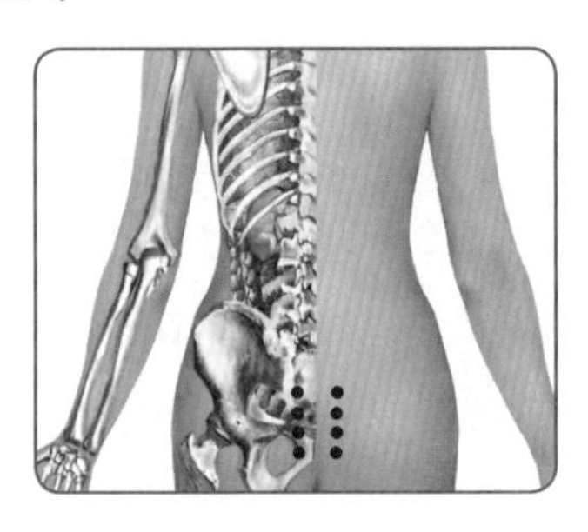

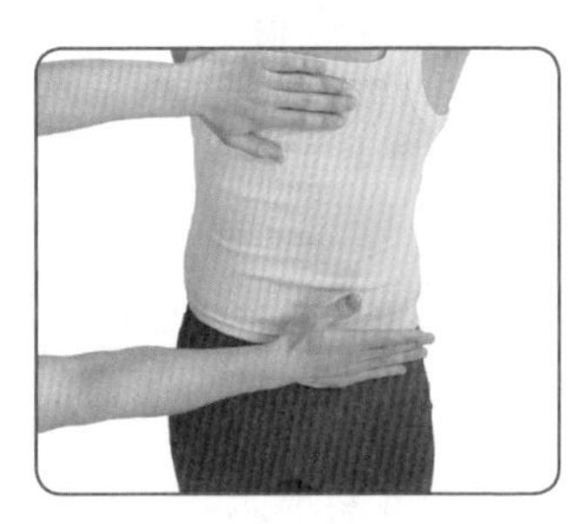

○按揉腰俞穴

【位置】位於骶部，在後正中線上，適對骶管裂孔處。

【按摩方法】取站位或俯臥位，用右手中指點按腰俞穴，先順時針方向壓揉 9 次，再逆時針方向壓揉 9 次，連做 36 次。

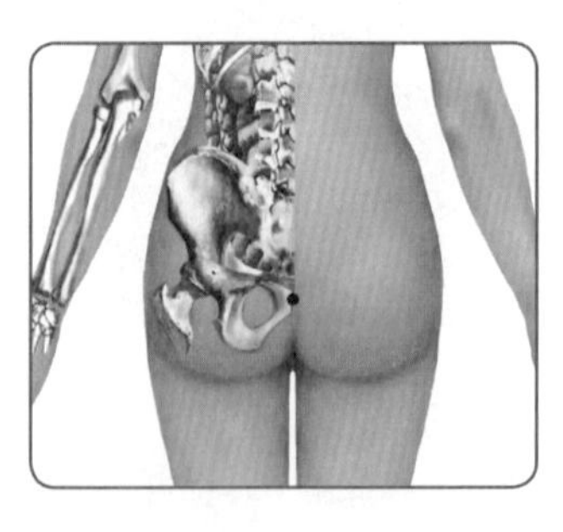

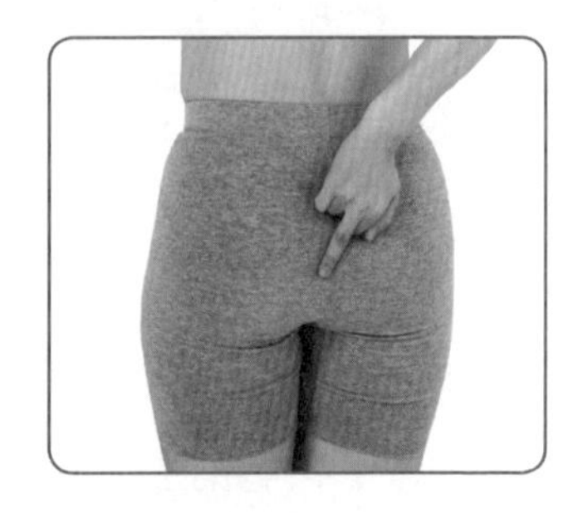

【功效主治】經常按摩此穴可調經清熱，散寒除濕，補益腎氣。能夠改善腰脊疼痛、梨狀肌綜合徵、下肢萎

痺、腰骶神經痛、足清冷麻木等。

足底反射區按摩

步驟 01：食指扣拳法依次頂壓腎（圖 01-1）、腎上腺（圖 01-2）、膀胱（圖 01-3）反射區各 50 次，按摩力度以局部脹痛為宜。

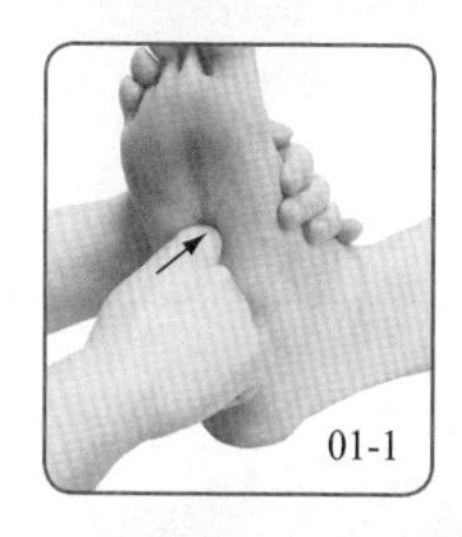
01-1

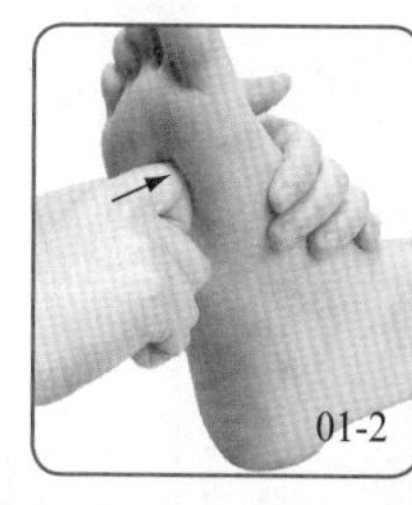
01-2

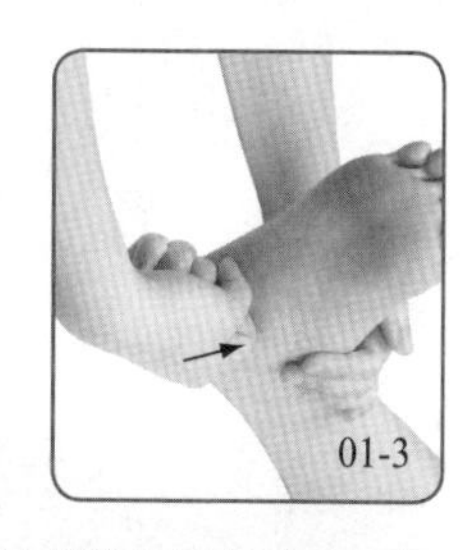
01-3

步驟 02：拇指指腹推壓法推按輸尿管反射區 50 次。

步驟 03：食指扣拳法頂壓脾（圖 03-1）、肝（圖 03-2）、胃（圖 03-3）、小腸（圖 03-4）、下身淋巴結（圖 03-5）反射區各 50 次。

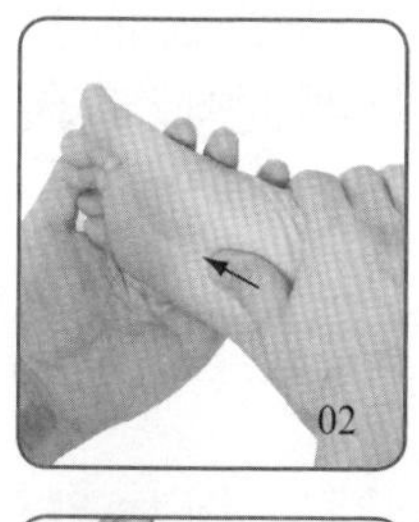
02

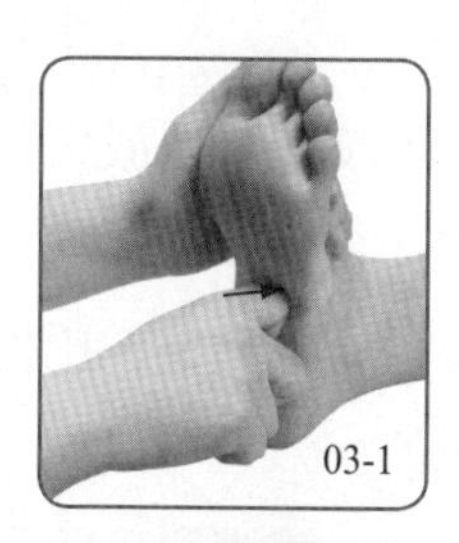
03-1

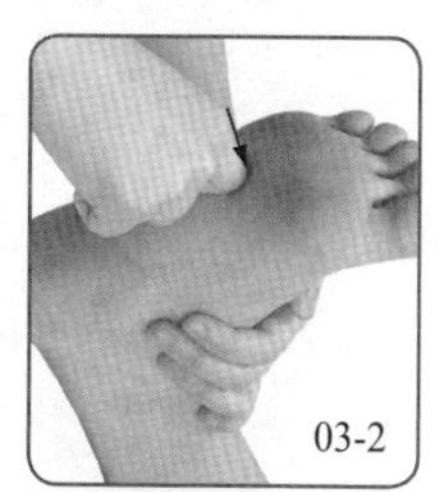
03-2

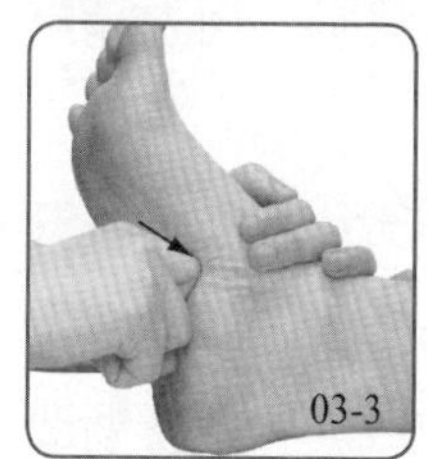
03-3

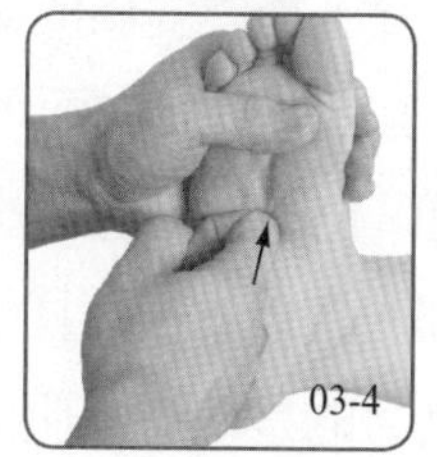
03-4

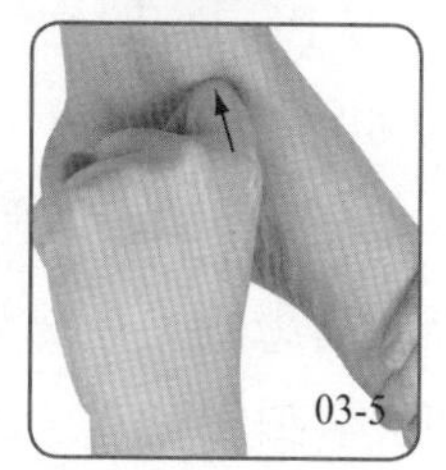
03-5

步驟 04：拇指推壓法依次推按小腸（圖 04-1）、升結腸（圖 04-2）、橫結腸（圖 04-3）、降結腸（圖 04-4）、肺（圖 04-5）反射區各 50 次，力度以酸脹為宜。

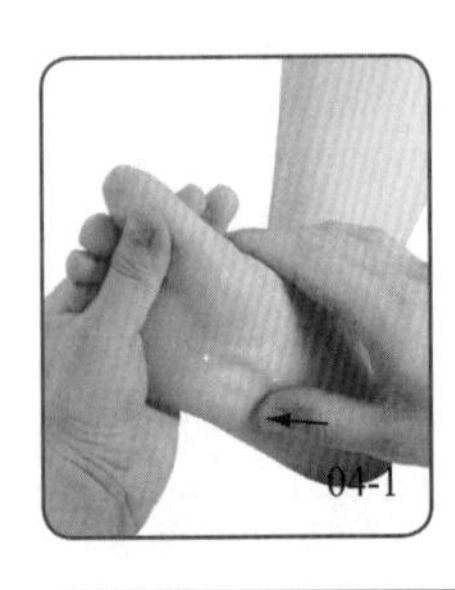
04-1

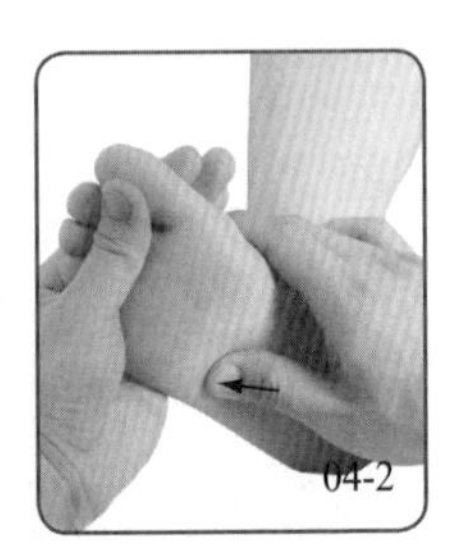
04-2

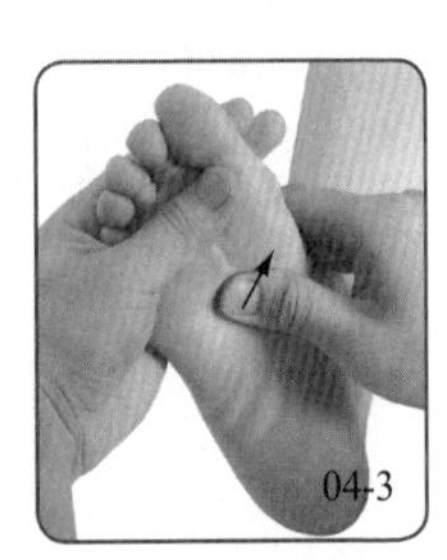
04-3

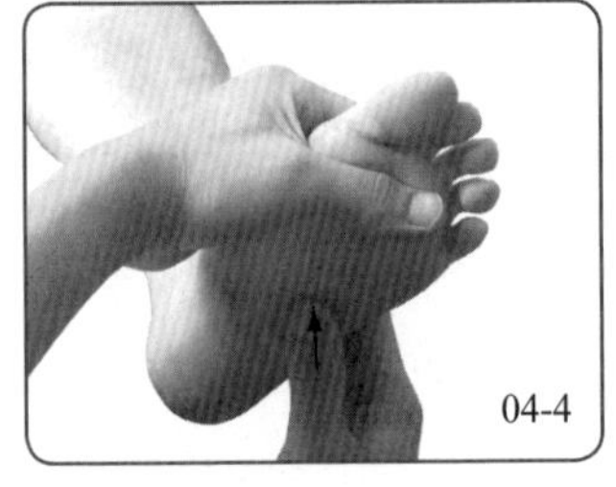
04-4

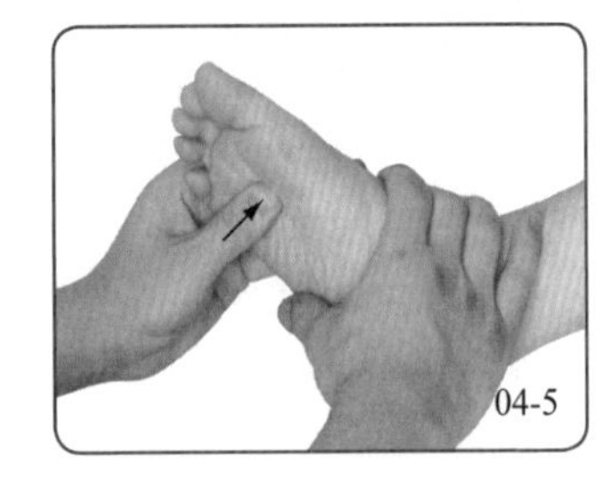
04-5

其他按摩方法

1.取俯臥位，兩下肢伸直，放鬆腰臀部肌肉。在腰骶部施用㨰、揉、按法 10 分鐘。

2.兩手重疊，著力於痛點上，用力揉推梨狀肌以緩解其痙攣。以略發熱為宜。

3.再用兩拇指相疊，觸摸變硬的梨狀肌，用力深壓並來回撥動梨狀肌，一般 10～20 次即可。

4.被按摩者取俯臥位，放鬆患側臀部及下肢，按摩者立於其患側。在臀部先施以掌根按揉法，手法的刺激量不要大，但需柔和，其目的是使臀部肌肉放鬆，這樣對改善局部的血液供應和回流有利。然後再在梨狀肌體表投影區施按壓法和彈撥法。

手法刺激量一定要由輕到重，要避開臀大肌的抗禦力量；彈撥要與梨狀肌呈垂直方向。

此法可緩解痙攣的梨狀肌，祛瘀通絡。也可將掌根按揉、按壓、彈撥三法結合起來交替應用。

按摩時的注意事項

按摩療法雖然是梨狀肌綜合徵的主要治療方法，但並不是做得越多越好。應該注意，按摩療法不需每天都做，每週 2 次即可，連續治療 2～3 週。

按摩前應瞭解梨狀肌的解剖結構及位置，且使用正確的按摩手法，避免粗野蠻幹，這樣才能確保按摩的效果，同時可防止其他損傷，特別是神經損傷和肌肉損傷。

日常調理指南

患側臀部可堅持濕熱敷。

患肢宜保暖，多休息，少活動。

患者在日常工作勞動中，應避免再次受傷，同時應避風寒侵襲，以免加重病情。

患者應立刻停止跑步、騎車以及其他一切可能誘發疼痛的活動。

如果坐位時也有疼痛，則應取站立位或抬高患側臀部。

踝關節扭傷

外力作用下，關節驟然向一側活動而超過其正常活動度，使踝關節周圍軟組織如關節囊、韌帶、肌腱等發生撕裂傷，稱為踝關節扭傷。

輕者僅有部分韌帶纖維撕裂，重者可使韌帶完全斷裂或韌帶及關節囊附著處的骨質撕脫。

急性期症狀為踝關節腫脹，明顯疼痛，不能活動；恢復期症狀為瘀血逐漸消退，疼痛不劇烈，活動時加重。

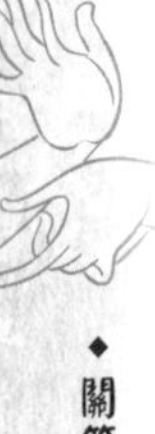

特效穴位按摩

○推按崑崙穴

【位置】在外踝正後方凹陷中，外踝與跟腱之間。

【按摩方法】按摩者用手握住被按摩者的踝部，用拇指指腹自上而下推按崑崙穴 2 分鐘，以有酸脹感為佳。

【功效主治】此穴具有疏通經絡、消腫止痛的作用。

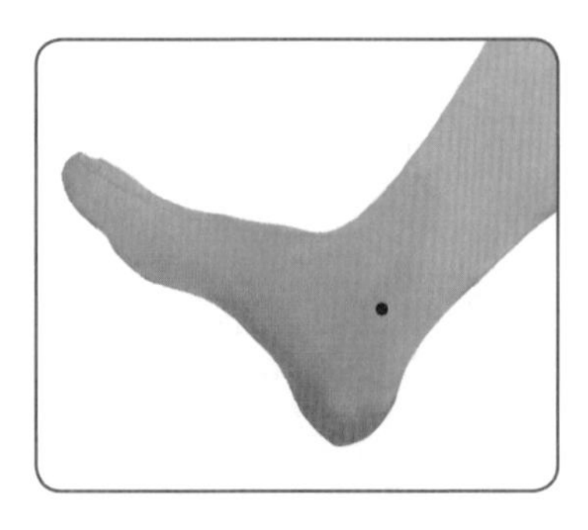

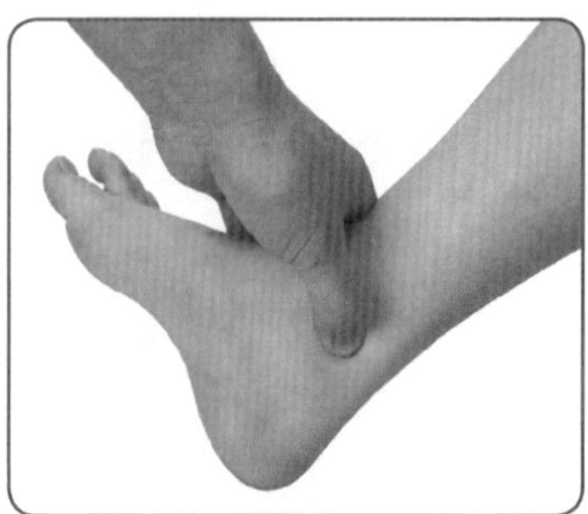

○點揉太谿穴

【位置】在內踝正後方凹陷處。

【按摩方法】按摩者用手握住被按摩者的踝部，用拇指點壓太谿穴約 1 分鐘，然後順時針方向按揉 1 分鐘，逆時針方向按揉 1 分鐘，以局部有酸脹感為佳。

【功效主治】治療踝關節扭傷、腫痛，高血壓，失眠，健忘，月經不調，遺精，陽痿，性交疼痛，小便頻數等。

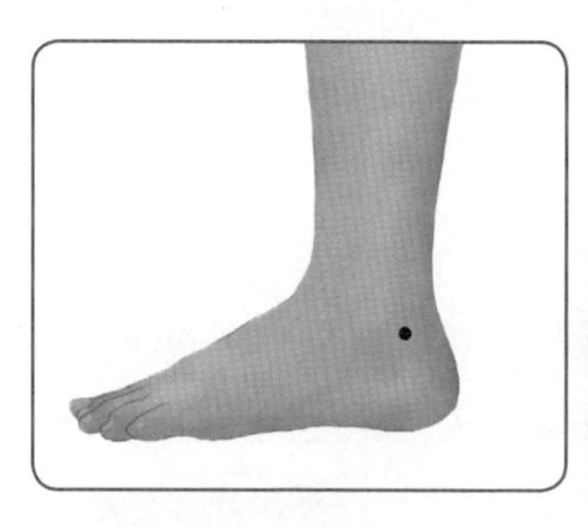

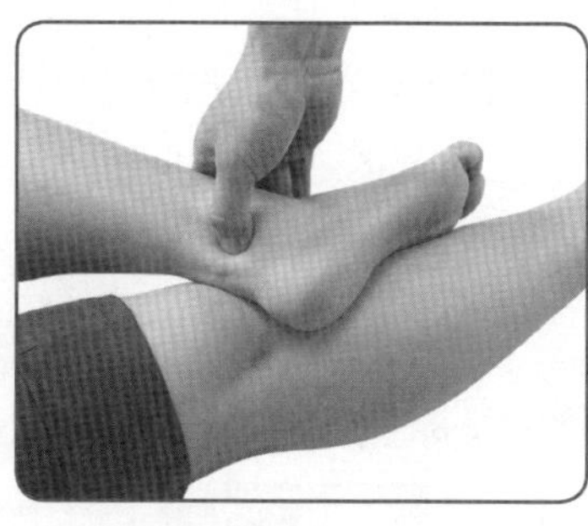

○點按解谿穴

【位置】在踝關節正前方凹陷中，內外踝連線的中點處。

【按摩方法】按摩者用手握住被按摩者的踝部，用拇指點壓解谿穴約 10 秒，然後放鬆 5 秒，反覆操作，以局部有酸脹感為佳。

【功效主治】此穴具有舒筋活絡、清胃化痰、鎮驚安神的作用。

多用於治療跟腱炎，跟腱疼痛，踝關節周圍組織扭傷，足下垂，腓神經麻痺，踝關節前方疼痛、活動受限，踝關節腫脹難以消退，足背或足趾發涼麻木等。

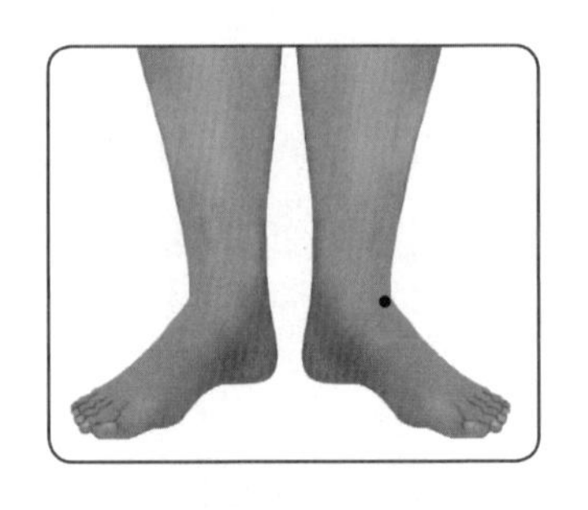

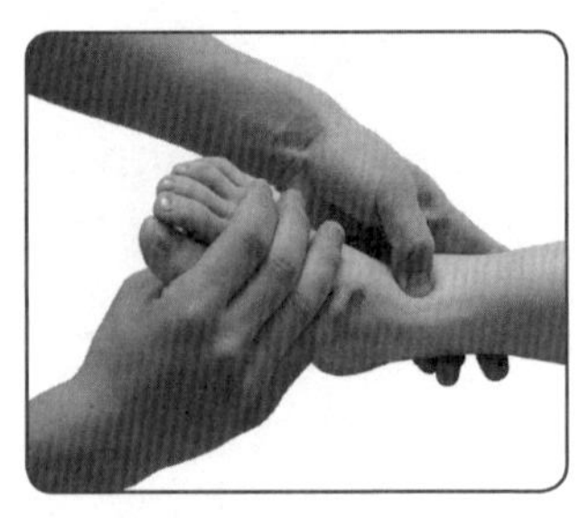

○點揉照海穴

【位置】在踝關節內側骨頭突起的下緣凹陷中。

【按摩方法】按摩者手握被按摩者踝部，用拇指點壓穴位 1 分鐘，順時針揉 1 分鐘，逆時針揉 1 分鐘，以局部酸脹為佳。

【功效主治】此穴具有滋陰清熱、調經止痛的作用。經常按摩此穴可改善踝關節扭傷後前內側疼痛、紅腫等。

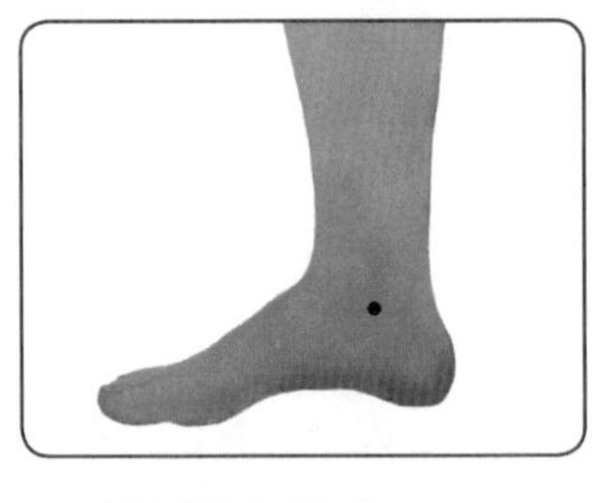

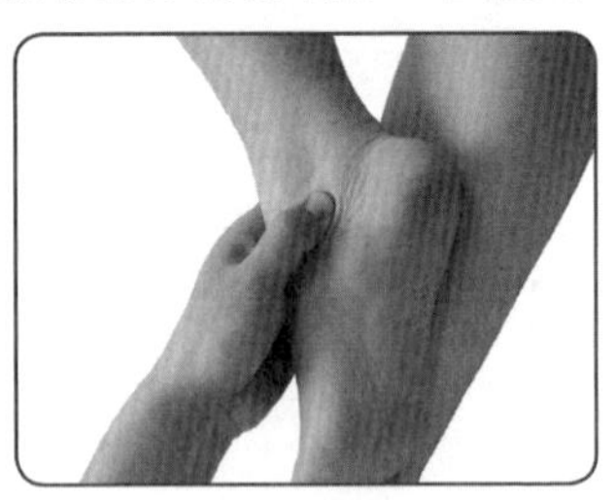

○按揉商丘穴

【位置】在內踝前下緣的凹陷中。

【按摩方法】取坐位，拇指按於商丘穴（其餘四指附於足背），順時針方向按揉約 2 分鐘，以局部有酸脹感為度。

【功效主治】此穴具有健脾化濕、通調腸胃的作用，多用於治療踝關節及周圍軟組織疾病、足踝扭傷等。

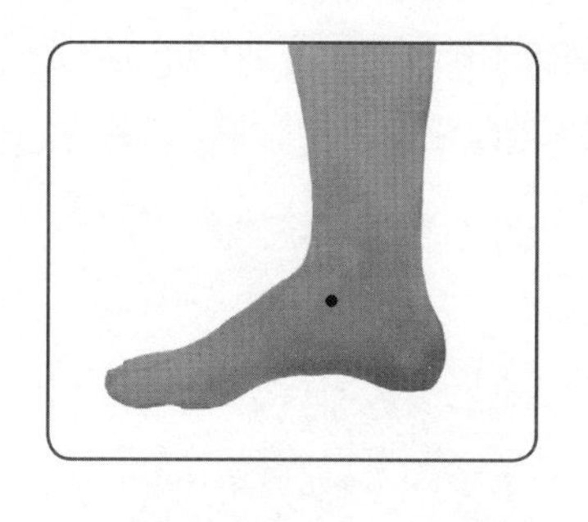
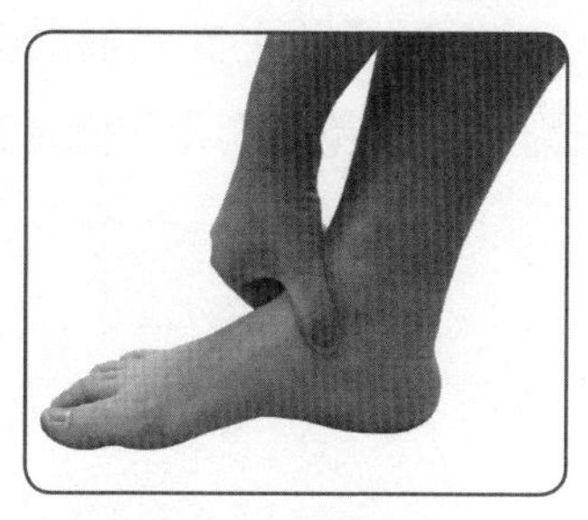

○聯動三陰交、懸鐘穴

【位置】三陰交在內踝尖上 3 寸，懸鐘在外踝尖上 3 寸。

【按摩方法】取坐位，小腿放於對側大腿上，中指按於對側（患側）懸鐘穴，拇指按於三陰交穴，用力按揉 20 次。

【功效主治】此穴具有健脾胃，益肝腎，調經帶，平肝息風的作用。多用於治療跟腱炎、下肢痿痺、踝關節扭傷等。

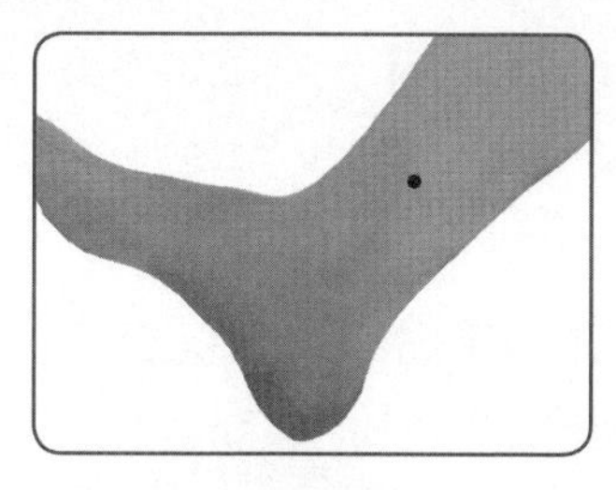
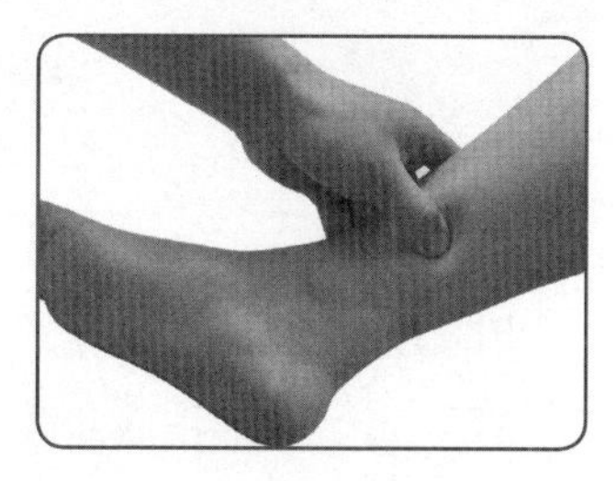

○點揉丘墟穴

【位置】在外踝前方的凹陷處。

【按摩方法】按摩者用手握住被按摩者踝部，用拇指點壓丘墟穴約 1 分鐘，然後順時針方向揉 1 分鐘，逆時針方向揉 1 分鐘，以局部有酸脹感為佳。

【功效主治】此穴具有健脾利濕、舒筋活絡的作用。多用於治療踝關節及周圍軟組織疾病、坐骨神經痛等。

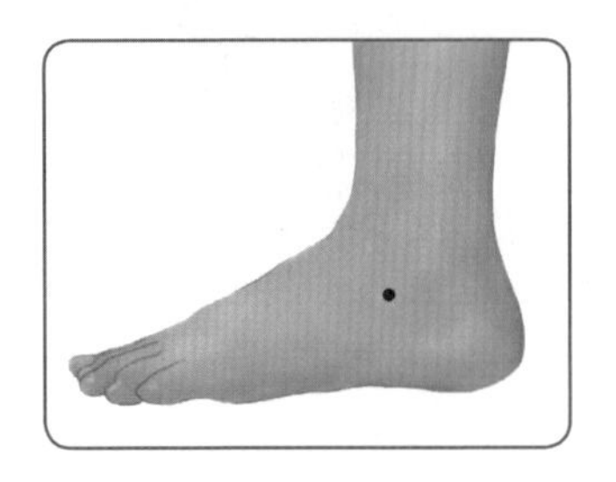

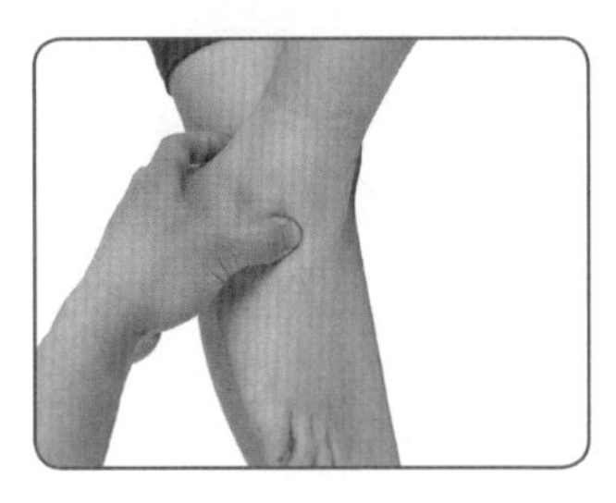

足底反射區按摩

步驟 01：食指扣拳法依次頂壓腎（圖 01-1）、腎上腺（圖 01-2）、膀胱（圖 01-3）反射區各 50 次，按摩力度以局部脹痛為宜。

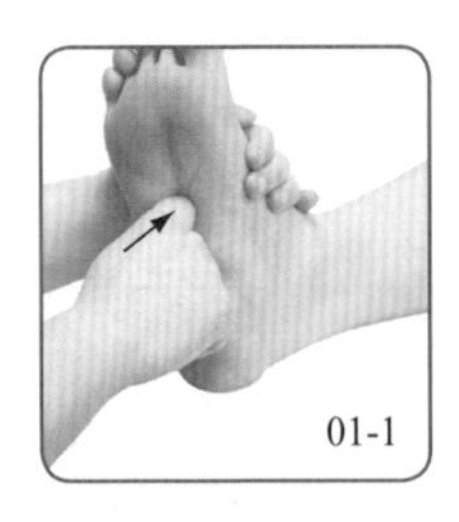

01-1

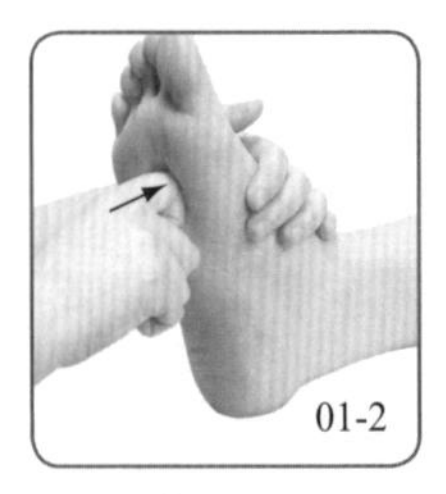

01-2

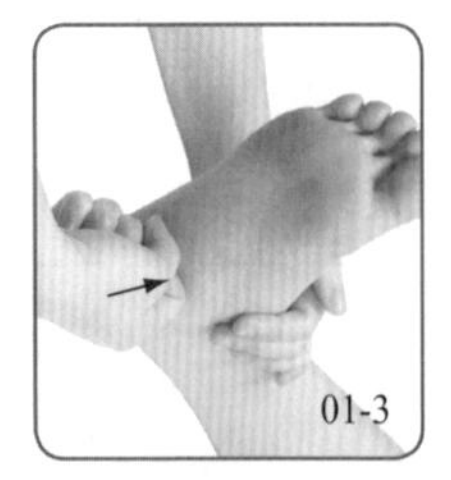

01-3

步驟 02：拇指指腹推壓法推按輸尿管反射區 50 次。

步驟 03：拇指指腹推壓法推按肺反射區 50 次。

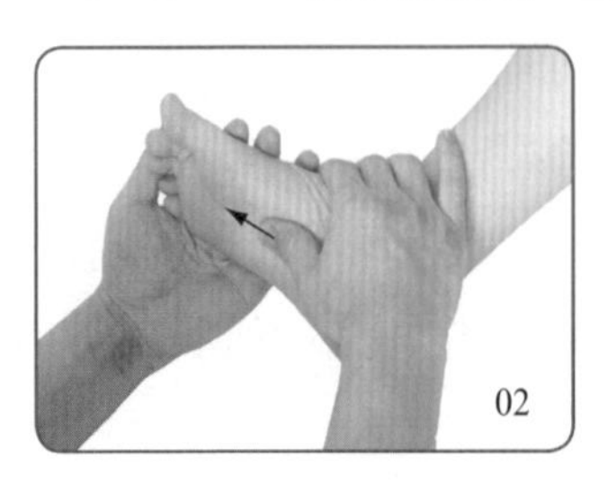

02

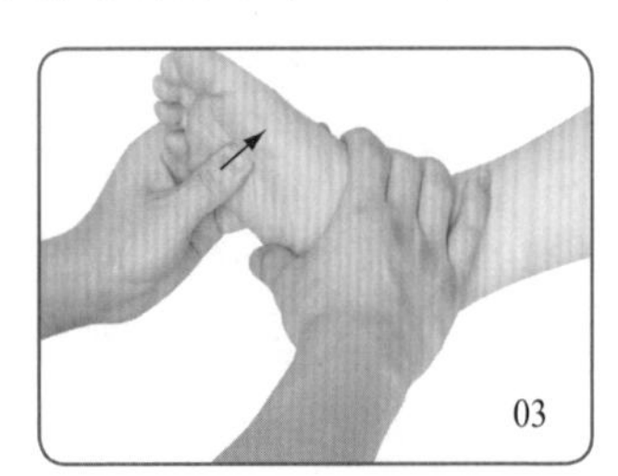

03

步驟 04：食指扣拳法依次頂壓脾（圖 04-1）、肝（圖 04-2）反射區各 50 次。

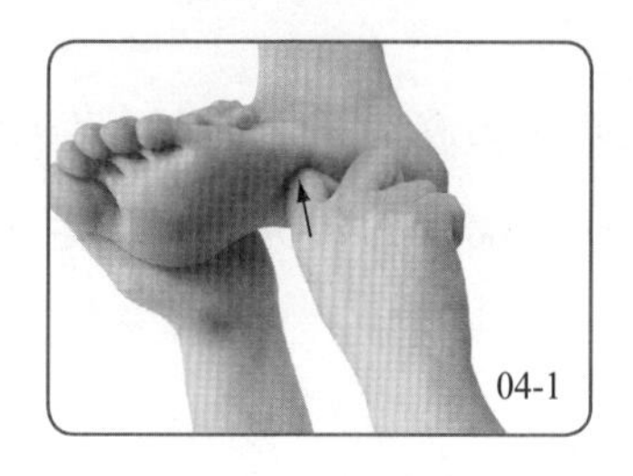
04-1

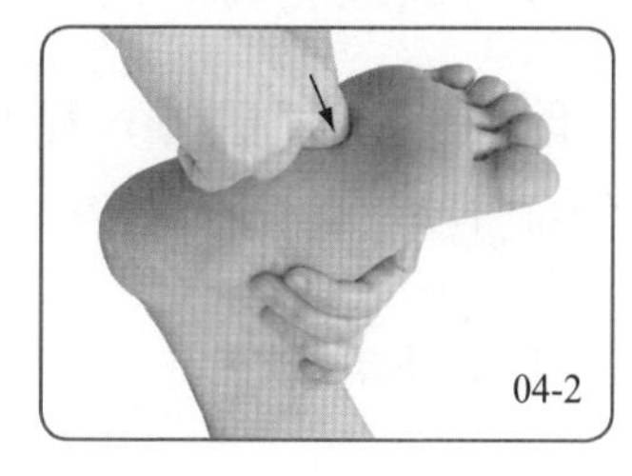
04-2

其他按摩方法

○踝關節運動

一手握踝關節上方，一手握足前掌，相對用力拔伸，在此基礎上再做踝關節由小幅度到大幅度的屈伸旋轉運動。

○搖踝關節

將腳踝放在對側腿上，用同側的手固定踝關節，另一隻手握住足近端，將踝關節向內、向外做環形搖動 2～3 分鐘。

○伸屈法

按摩者一手托住足跟，一手握住足蹠部拔伸，將踝關節背伸，做蹠屈環轉運動。

按摩時的注意事項

按壓手法用力可略大，時間要稍短，淺表處穴位可採用間歇按壓法，即一壓一放。

一般內出血嚴重，出現大片青紫瘀斑時，不能馬上按摩，需24小時後才能進行按摩治療。

日常調理指南

踝關節扭傷的診斷一般不難，但必須排除常常合併存在的腓骨踝部骨折。如懷疑骨折，需要拍X光片來確定。

中藥外用方

威靈仙500克，生甘草60克，松樹針60克。上藥加清水500毫升，水煎洗足。每日1～2次。主要治療關節扭傷、腫脹骨性關節炎等。

生薑末30克，雞蛋2個（取蛋清），食鹽少許。將以上三味拌勻，敷於腫痛處。每天2～3次。主治關節扭傷腫脹。

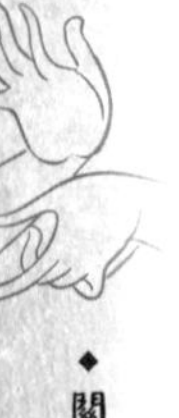

踝關節扭傷急救

日常生活中經常會遇到踝關節扭傷的情況。人們受傷後習慣用熱水或熱毛巾燙洗患處，或者以酒精搓揉患部，有的甚至盲目堅持行走鍛鍊或帶病工作，誤認為這樣做可以幫助消腫止痛，促進患病肢體功能的恢復。這些做法是不對的。

踝關節扭傷後，局部軟組織（肌肉、血管及韌帶）因暴力損傷而出血或滲血，使踝部腫脹疼痛，活動後症狀會加重。如果此時按揉或熱敷傷處，不但不能使血腫消退，反而會人為地加重患部的損傷，致使傷處血管擴張，增加出血量，使傷情進一步惡化。有的患者踝關節扭傷後局部傷痛並不是十分明顯，但盲目熱敷處理或草率地揉捏按摩反而會加重踝部傷痛。

那麼，踝關節扭傷後應當怎樣處理呢？

首先，傷後要避免繼續負重或行走，症狀重者可採取舒筋理筋手法治療：讓患者端坐或仰臥，醫者一手握住傷側足跟，另一手握足尖，先將踝關節緩慢地拔伸，待片刻後做踝關節的背伸、屈、內翻和外翻動作，並同時緩慢地捋筋通絡，切忌僅在傷痛局部按揉。

然後，用繃帶或寬膠布將患側足踝背伸 90°輕度外翻位包紮固定，限制行走。3 週後解除固定，練習步行。同時可以服用些活血化瘀類藥物，以促進損傷組織的修復。對於症狀輕者，可在傷後即用冷水或冷毛巾外敷並抬高患肢。因為冷敷能使血管收縮，減輕局部充血，降低組織溫度，起到止血、消腫、鎮痛的作用。抬高患肢可加快血液、淋巴液回流，以免血液淤積於血管損傷處。

如果踝部扭傷已超過 24 小時，則應改用熱敷療法。因為熱敷能改善血液和淋巴液循環，有利於傷處瘀血和滲出液的吸收。

足跟痛

足跟痛又稱跟痛症，是一種常見病。以足跟腫脹、麻木疼痛、局部壓痛、行走困難為特徵。足跟痛又稱跟骨骨刺或跟骨骨質增生，即足跟底部局部性疼痛，多見於 40 ~ 60 歲的中老年人，與外傷或勞損有關。表現為足跟疼痛劇烈，疼痛部位一般都很侷限，足跟部有明顯壓痛點。晨起下地活動疼痛嚴重，活動後疼痛減輕，但久站久行疼痛又加重，部分患者足跟部輕度腫脹。X 光片多數可見跟骨骨質增生。臨床上以足跟底部腫脹、壓痛及足跟不能著地行走為主要特徵。

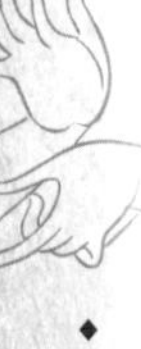

特效穴位按摩

○點按壓痛點穴

【位置】在足跟局部。

【按摩方法】患足擱於健側膝關節上，找到跟底壓痛最明顯的部位，用拇指指端點按 3～5 分鐘，力量由輕到重，手法宜深沉。以局部有酸脹或痠痛感為宜。

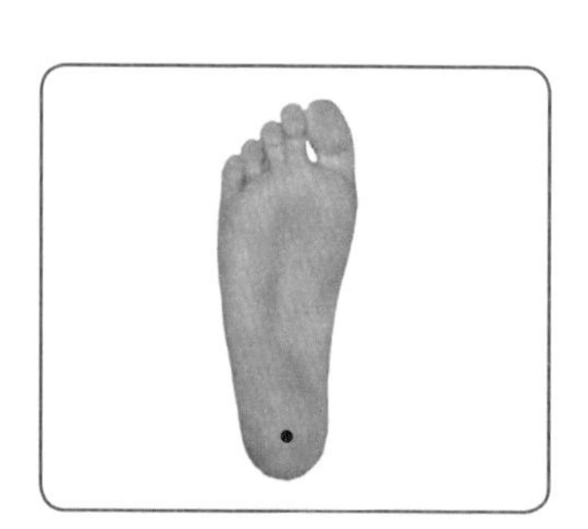

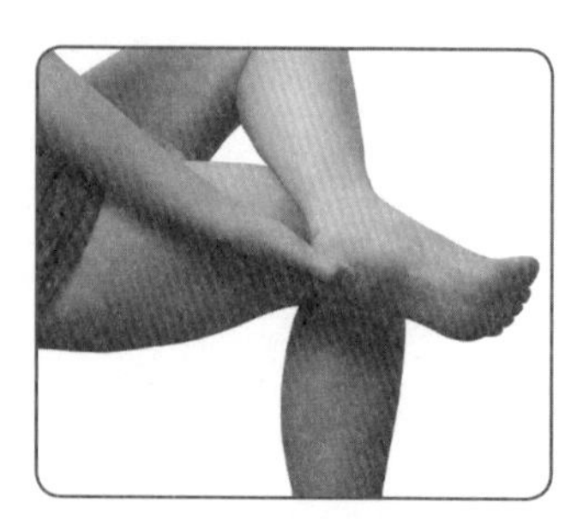

【功效主治】此穴具有疏通經絡、活血化瘀、緩解疼痛的作用。多用於治療踝關節扭傷、跟腱炎、足跟痛等。

○按揉丘墟穴

【位置】在外踝前下緣處。

【按摩方法】取蹲位，用中指按於患側丘墟穴（拇指附於內踝後），向外按揉2分鐘，力度以能夠忍受為度。

【功效主治】此穴具有健脾利濕、洩熱退黃、舒筋活絡的作用。多用於治療坐骨神經痛、膝關節痛、下肢痿痺、踝關節及周圍軟組織疾病、腓腸肌痙攣、足跟痛、跟腱炎等。

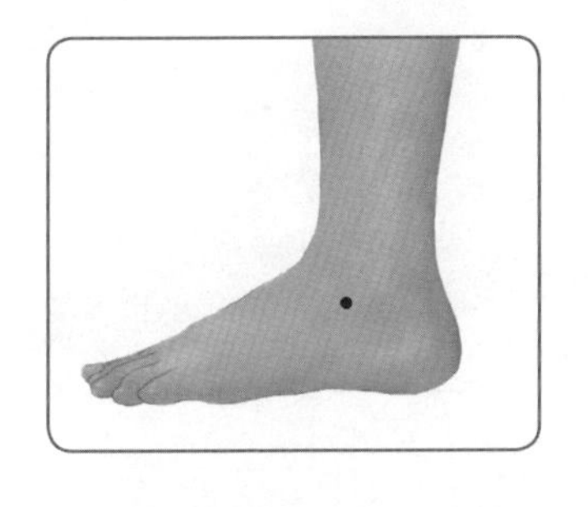

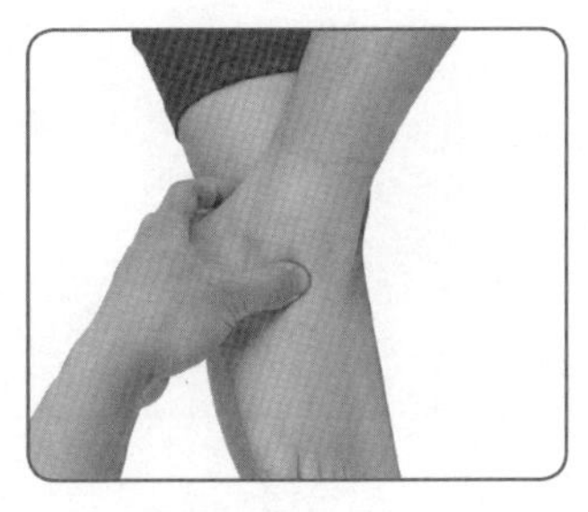

○聯動崑崙穴、太谿穴

【位置】崑崙位於外踝後方，在外踝尖與跟腱之間的凹陷處；太谿位於內踝後方，在內踝尖與跟腱之間的凹陷處。

【按摩方法】取坐位，拇指、食指分別按於崑崙、太谿，用力對拿20～30次。

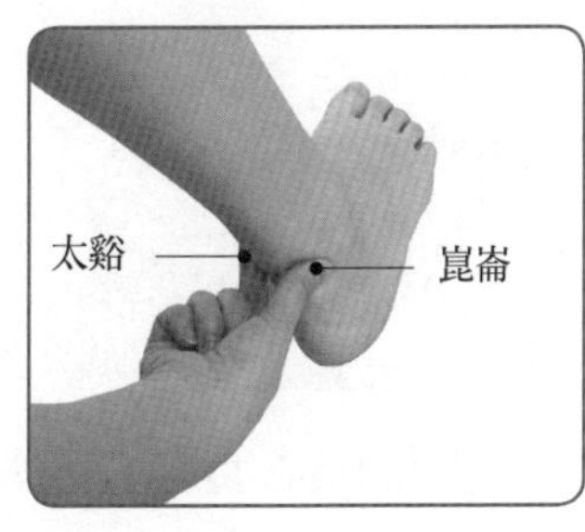

【功效主治】此穴具有滋陰益腎、壯陽強腰的作用。多

用於治療下肢癱瘓、跟腱炎、足跟痛、腰肌勞損、足踝腫痛、踝關節炎等。

○按揉公孫穴

【位置】位於足內側緣，在第一蹠骨基底部的前下方。

【按摩方法】取坐位，用拇指指端順時針方向按揉公孫穴 2 分鐘，再點按半分鐘，以局部酸脹為度。

【功效主治】此穴具有健脾胃、調衝任的作用，經常按摩可改善足跟痛。

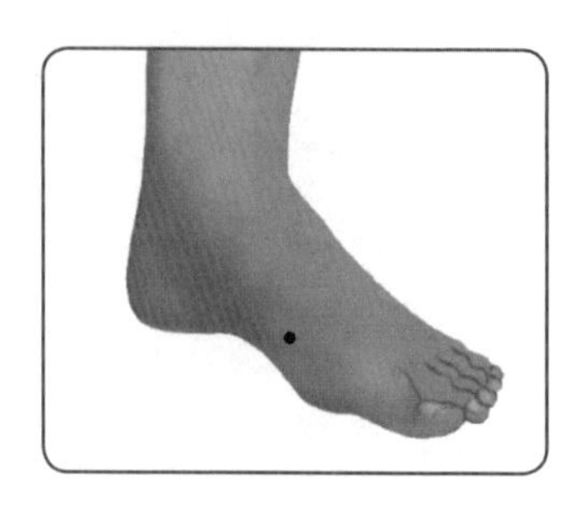

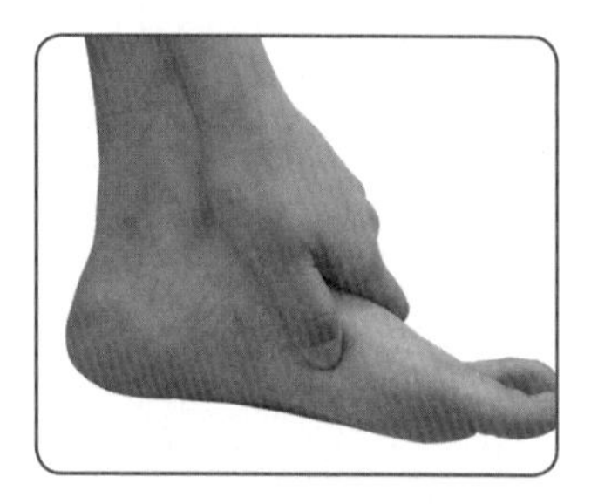

足底反射區按摩

步驟 01：食指扣拳法依次頂壓脾（圖 01-1）、肝（圖 01-2）反射區各 50 次。

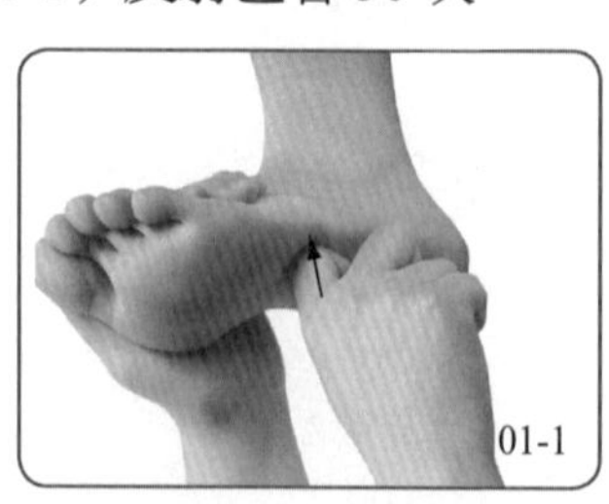

01-1

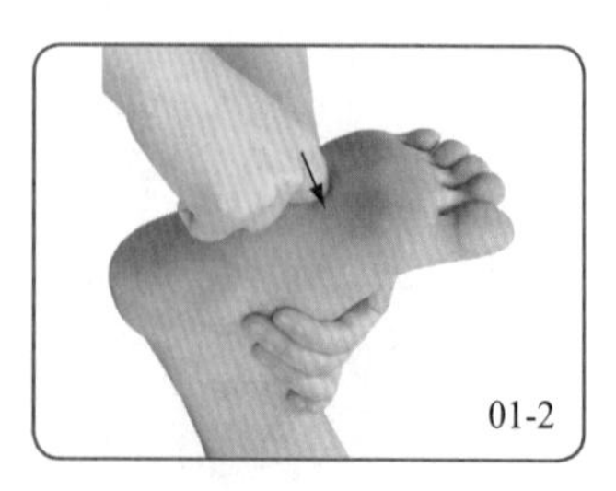

01-2

步驟 02：食指扣拳法依次頂壓腎（圖 02-1）、腎上腺（圖 02-2）、膀胱（圖 02-3）反射區各 50 次，按摩力度以局部脹痛為宜。

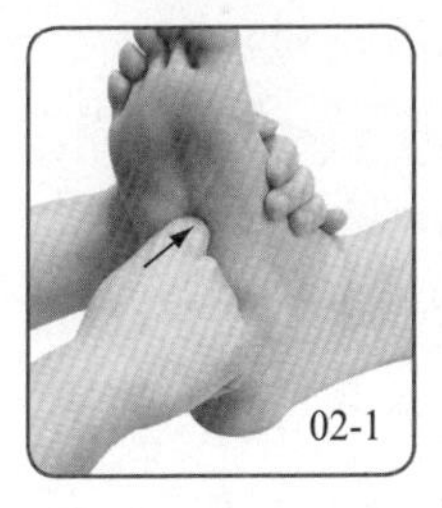
02-1

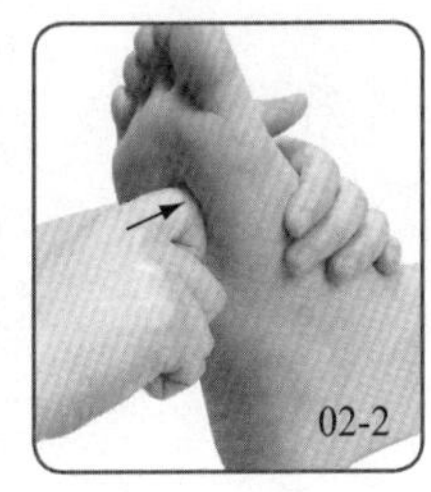
02-2

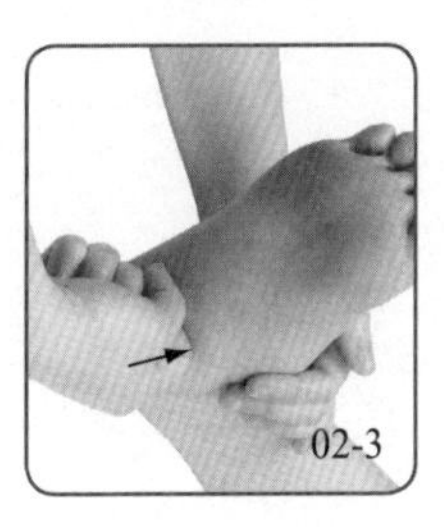
02-3

其他按摩方法

○捏拿跟腱

拇指與其餘四指相對，捏拿跟腱、足跟部 2～3 分鐘，使局部產生熱脹、輕鬆感。

○掌摩足跟壓痛點

患足擱於健側膝關節上，用掌根部在壓痛部位按摩，力度適中即可。

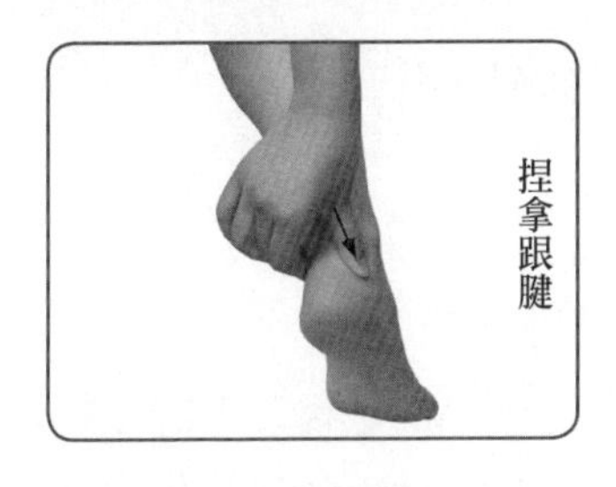
捏拿跟腱

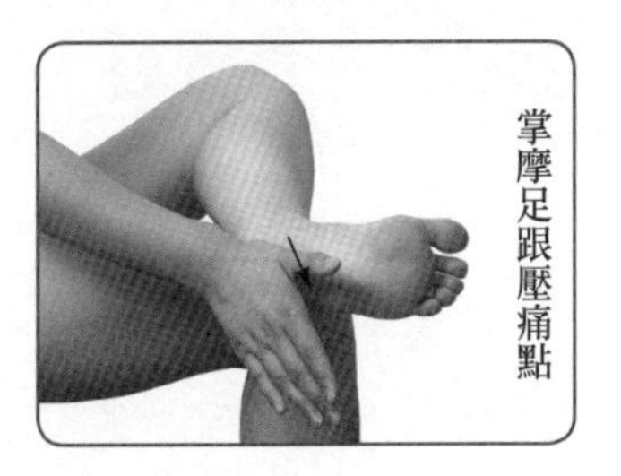
掌摩足跟壓痛點

日常調理指南

防治足跟痛要穿柔軟舒適的鞋，在家中最好穿富有彈性的拖鞋。天氣轉冷時要注意足部保暖，防止風寒潮濕的侵襲。適度參加戶外活動也能很好地預防足跟痛。

其他關節常見病對症按摩

網球肘

網球肘（肱骨外上髁炎）是指肘外側肌腱發炎疼痛。網球肘是因網球運動員經常發生這種肘關節外側疼痛而得名。其實，只要肘關節活動過度、強度過大者均易患此病。該病又稱為「肱橈關節滑囊炎」、「前臂伸肌總腱炎」、「肱骨外上髁炎」及「肱骨外上髁軟組織勞損」等。疼痛是由於負責手腕及手指背伸的肌肉重複用力而引起的。患者會在用力抓握或提舉物體時感到患部疼痛。

網球肘是過勞性綜合徵的典型例子。研究顯示，手腕伸展肌，特別是橈側腕長伸肌，在進行手腕伸直及向橈側用力時，張力十分大，容易出現肌肉筋骨連接處的部分纖維過度拉伸，形成輕微撕裂。

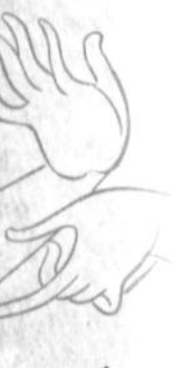

○按揉手三里穴

【位置】肘橫紋外側端，曲池下 2 寸。

【按摩方法】按摩者用左手托住被按摩者手臂，用右手大拇指順時針方向按揉手三里穴約 2 分鐘，然後逆時針方向按揉約 2 分鐘，左右手交替，以酸脹感向臀部周圍放散為佳。

【功效主治】經常按摩此穴可通經活絡，清熱明目，調理腸胃。能夠治療肩周炎、上肢神經痛、腰痛、網球肘等。

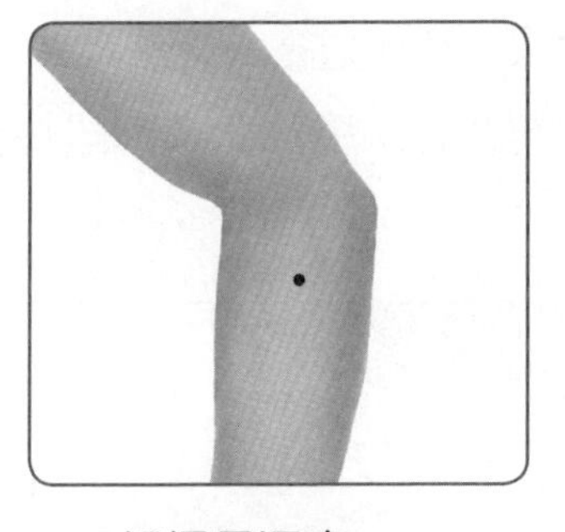
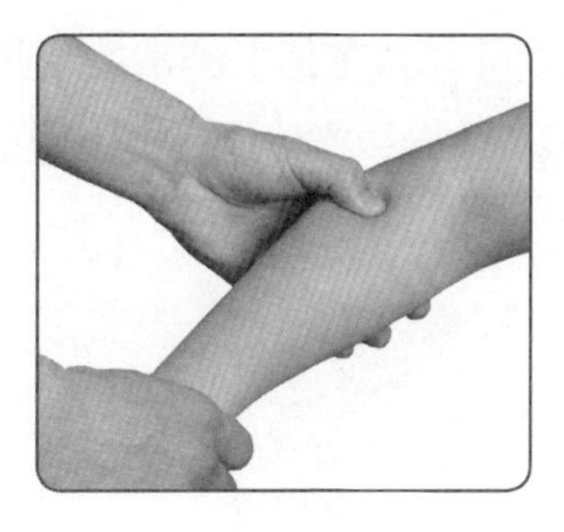

○掐揉尺澤穴

【位置】微屈曲肘關節，在肘橫紋上，肱二頭肌外側緣凹陷處。

【按摩方法】按摩者用左手拇指點按被按摩者尺澤穴 2 分鐘，左右手交替，以局部感到酸脹為佳。

【功效主治】經常按摩此穴可除濕祛寒，活血通絡。能夠防治手臂疼痛、肘關節疼痛、網球肘等。

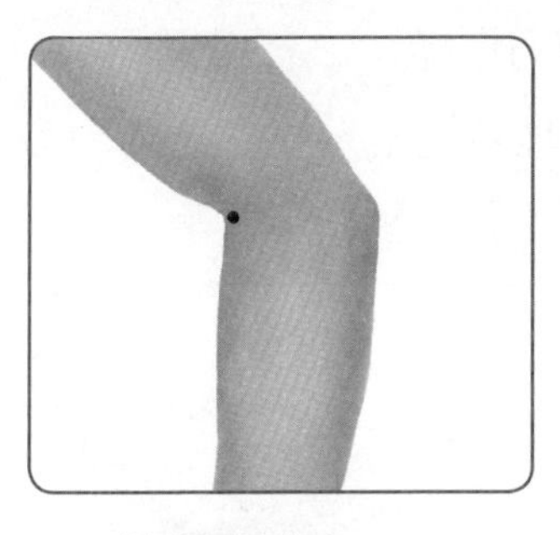
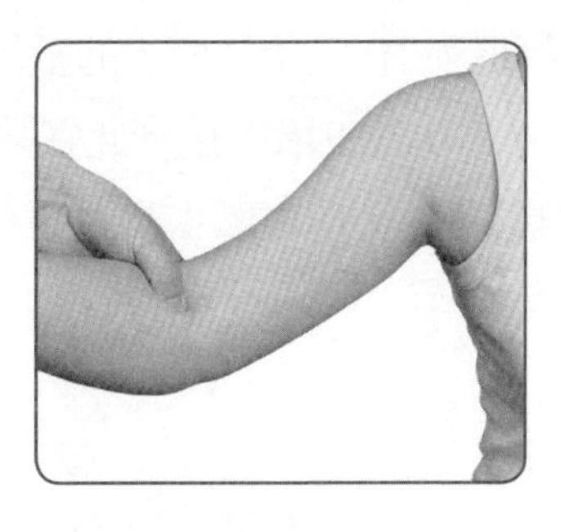

○按揉曲池穴

【位置】屈曲肘關節，在肘橫紋的外側頭與肱骨外上髁連線中點處。

【按摩方法】按摩者左手托住被按摩者手臂，用右手拇指順時針方向按揉曲池穴 2 分鐘，然後逆時針方向按揉 2 分鐘，左右手交替，以局部感到酸脹為佳。

【功效主治】經常按摩此穴可活血通絡，清熱瀉火。能夠改善頸椎疼痛、上肢過電樣疼痛、手臂麻木、網球肘等。

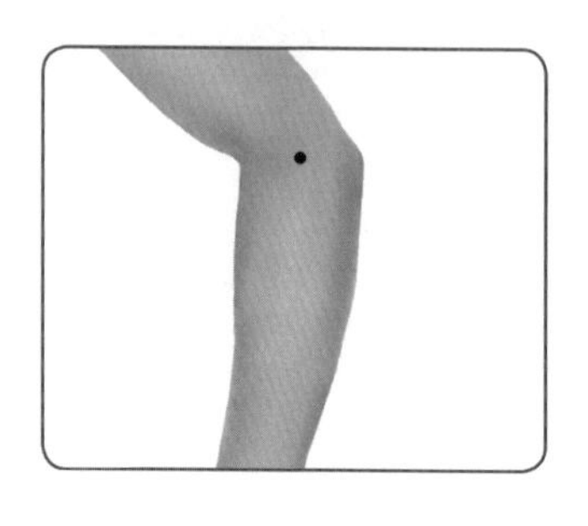
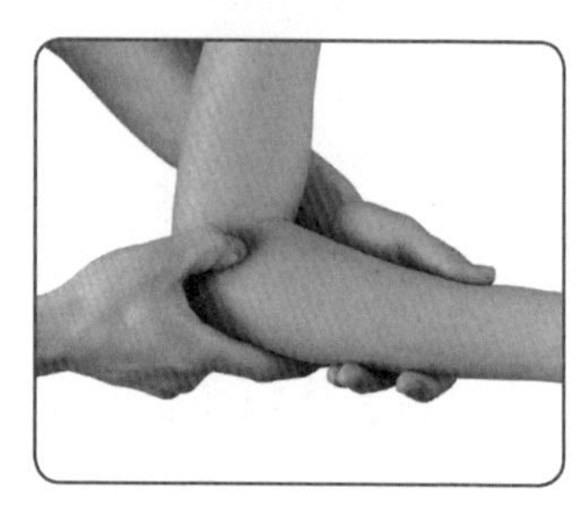

○按揉少海穴

【位置】屈肘，在肘橫紋內側端與肱骨內上髁連線的中點處。

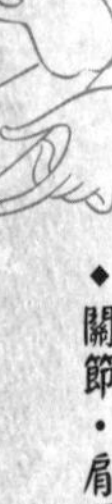

【按摩方法】以一手拇指指腹按在患側少海穴處，其餘四指附在穴位對側，適當用力按揉 0.5～1 分鐘。

【功效主治】按摩此穴可理氣通絡，益心安神。能夠改善落枕、前臂麻木及肘關節周圍軟組織疾患等。

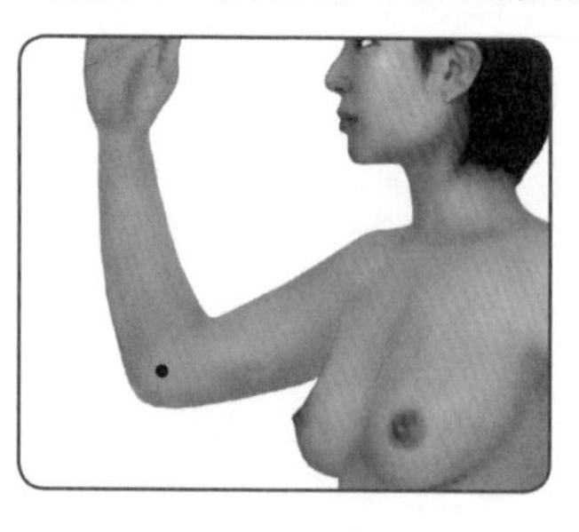
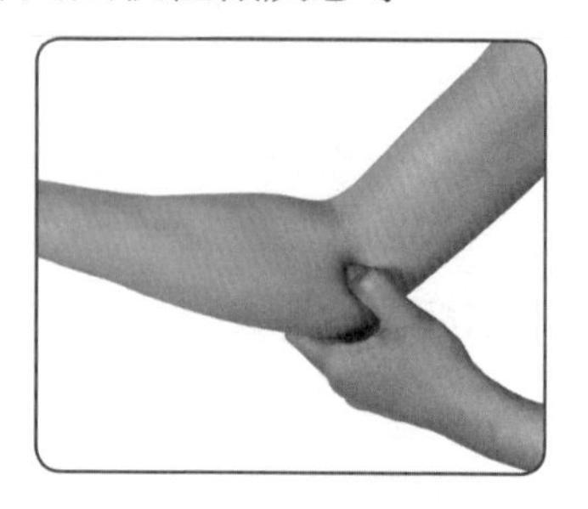

足底反射區按摩

步驟 01：食指扣拳法頂壓肘（圖 01-1）、肝（圖 01-2）、脾（圖 01-3）、肺（圖 01-4）反射區各 50 次。

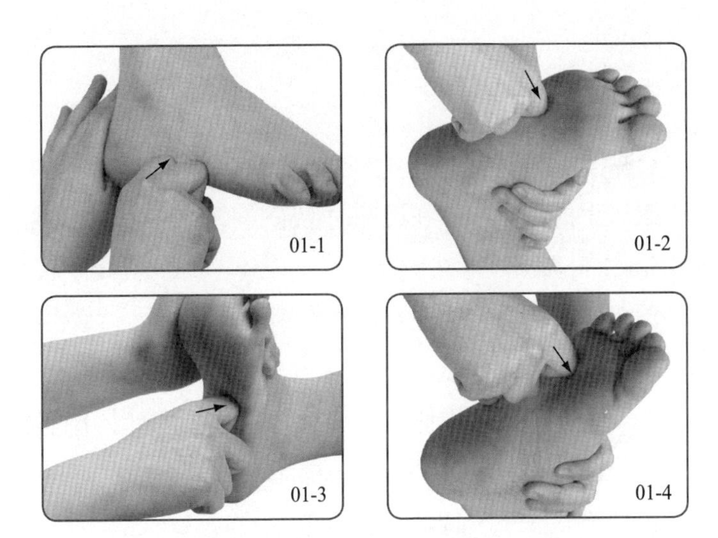

01-1　01-2　01-3　01-4

步驟 02：食指扣拳法依次頂壓腎（圖 02-1）、膀胱（圖 02-2）反射區各 50 次，按摩力度以局部脹痛為宜。

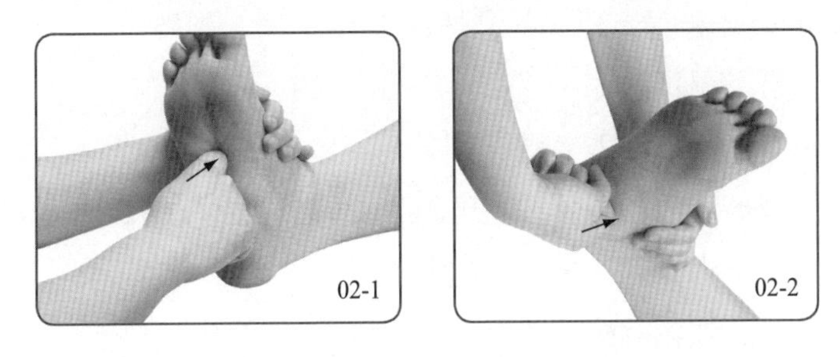

02-1　02-2

步驟 03：拇指指腹推壓法推按輸尿管反射區 50 次。

步驟 04：食指扣拳法頂壓胃反射區 50 次。

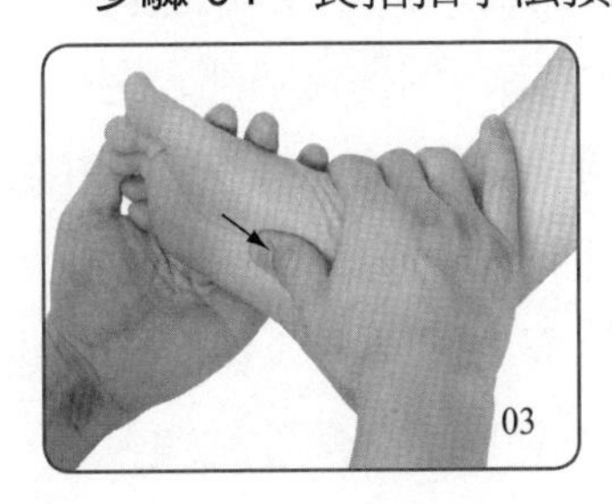

03

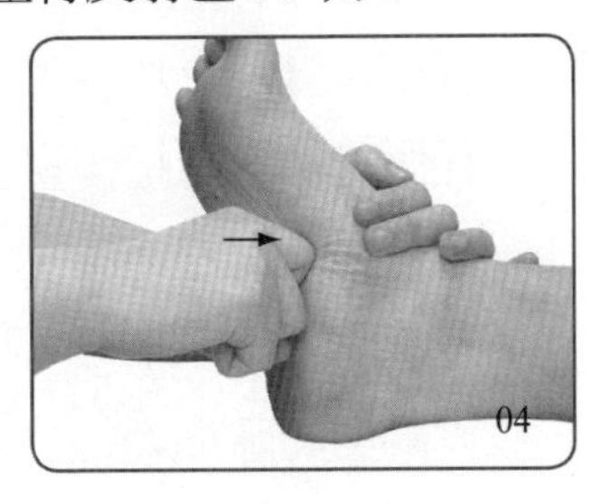

04

其他按摩方法

○點按疼痛點

以一手拇指指端放在患側肘部最疼痛點，適當用力點按 0.5～1 分鐘。

具有鬆解粘連、活血止痛的作用。

○掌擦肘外側

以一手掌心放在患側肘部，適當用力在肘部上下擦摩 0.5～1 分鐘，以肘部發熱為佳，擦摩部位可適當大一些。

具有溫經散寒、調理氣血的作用。

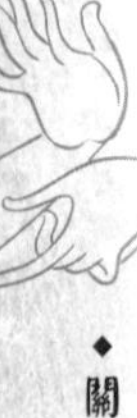

○掌揉肘痛處

以一手掌心放在患側肘痛處，做順時針、逆時針的揉動 0.5～1 分鐘，以局部發熱為佳。

具有溫經散寒、通絡止痛的作用。

○推揉肱骨外上髁

以一手拇指指腹按在患側肱骨外上髁處，適當用力，做上、下推揉動作，約 1 分鐘。

具有鬆黏解痙、活血止痛的作用。

○理筋手法

患者正坐，按摩者先用拇指在肱骨外上髁及前臂橈側痛點處彈撥、分筋；然後用一手由背側握住腕部，另一手掌心頂托肘後部，拇指按壓在肱橈關節處，握腕手使橈腕關節掌屈，並使肘關節做屈、伸交替的動作，同時另一手於肘關節由屈曲變伸時在肘後部向前頂推，使肘關節過伸，肱橈關節間隙加大，如有粘連時，可解除粘連。

日常調理指南

早期局部停止活動，用石膏固定，部分患者經休息可自行緩解。

避免過度疲勞，儘量少做伸腕運動。

進行體育運動前，要做好充分的準備活動。平時活動較少的人，應避免突然的肘部過度活動。

從事反覆伸屈肘關節工作的中老年人，應注意勞逸結合，適度進行有針對性的鍛鍊。

平時操作電腦、料理家務前，要做好熱身運動，特別是手臂和手腕的內旋、外旋、背伸練習。

每次活動後，要重視放鬆練習。最好按摩手臂，使肌肉柔軟不僵硬，保證手臂肌肉與收縮的協調性，減少「網球肘」的產生。

有效地使用彈力繃帶和護肘，對慢性「網球肘」的傷情擴展有一定的限制。

腕關節損傷

腕關節由橈尺遠端關節、腕骨間關節、橈尺腕關節、腕中關節、腕掌關節組成。主要作用是使腕背伸、屈腕及前臂旋轉。病因以扭擰傷最為常見，如不慎跌倒，手掌或手背著地支撐，迫使腕部過度背伸、掌屈；或擰螺絲等用力過猛，腕部過度旋轉。此外，也有因腕部勞損過度、職業性勞損等引起。

臨床表現為腕部腫脹疼痛，功能活動障礙，動輒加劇，局部壓痛，慢性勞損者腫脹疼痛不明顯，僅有痠痛乏力或不靈活感覺。

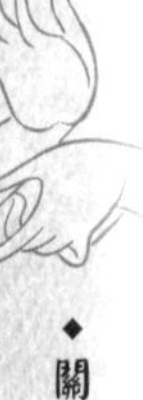

特效穴位按摩

○點揉陽谿穴

【位置】拇指向上翹起時，腕關節背側橫紋上兩根緊張的肌腱之間凹陷處。

【按摩方法】按摩者一手托住被按摩者腕部，用另一手拇指點按陽谿穴 0.5 分鐘，隨即順時針方向揉約 1 分鐘，然後逆時針方向揉約 1 分鐘。

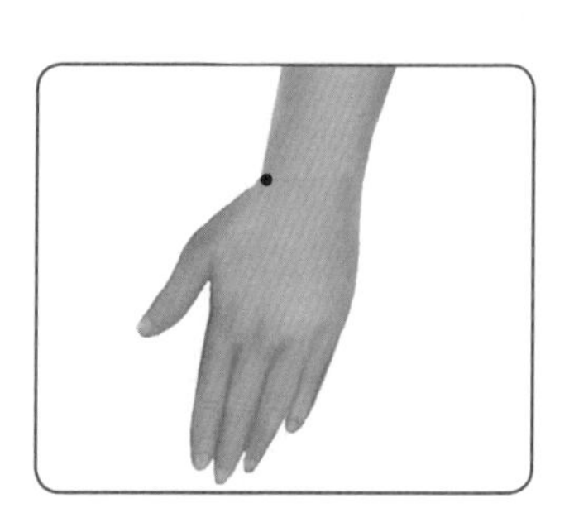

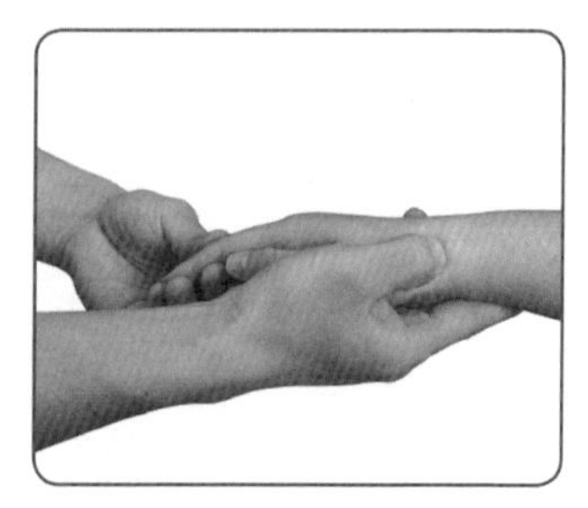

【功效主治】按摩此穴可清熱散風，通利關節。能夠改善腕關節疼痛、腱鞘炎、腕關節及其周圍軟組織疾病等。

○點揉外關穴

【位置】在腕關節橫紋上約三橫指寬處，手臂外側正中。

【按摩方法】按摩者用右手托住被按摩者前臂，用左手拇指點按外關穴約 1 分鐘，然後順時針方向按揉約 1 分鐘，逆時針方向按揉約 1 分鐘，以酸脹感向腕部和手放散為佳。

【功效主治】按摩此穴可清熱解表，通經活絡。能夠改善上肢關節炎、橈神經麻痺、手臂痛、腕關節扭傷等。

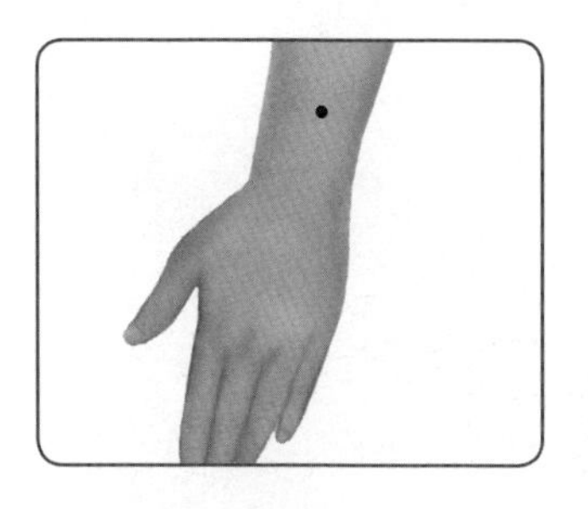

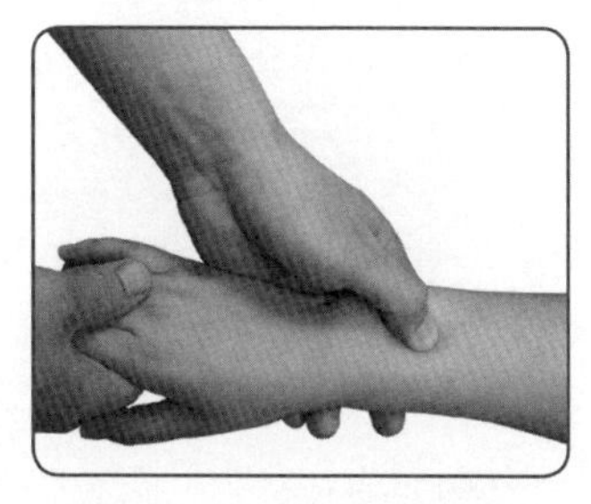

○按揉內關穴

【位置】手臂內側中間，腕關節橫紋上約三橫指寬處。

【按摩方法】前臂半屈，用一手的拇指指尖按於另一手的內關穴，其食指或中指則按著外關穴，向內對按 20 次。

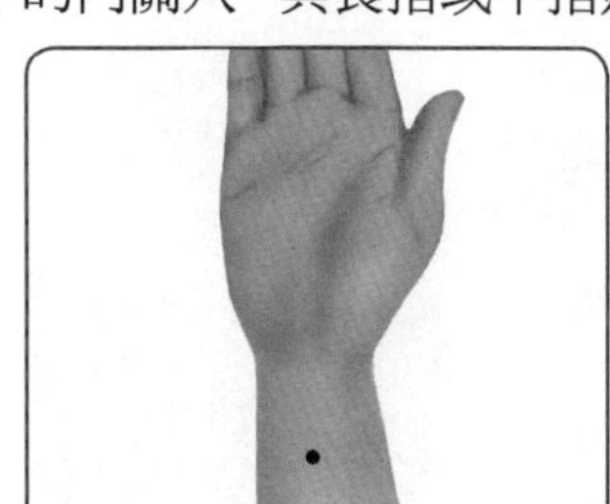

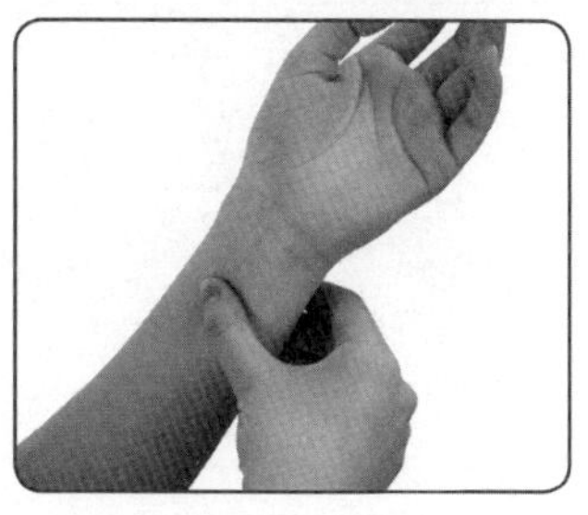

【功效主治】按摩此穴能夠改善腕關節扭傷等。

○點揉陽池穴

【位置】腕背橫紋上，背伸腕關節時緊張的肌腱外側緣。

【按摩方法】用右手拇指點按左手陽池穴 0.5 分鐘，順時針按揉約 1 分鐘，再逆時針按揉約 1 分鐘，以局部酸脹為佳。

【功效主治】按摩此穴可清熱通絡，通調三焦。能改善手腕部損傷、前臂及肘部疼痛、腕關節疼痛等。

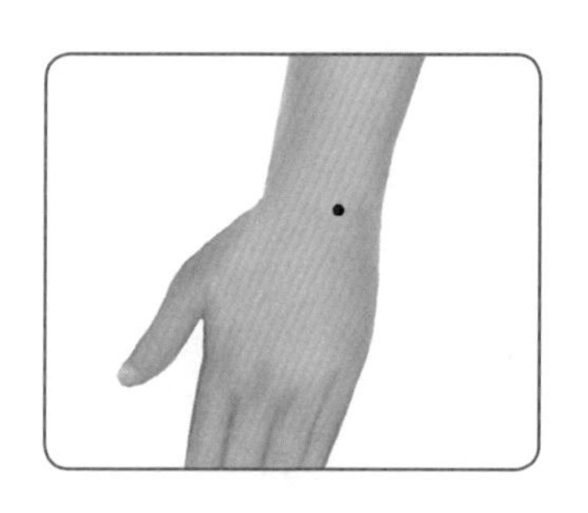

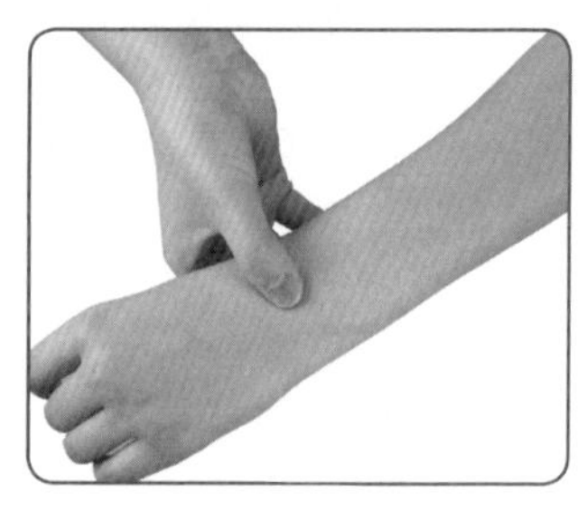

○點按腕骨穴

【位置】手背外側，第五掌骨基底部，與鉤骨之間凹陷處。

【按摩方法】按摩者拇指點按被按摩者腕骨穴約 1 分

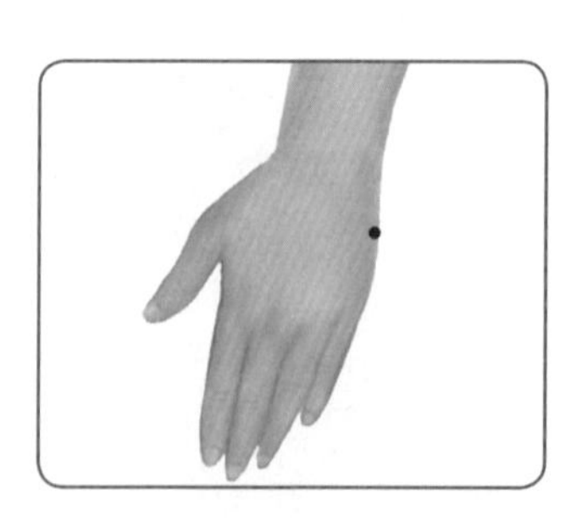

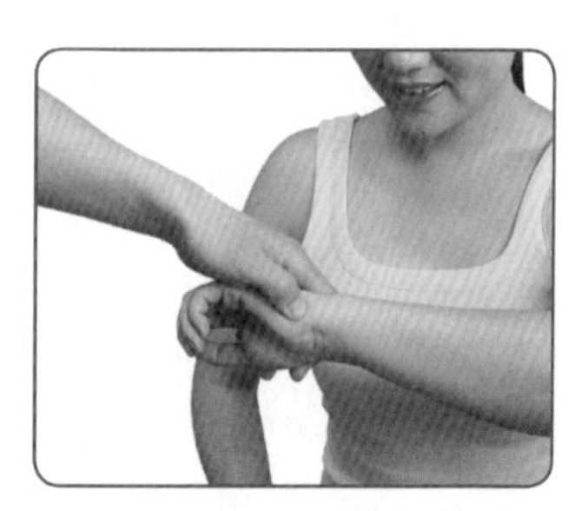

鐘，直到感覺酸脹為止，左右手交替進行。

【功效主治】按摩此穴可溫經祛寒，通絡止痛。能夠改善手臂痛、腕關節扭傷等。

○掐按神門穴

【位置】掌心向上，腕關節靠小指側之腕橫紋上。

【按摩方法】按摩者用左手拇指點按被按摩者右手神門穴約 1 分鐘，左右手交替進行，以局部酸脹為佳。

【功效主治】解除痙攣，治療腕關節的軟組織損傷與勞損等。

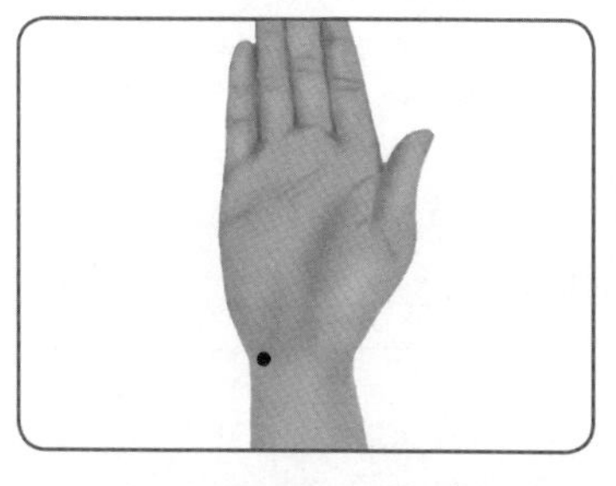

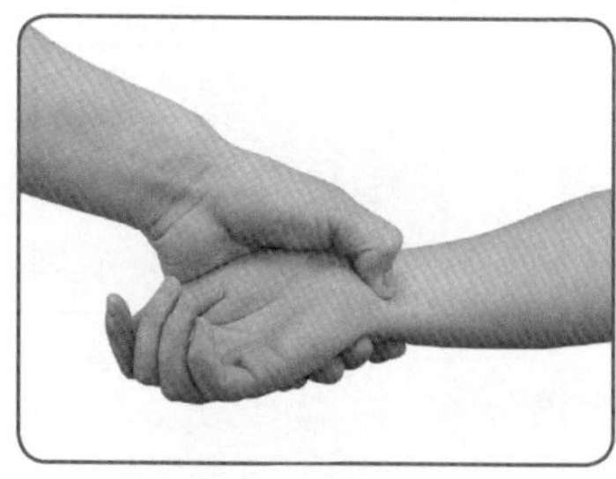

足底反射區按摩

步驟 01：食指扣拳法依次頂壓腎（圖 01-1）和腎上腺（圖 01-2）反射區各 50 次。

步驟 02：拇指指腹推壓法推按頸椎反射區 30 次。

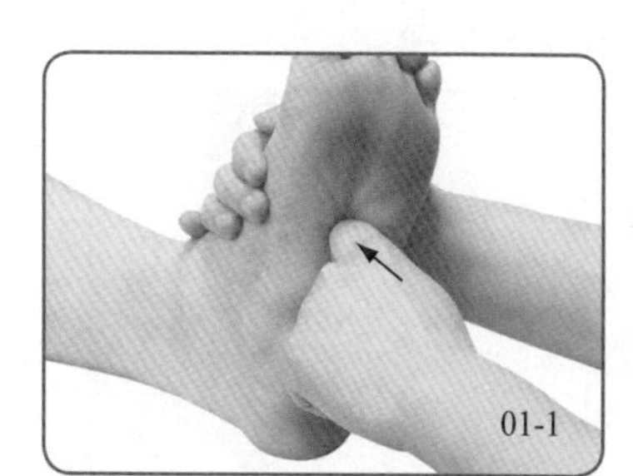
01-1

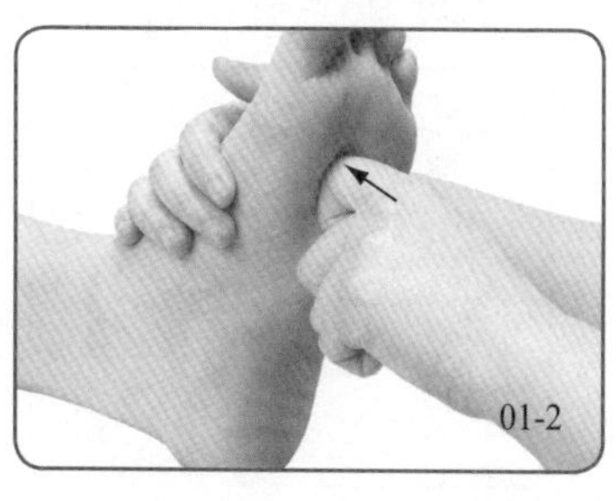
01-2

步驟 03：食指扣拳法依次頂壓膀胱（圖 03-1）、膽（圖 03-2）、肝（圖 03-3）、脾（圖 03-4）、十二指腸（圖 03-5）反射區各 50 次，按摩力度以局部脹痛為宜。

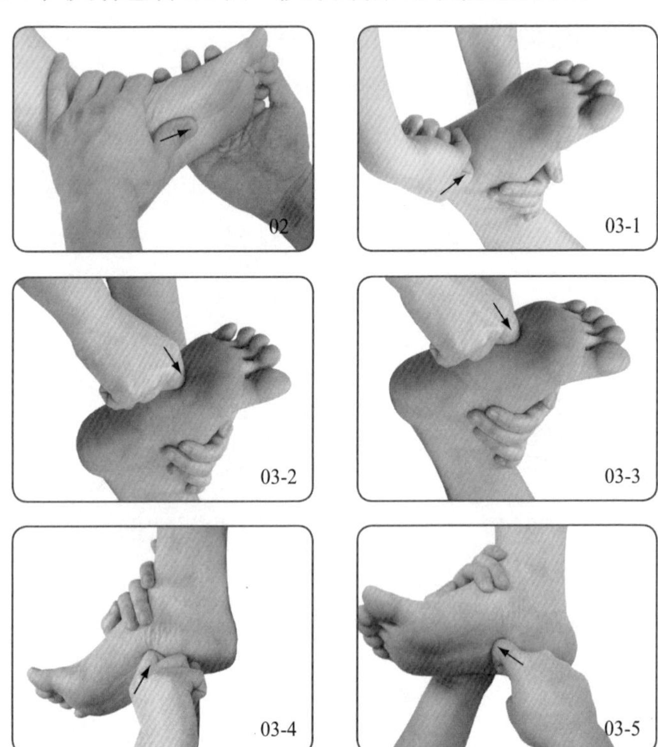

步驟 04：拇指指腹推壓法推按肺反射區 50 次。

步驟 05：食指扣拳法頂壓脾反射區 50 次。

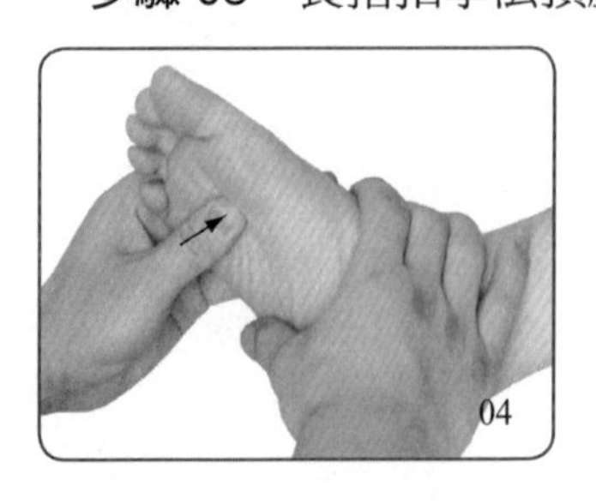

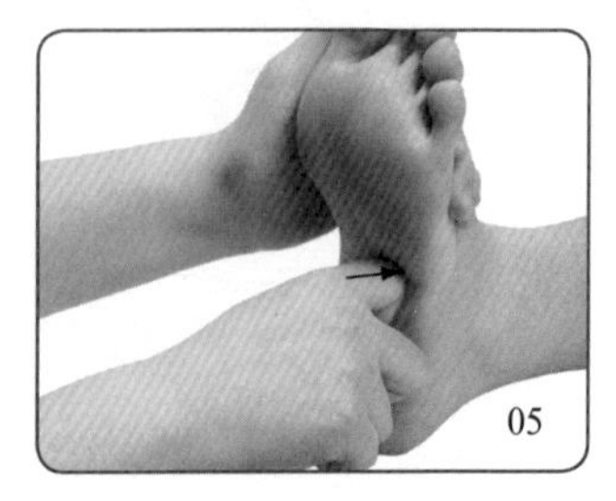

其他按摩方法

1.取坐位，一手將患側手部牽引固定，另一手以掌擦患側腕部 2 分鐘，以透熱為度。

2.取坐位，放鬆腕部，用雙手拇指按壓患側腕關節背側，其餘四指握住腕部進行拔伸牽引，在牽引下將腕部旋轉搖動 4 次。

3.在傷處周圍用揉法揉 4 分鐘，改善局部的血液循環。

4.作腕部牽拉拔抻搖晃，在壓痛點部位，作腕關節拔抻下的屈腕動作。

5.拿住拇指第 1 掌骨，自外向裏搖晃 4～5 次，按上法依次拔抻 2～5 指，最後雙手握住患腕上部上下抖動數十次。

按摩時的注意事項

推拿治療腕部急性損傷後，疼痛和腫脹較為明顯，所以，手法操作宜輕柔。

日常調理指南

扭傷初期局部往往出現腫脹，24 小時以內，可用冰塊或涼毛巾進行冷敷，以防腫脹擴大；一天之後再採用熱敷，以改善血液循環，促進瘀血吸收，會有較好的效果。

可服用祛淤消腫止痛藥如七鳌散、舒筋活血片、三七傷藥片、跌打丸等藥物，以舒筋活絡，活血散瘀。

固定法對較重的腕關節扭傷較為有效。可以在扭傷部位，用兩塊夾板，掌背側各一塊，將腕關節固定於功能位兩週，去除固定後，加強功能鍛鍊並進行推拿治療。

腕管綜合徵

腕管綜合徵又稱為遲發性正中神經麻痺，是正中神經在腕管內受壓而產生的食指、中指疼痛、麻木和拇指肌肉無力感等症候。

局部骨折脫位、韌帶增厚或管內的肌腱腫脹、膨大使腕管相對變窄，致使腕部正中神經慢性損傷產生腕管綜合徵。

多發於 30 ~ 50 歲的音樂家、教師、編輯、記者、建築設計師、礦工等。此外，孕婦、風濕性關節炎患者也可能患上此症。

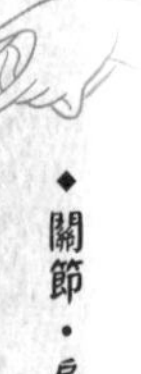

特效穴位按摩

○點揉陽谿穴

【位置】拇指向上翹起時，腕關節背側橫紋上兩根緊張的肌腱之間凹陷處。

【按摩方法】按摩者一手托住被按摩者腕部，用另一手拇指點按陽谿穴 0.5 分鐘，隨即順時針方向揉約 1 分鐘，然後逆時針方向揉約 1 分鐘。

【功效主治】按摩此穴可清熱散風，通利關節。能夠改善腕關節疼痛、腕管綜合徵、腱鞘炎、腕關節及其周圍軟組織疾病、前臂疼痛等。

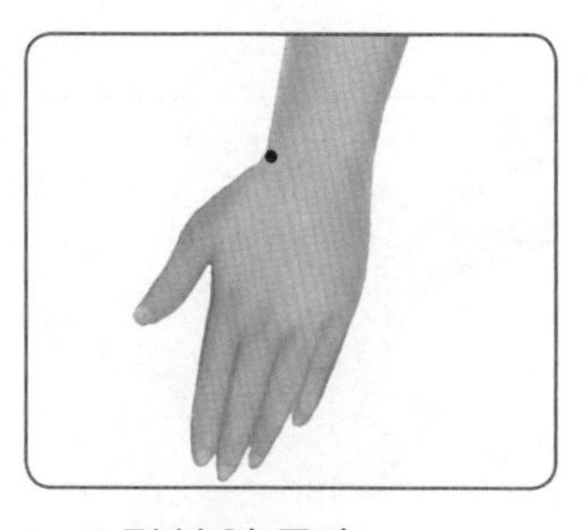

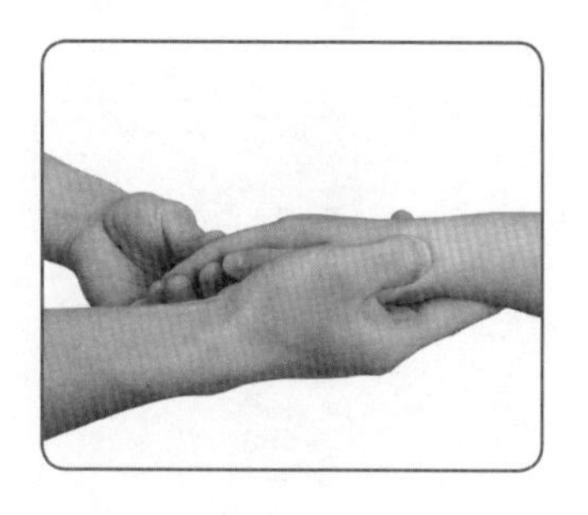

○點按腕骨穴

【位置】手背外側，第五掌骨基底部，與鉤骨間凹陷處。

【按摩方法】按摩者拇指點按被按摩者腕骨穴約 1 分鐘，直到感覺酸脹為止，左右手交替進行。

【功效主治】按摩此穴可溫經祛寒，通絡止痛。能夠改善腕管綜合徵、腕關節扭傷、腕關節及周圍軟組織疾病等。

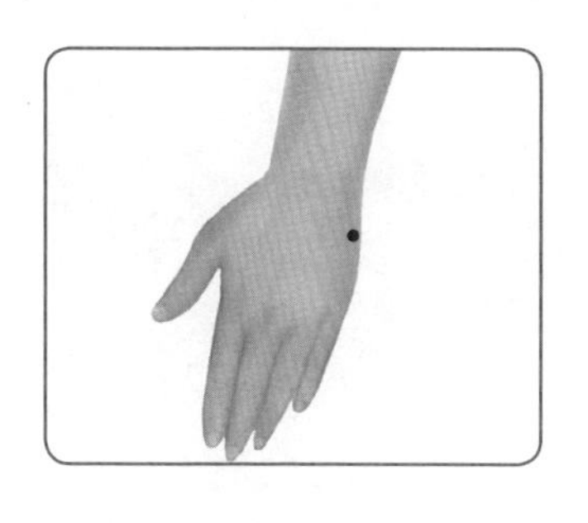

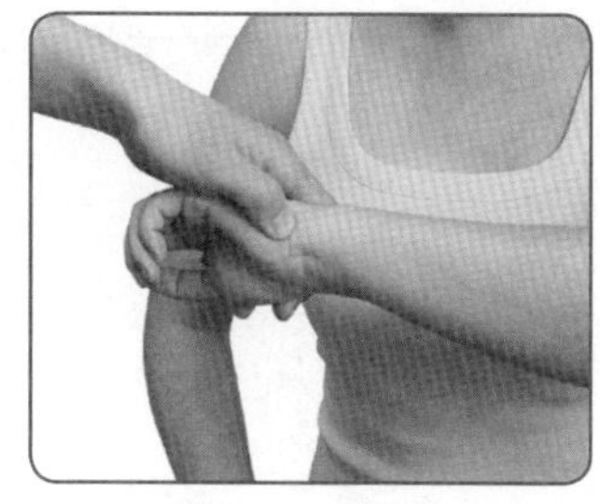

○按揉大陵穴

【位置】腕掌側橫紋中點。

【按摩方法】前臂半屈，用一手拇指螺紋面按於另一側大陵穴，順時針方向按揉 2 分鐘，以局部酸脹為佳。

【功效主治】按摩此穴可寧心安神，和營通絡。能夠改善腕關節及周圍軟組織疾患，腕管綜合徵，手腕扭傷等。

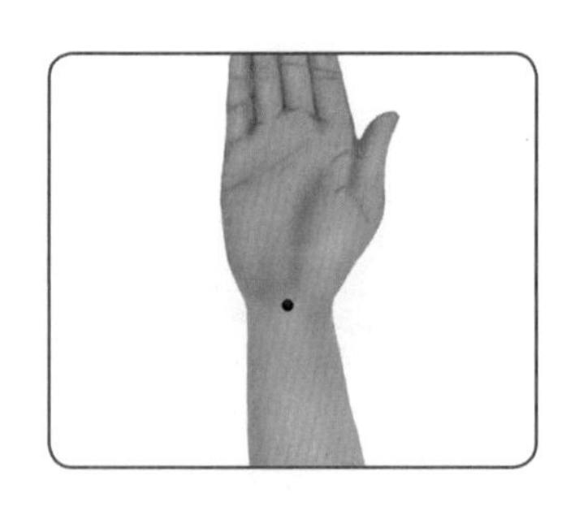
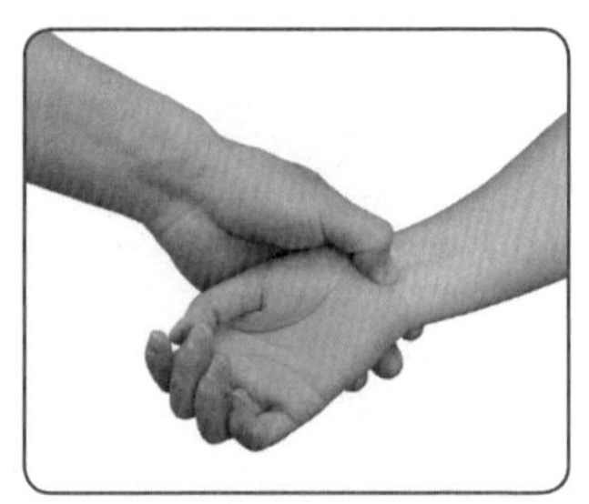

○推揉勞宮穴

【位置】手握拳時，中指指尖下。

【按摩方法】用一手拇指推揉另一手掌勞宮穴 2 分鐘，左右手交替，以局部有酸脹感為佳。

【功效主治】按摩此穴可促進手部血液循環，調節新陳代謝，增強手部關節肌肉的靈活性和彈性，改善腕管綜合徵等。

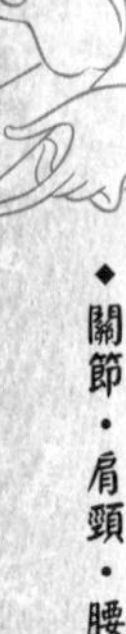

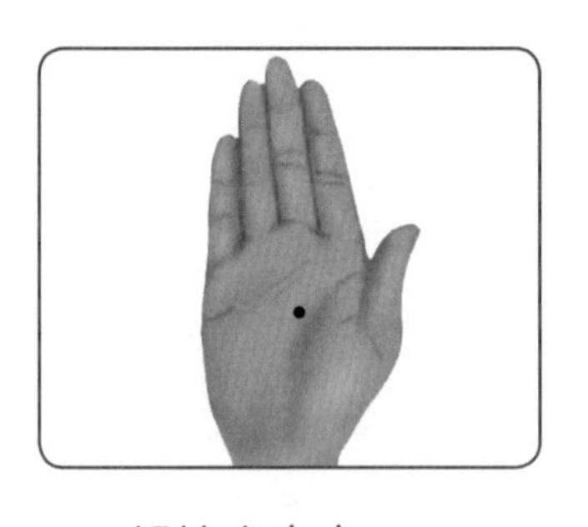
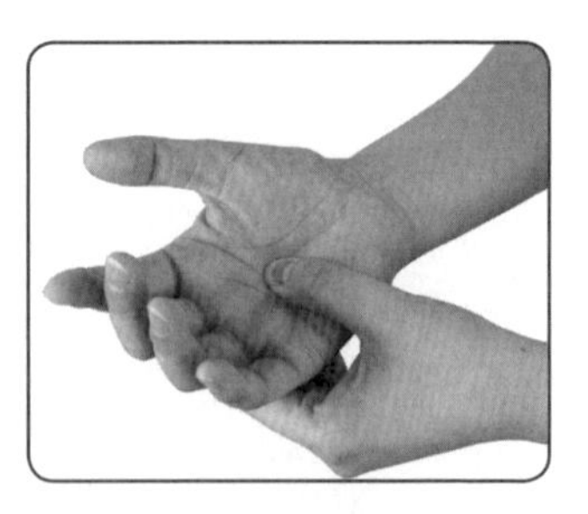

○掐按少商穴

【位置】大拇指指甲根內側一點。

【按摩方法】按摩者指甲掐按被按摩者少商穴 30 秒，放鬆 10 秒，反覆操作 10 餘次，左右手交替進行。

【功效主治】經常按摩此穴可通經活絡，鎮痛開竅。能夠改善手腕疼痛、腕管綜合徵等。

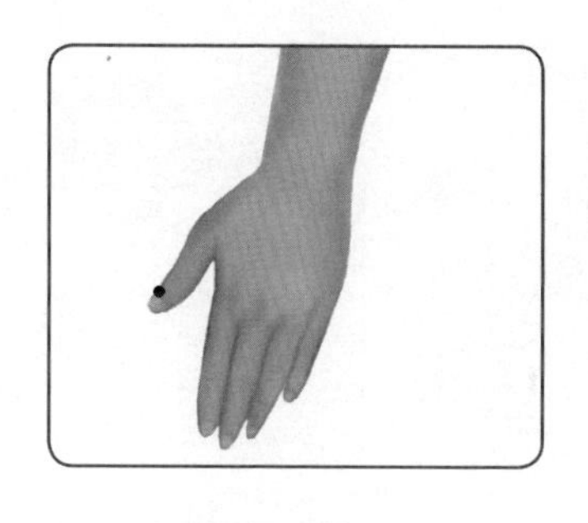
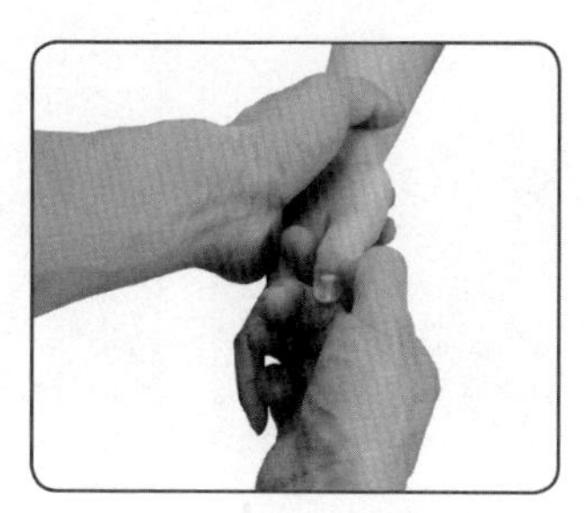

○掐揉合谷穴

【位置】手背部，拇指與食指的根部交接處，肌肉最高點。

【按摩方法】按摩者用一手拖住被按摩者一手手掌，用另一手拇指指腹掐揉被按摩者合谷穴 30 次。

【功效主治】合谷穴為經絡合穴，鎮痛通絡。經常按摩能夠改善手腕疼痛、腕管綜合徵等。

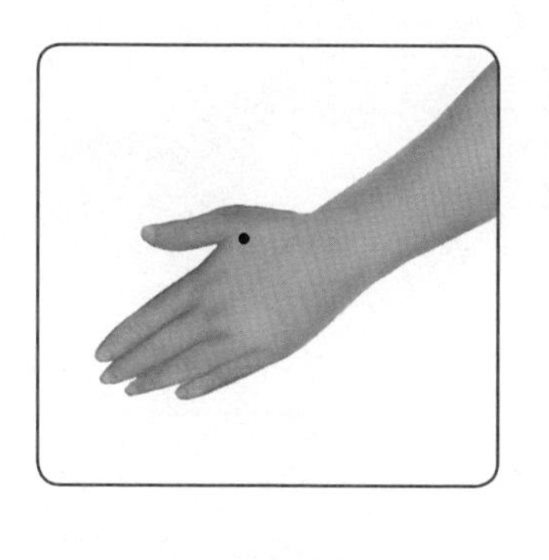
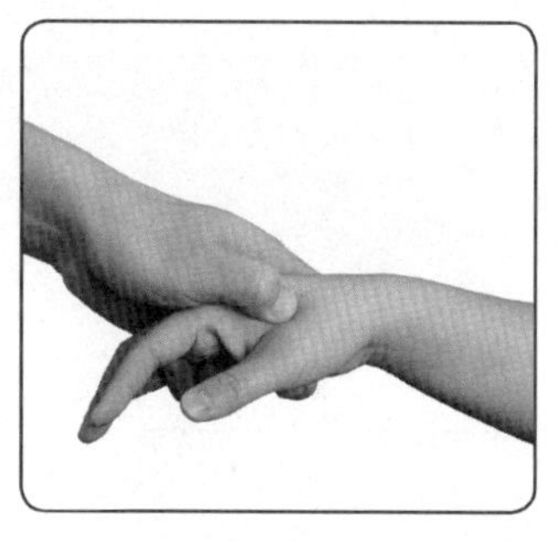

足底反射區按摩

步驟 01：拇指指腹推壓法推按輸尿管反射區 50 次。

步驟 02：拇指指腹推壓法推按肺反射區 50 次。

步驟 03：拇指指腹推壓法推按甲狀腺反射區 50 次。

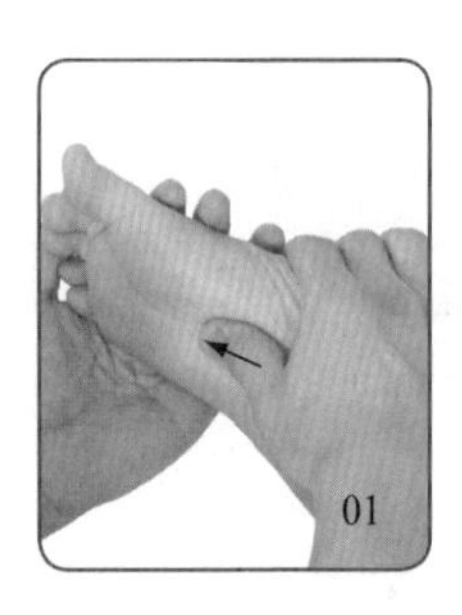
01

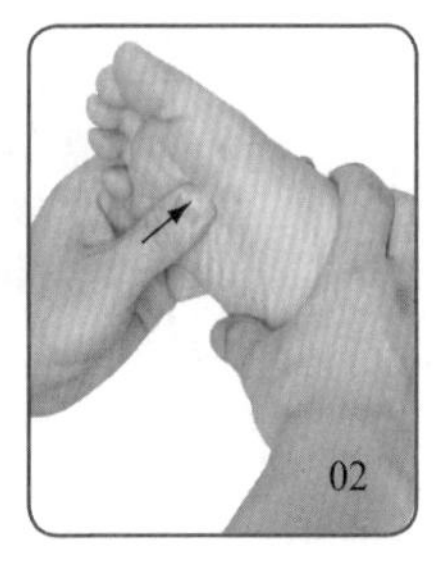
02

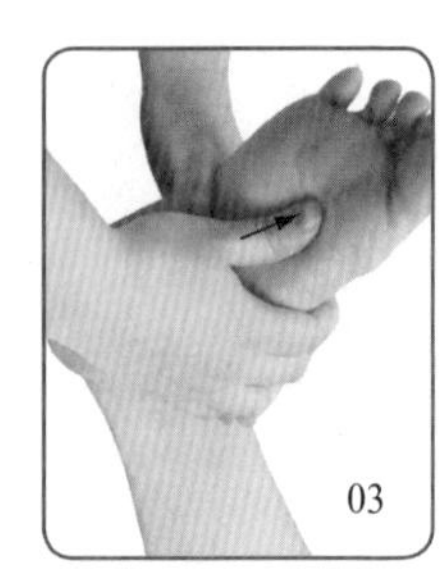
03

步驟 04：食指扣拳法依次頂壓腎（圖 04-1）、肝（圖 04-2）、腎上腺（圖 04-3）、膀胱（圖 04-4）反射區各 50 次，以局部脹痛為宜。

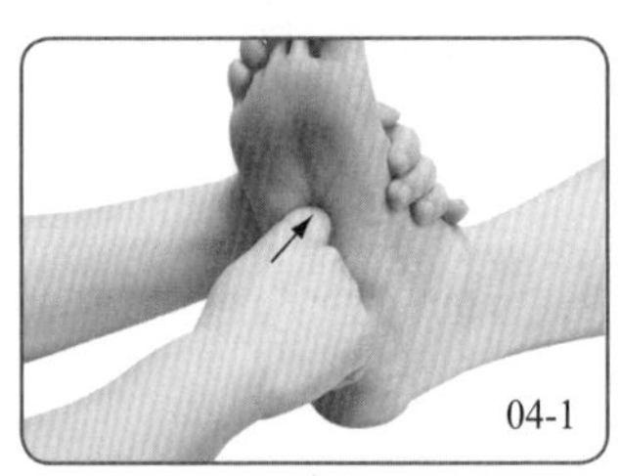
04-1

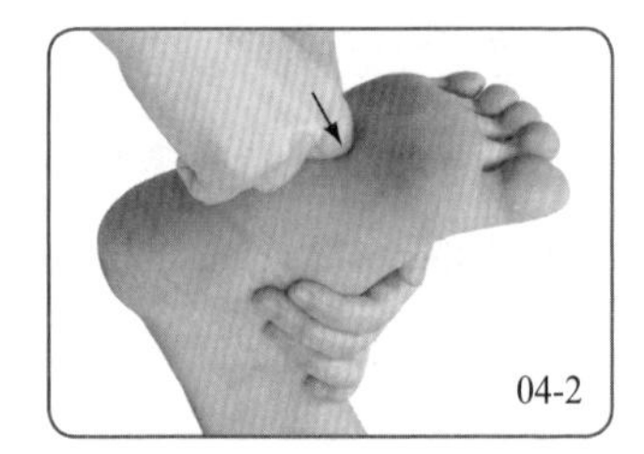
04-2

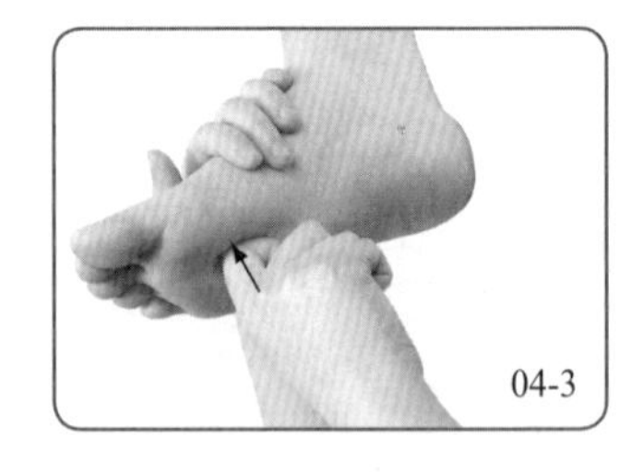
04-3

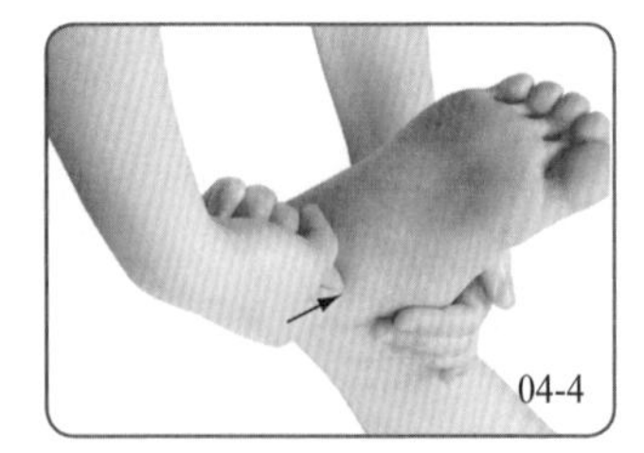
04-4

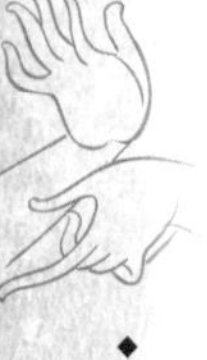

其他按摩方法

○拔伸法

按摩者一手握住患肢前臂遠端，另一手握住掌指部，兩手在緩慢輕度向相反方向牽引的同時，握掌指之手幫助腕關節做背伸和屈腕活動 5～7 次。

○震顫法

按摩者一手握住患肢前臂遠端，另一手握住掌指部，兩手在緩慢輕度向相反方向牽拉的同時，握掌指之手反覆進行震顫活動1～2分鐘。

○推揉法

患者患肢伸直，掌心向內。按摩者一手托住患肘前臂，另一手的大魚際、拇指、食指著力沿手太陰肺經、手少陰心經和手厥陰心包經的循行線邊推邊揉，反覆施術3分鐘。然後，一手握住患側腕部，另一手拇指輕柔緩和地揉捏腕部及手掌橈側2分鐘。

○勒法

按摩者左手握住腕部，右手食指、中指的第二節挾持患肢手指末節遠端，急拉滑開發出「嘎嘎」聲。第二、三、四指依次進行。

日常調理指南

平時應養成良好的坐姿，不論工作或休息，都應該注意手和手腕的姿勢。如電腦的鍵盤應正對自己，如果斜擺在一邊，可能會導致手腕過度彎曲緊綳；把椅子調整到最舒適的高度，坐下時雙腳正好能平放在地面；讓屏幕處於視線水平或稍低。

保持手腕伸直，不要彎曲，但也不要過度伸展；肘關節成90°；坐時背部應挺直並緊靠椅背，而且不要交叉雙腳，以免影響血液循環。

增生性骨關節炎

增生性骨關節炎又稱為骨質增生症、骨性關節炎、退行性關節病、老年性關節炎、肥大性關節炎，是由於構成關節的軟骨、椎間盤、韌帶等軟組織變性、退化，關節邊緣形成骨刺，滑膜肥厚等變化，而出現骨破壞，引起繼發性的骨質增生，導致關節變形，當受到異常載荷時，引起關節疼痛、活動受限等症狀的一種疾病。一般骨質增生只發生於一側，以疼痛、麻木、腫脹為主。

多發生於 45 歲以上的中老年人，男性多於女性，常用腰部活動的重體力勞動者及運動員易患此病，最常見於膝、髖、腰椎、頸椎、肘等關節。

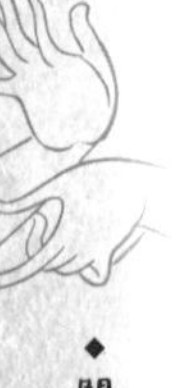

特效穴位按摩

○掌揉氣海穴

【位置】肚臍直下約二橫指寬處。

【按摩方法】雙掌交疊，放於氣海穴，順時針方向按

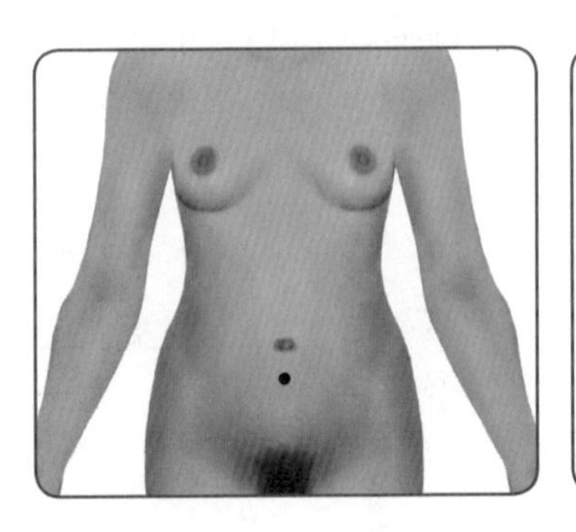

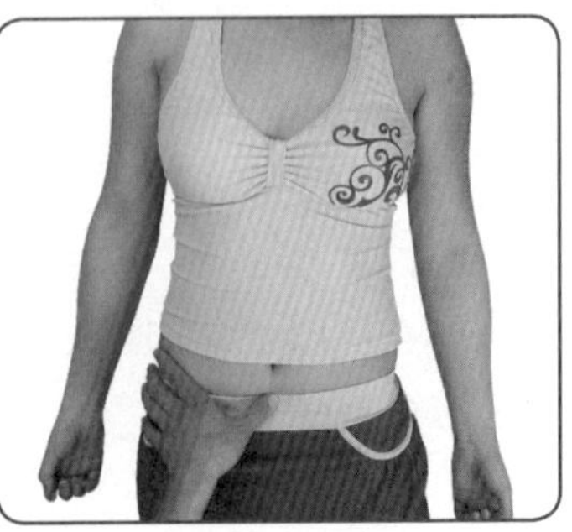

揉 2 分鐘，揉至發熱時療效佳。

【功效主治】按摩此穴可益氣助陽，調經固經。能夠改善骨質的營養供給，改善骨骼密度，預防及改善骨質增生等。

○按揉關元穴

【位置】臍下四橫指，腹正中線上取穴。

【按摩方法】取仰臥位，先用食指或中指順時針方向按揉關元穴 2 分鐘，再點按 0.5 分鐘，以局部有酸脹感為度。

【功效主治】改善頸椎病、骨質增生、骨結核等。

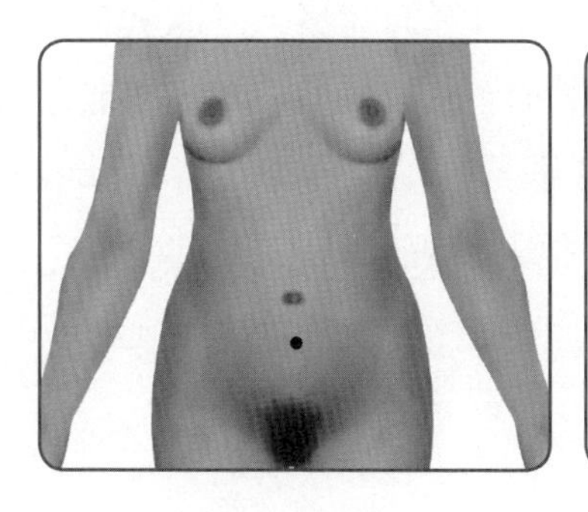

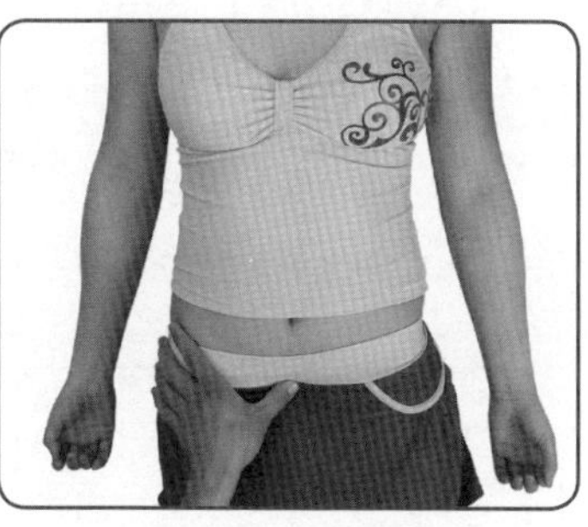

○按揉大椎穴

【位置】頸椎根部，第七頸椎下緣。

【按摩方法】被按摩者取坐位、低頭，按摩者站於其身後，用大拇指順時針方向按揉大椎穴約 2 分鐘，然後逆時針按揉約 2 分鐘，以局部感到酸脹為佳。

【功效主治】經常按摩此穴可疏風散寒，活血通絡。能夠改善脖子痛、落枕、頸椎病、骨質增生等。

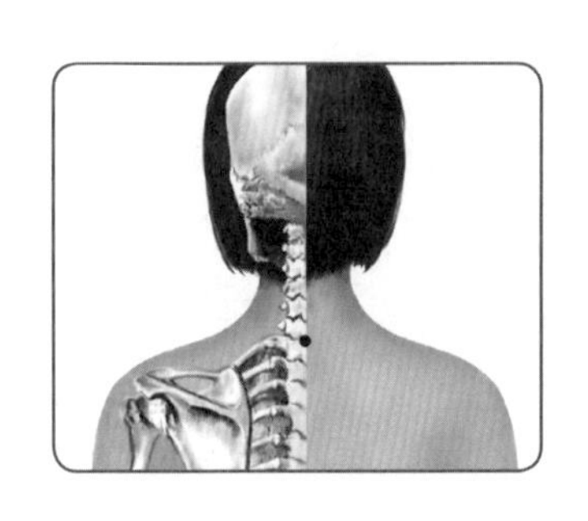

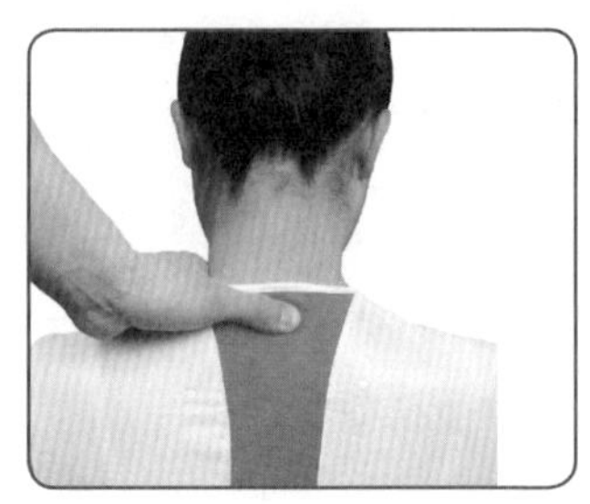

○按揉命門穴

【位置】腰部，位於第二腰椎棘突下緣的凹陷中。

【按摩方法】被按摩者俯臥，按摩者用大拇指順時針方向按揉 2 分鐘，然後逆時針方向按揉 2 分鐘。

【功效主治】經常按摩此穴可舒通經絡，促進氣血運行，對改善腰痠腿軟、腰肌勞損、腰椎間盤突出、腰椎骨質增生、棘間韌帶炎、全身疲勞，以及陽痿、滑精、早洩、性慾淡漠、月經不調等所致的腰痛有顯著療效。

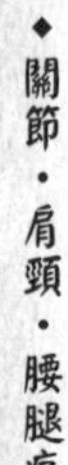

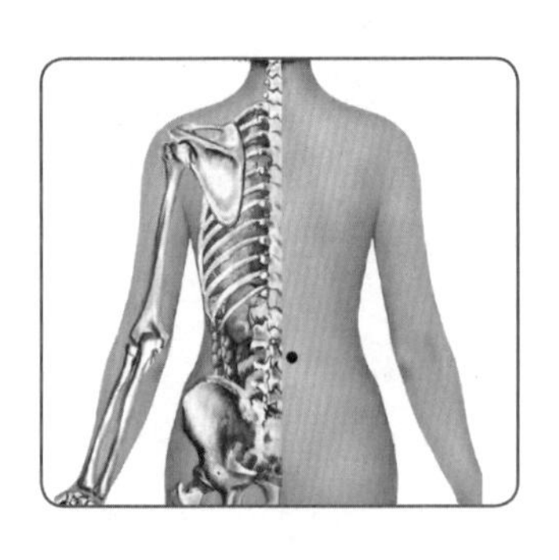

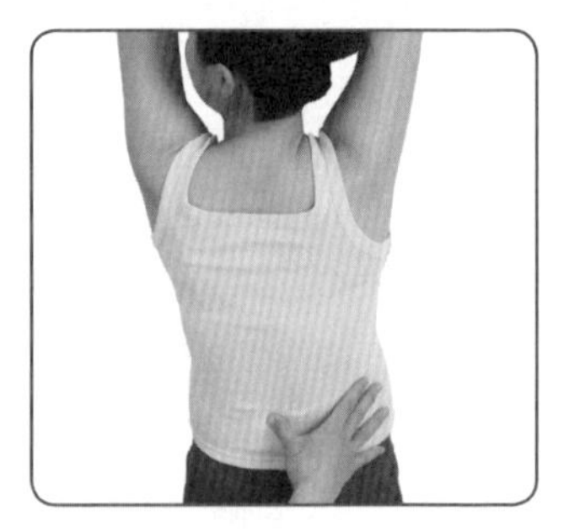

○點揉膝眼穴

【位置】膝蓋骨下方兩側的凹陷中，內側稱內膝眼，外側稱外膝眼，又叫犢鼻。

【按摩方法】給被按摩者膝關節下面墊上薄枕，按摩者用拇指、食指點揉膝眼 1 分鐘，以局部有酸脹感為佳。

【功效主治】經常按摩此穴可活血通絡，疏利關節。能夠改善各種原因引起的膝關節病，如膝關節腫脹疼痛、膝關節半月板損傷、膝關節骨性關節炎，以及髕骨軟化症、骨質增生、腿痛等。

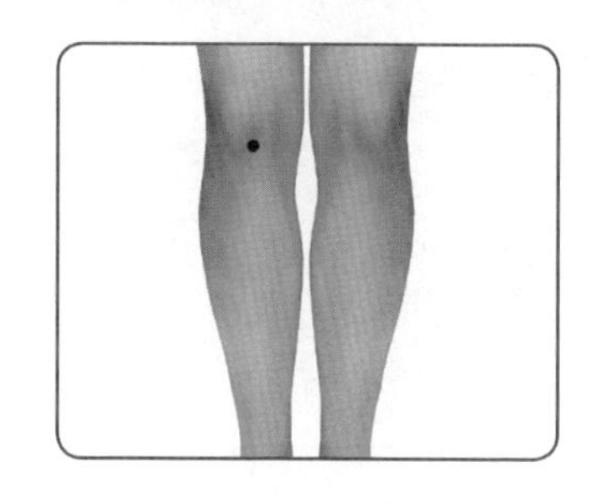

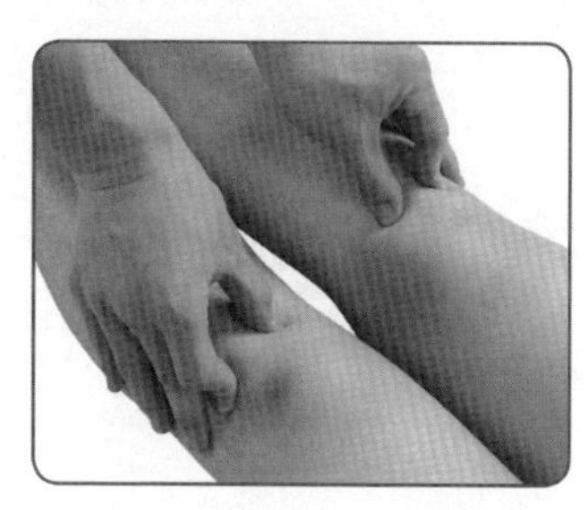

○按揉大杼穴

【位置】肩胛內側，第一胸椎棘突下旁開二橫指寬處。

【按摩方法】被按摩者取坐位或俯臥，按摩者雙手拇指順時針方向按揉該穴約 2 分鐘，以局部發熱為度。

【功效主治】經常按摩此穴可強筋骨，清邪熱。能夠改善頸椎病、腰背肌痙攣、背肌筋膜炎、關節骨質增生、骨結核等。

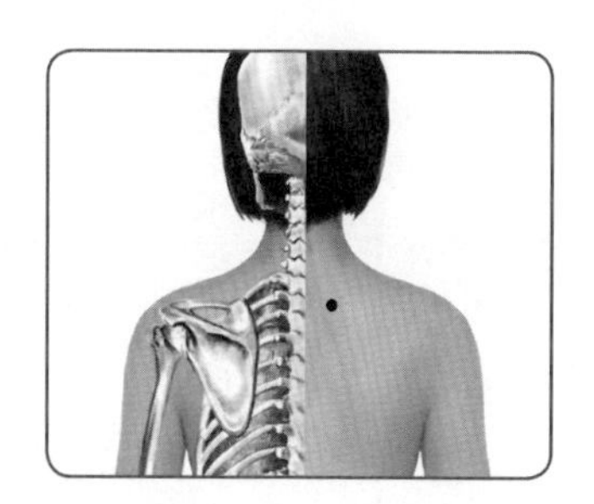

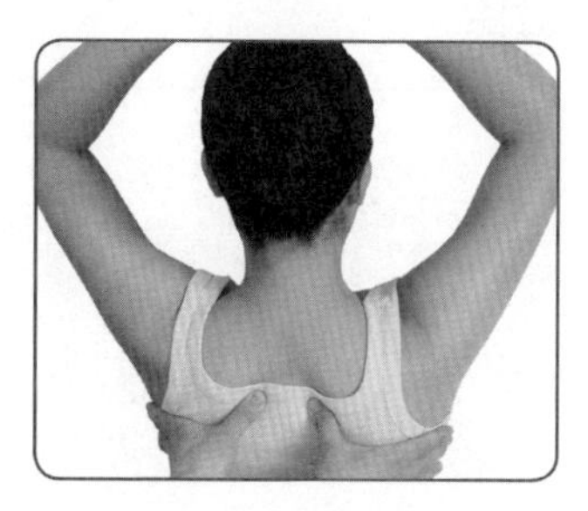

足底反射區按摩

步驟 01：食指扣拳法頂壓脾（圖 01-1）、肝（圖 01-2）、胃（圖 01-3）、小腸（圖 01-4）、下身淋巴結（圖 01-5）反射區各 50 次。

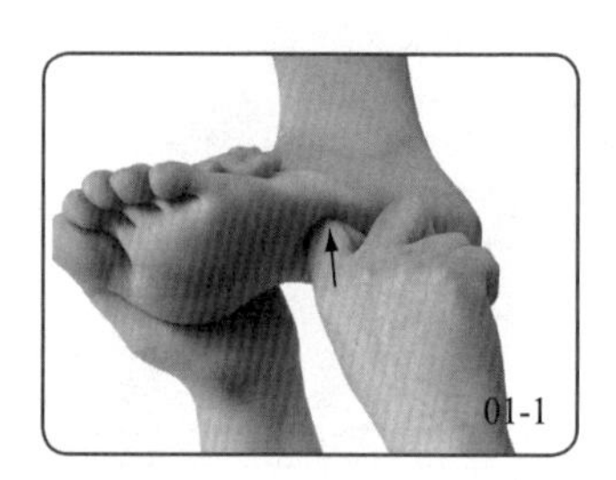
01-1

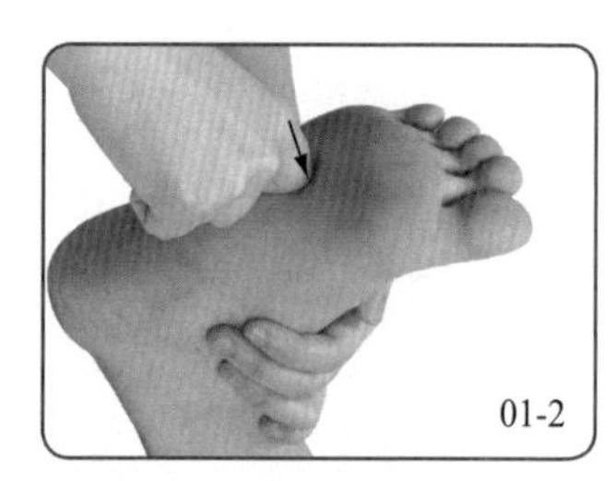
01-2

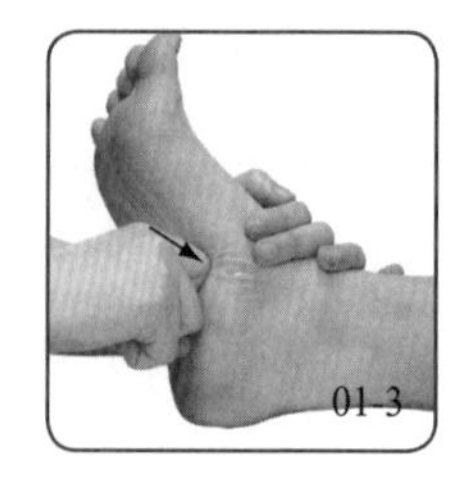
01-3

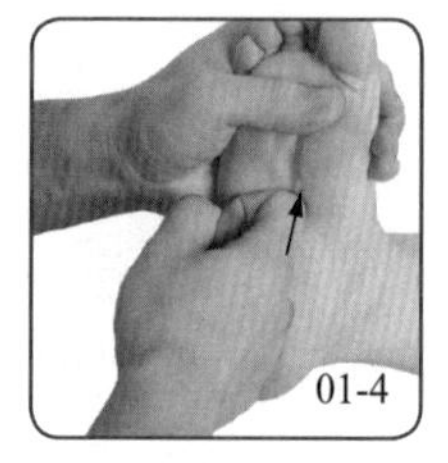
01-4

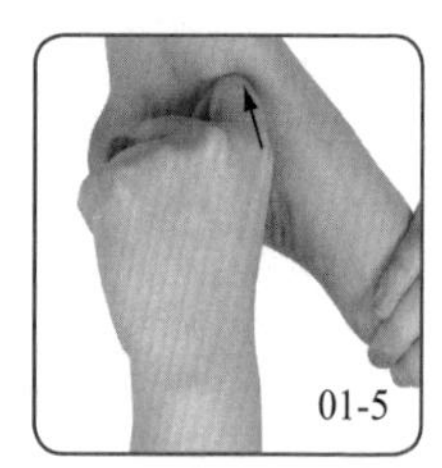
01-5

步驟 02：食指扣拳法依次頂壓胰腺（圖 02-1）、垂體（圖 02-2）、腎（圖 02-3）、腎上腺（圖 02-4）、腹腔神經叢（圖 02-5）反射區各 50 次，頂壓力度以稍覺疼痛為最佳。

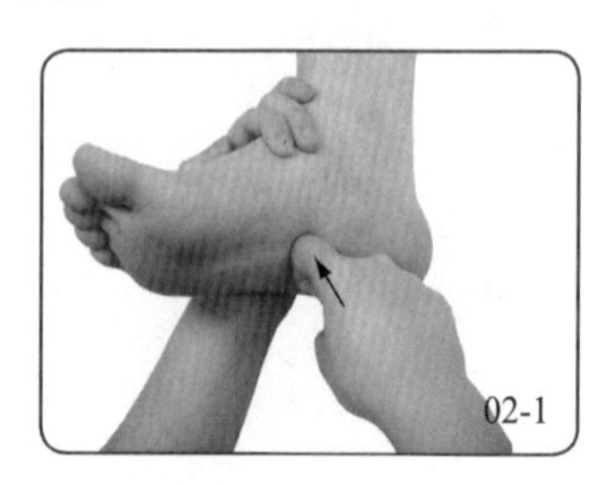
02-1

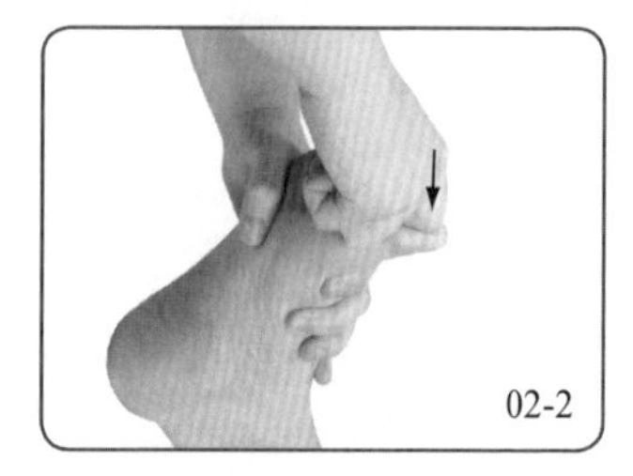
02-2

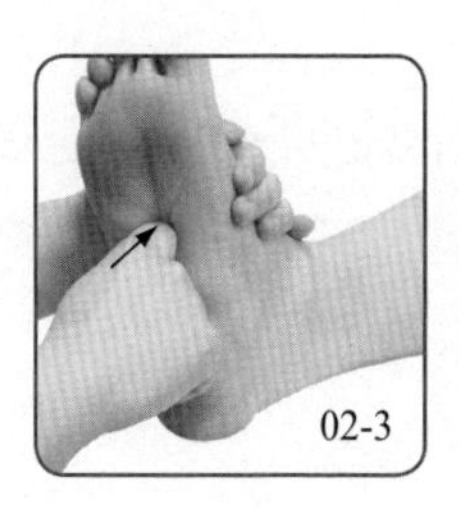
02-3

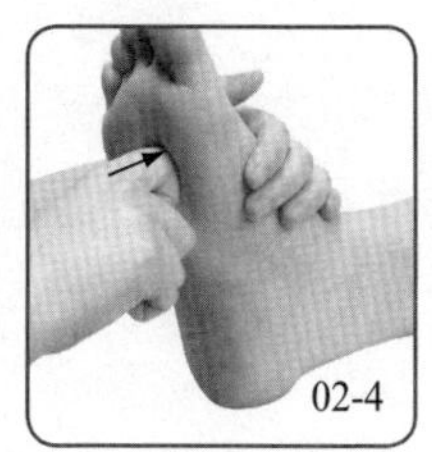
02-4

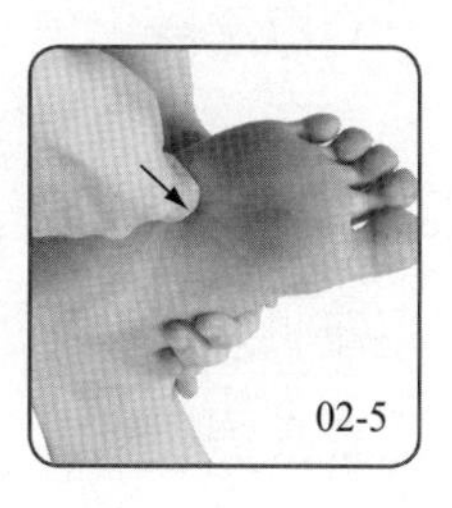
02-5

步驟 03：拇指推壓法依次推按升結腸（圖 03-1）、橫結腸（圖 03-2）、降結腸（圖 03-3）、輸尿管（圖 03-4）、肺（圖 03-5）反射區各 50 次，力度以酸脹為宜。

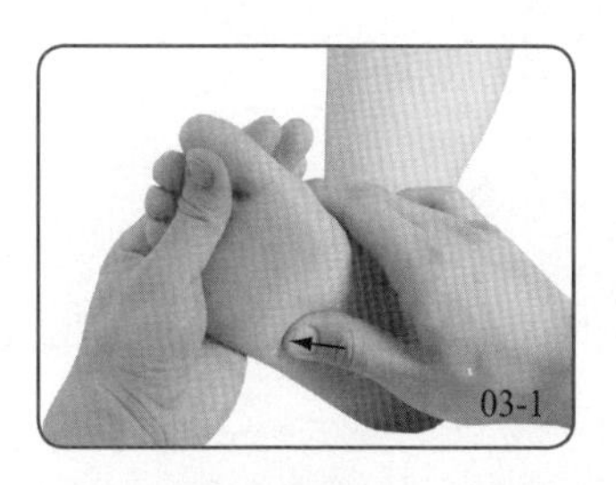
03-1

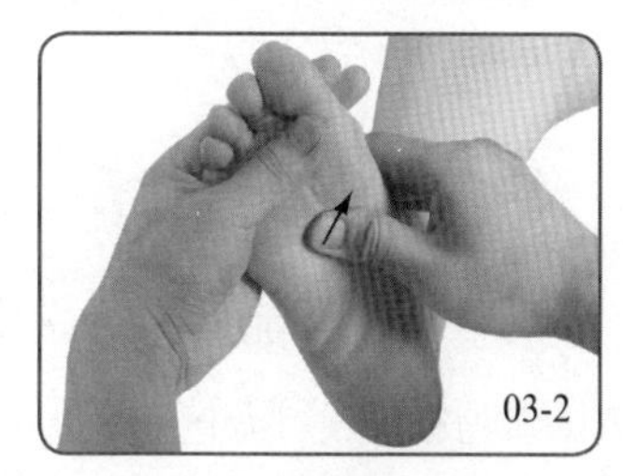
03-2

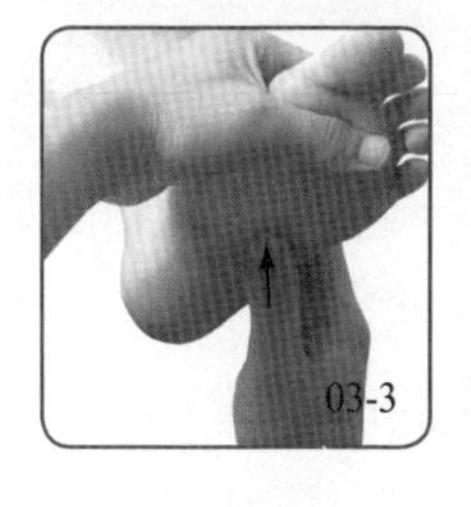
03-3

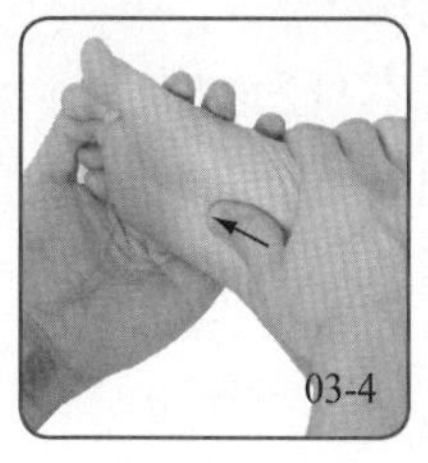
03-4

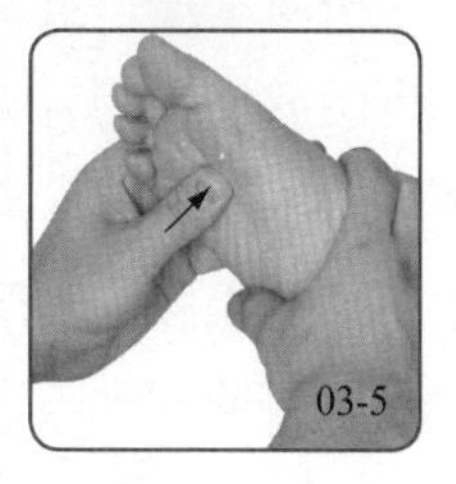
03-5

其他按摩方法

○擦腰

站立，兩腳分開同肩寬。兩手握拳，拳眼側貼著腰部用力上下擦動。從骶部開始，從下往上，儘可能高，擦動的速度要比較快。每次擦數十次。

○擦尾脊

兩手摩擦發熱後，以右手掌及四指緊貼骶骨處，另一手掌及四指置於右手掌及四指背部，兩手同時用力上下摩擦尾骶骨及尾骨尖下部，上下來回共摩擦 18～36 次。

○夾提頸肌

雙手十指交叉，用手掌根部向後夾提頸肌 2 分鐘，然後用手由肩至手反覆按摩多次。

○捋撥頸肌

用雙手輕持捋兩側頸肌，用食、中、無名三指向正中線撥患側頸肌 2 分鐘，撥健側頸肌 1 分鐘。

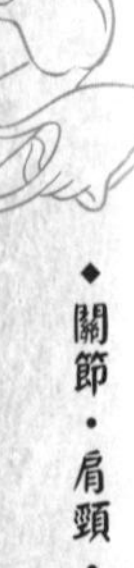

按摩時的注意事項

增生性骨關節炎患者做按摩治療可以減輕疼痛，但在做按摩時要注意以下幾點。

按摩手法不宜過重：

由於增生的骨質本身對組織有一定的刺激作用，產生炎性滲出和損傷，因此，在做按摩時，過重的手法只能加重組織的損傷，破壞局部的血液循環，使疼痛加重。有的腰痛患者讓別人用足踩背，嚴重時甚至造成癱瘓。

按摩應與其他治療方法綜合應用：

由於骨質增生的產生是身體內諸多因素綜合作用的結果，所以骨質增生的治療也應採用綜合治療方法。按摩只能促進組織局部的血液循環，對於引起骨質增生的其他因素不起作用。因此，在做按摩時配合理療、體育鍛鍊等，能產生事半功倍的效果。

按摩應堅持，不可半途而廢：

因為骨質增生非一日形成，用按摩的方法治療骨質增生，減輕症狀也非一日之功，要根據症狀的輕重、疼痛的部位制訂出按摩計劃，有計劃地進行治療。

日常調理指南

選擇橡皮底的鞋子對足部較好（勝過皮製的）。穿得舒適比穿得好看重要。慢跑鞋是不錯的選擇。避免走在堅硬的地面上，例如水泥地、木板，或無地毯的地板。可在腳跟處加護墊，以減輕疼痛。

軟墊可減輕骨質增生對周圍的壓迫，可以在骨刺相應的部位挖一個洞。

如果疼痛比較劇烈，可用亞麻仁敷袋熱敷；或者輪流用熱水及冷水泡腳，對減輕症狀大有好處。

每天堅持戶外活動半小時到 1 小時，注意勞逸適度。可以打門球、練太極拳、散步、做健身操等。

偏胖是引發骨質增生的原因之一，因此減肥也是一件刻不容緩的事。

勿吃任何柳橙類水果，尤其是橘子、橙子。也要儘量避免糖、酒、咖啡。

這些物質將阻礙復原過程，並擾亂體內的礦物質平衡。應進食高鈣食品，如多食牛奶、蛋類、豆製品、蔬菜和水果，必要時要補充鈣劑，還要增加多種維生素的攝入，如維生素 A 和維生素 D 等。

骨質增生的預防

○避免長期劇烈運動

長期、過度、劇烈的運動是誘發骨質增生的基本原因之一。尤其對於持重關節（如膝關節、髖關節），過度的運動使關節面受力加大，磨損加劇。長期劇烈運動還可使骨骼及周圍軟組織過度受力，造成局部軟組織的損傷，使骨骼受力不均，從而導致骨質增生。

○適當進行體育鍛鍊

適當的運動，特別是關節的運動，可增加關節腔內的壓力，有利於關節液向軟骨的滲透，減輕關節軟骨的退行性改變，從而減輕或預防骨質增生，尤其是關節軟骨的增生和退行性改變。因此，骨質增生康復的方法在於運動，意義在於消除或減輕增生部位的疼痛以及由此而造成的功能障礙，最大限度地恢復其生活和勞動能力，進而改善和提高患者的生活品質。

○減輕體重

體重過重是誘發脊柱和關節骨質增生的重要原因之一。過重的體重會加速關節軟骨的磨損，使關節軟骨面上的壓力不均勻，造成骨質增生。因此，對於體重超標的人，適當地減輕體重可以預防脊柱和關節的骨質增生。

風濕性關節炎

風濕性關節炎是一種與鏈球菌感染，或鏈球菌合併病毒感染有關的變態反應性疾病侵犯到關節的滑膜面發生的免疫性炎症。本病常發生於膝、踝、肩、肘、腕等大關節，可同時出現多個關節的紅腫熱痛。清晨起床時，身體睏倦、疲勞、痠痛、關節僵硬，這是關節風濕的初期症狀。急性風濕熱時，有低熱（38℃左右），關節紅腫、疼痛等症狀，局部皮下有風濕結節，嚴重時可有關節積液。在季節變化或陰雨不斷的天氣裏，疼痛會越發嚴重。

特效穴位按摩

○按揉秩邊穴

【位置】平第四骶後孔，骶正中嵴旁開四橫指寬處。

【按摩方法】取站立位，雙手掌根分別按於兩側秩邊穴，向外按揉 2～3 分鐘，以局部有溫熱感或酸脹感為度。

【功效主治】按摩此穴具有舒筋活絡、強壯腰膝、調理下焦的作用。多用於治療腰背痛、腰肌勞損、急性腰扭

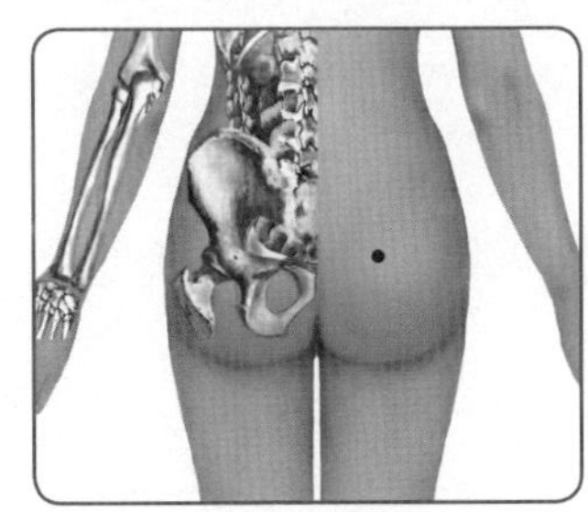

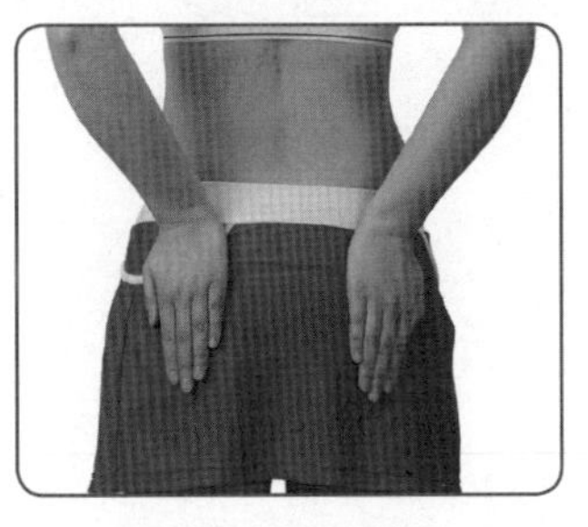

傷、坐骨神經痛、梨狀肌損傷綜合徵、風濕性關節炎、下肢痛、下肢癱瘓、腦血管病後遺症等。

○點揉膝眼穴

【位置】在膝蓋骨下方兩側的凹陷中，內側稱內膝眼，外側稱外膝眼，又被稱為犢鼻。

【按摩方法】給被按摩者膝關節下面墊上薄枕，按摩者用拇、食指點揉膝眼 1 分鐘，以局部有酸脹感為佳。

【功效主治】按摩此穴可活血通絡、疏利關節。多用於治療風濕性關節炎、膝關節腫脹疼痛等。

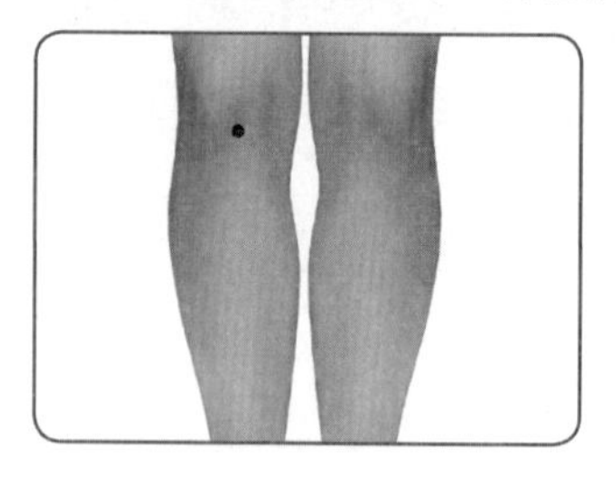
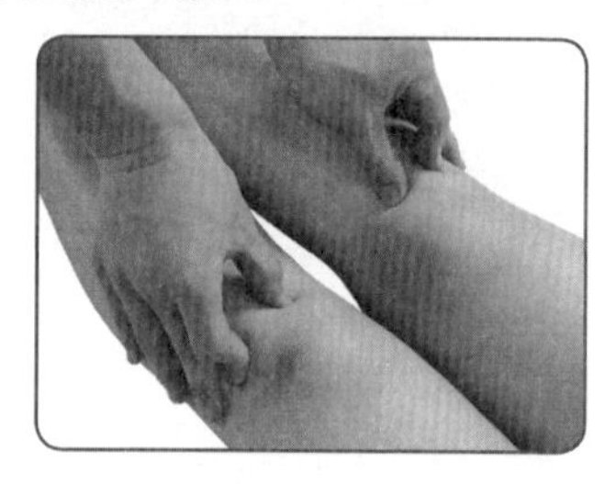

○按揉梁丘穴

【位置】屈膝，在髕骨外上緣上 2 寸處。

【按摩方法】取坐位，屈膝，用雙手拇指指尖壓迫約 1 分鐘，再向外按揉 2 分鐘。

【功效主治】按摩此穴可理氣和胃、通經活絡。多用於治療風濕性關節炎、髕骨軟化症、膝關節病變等。

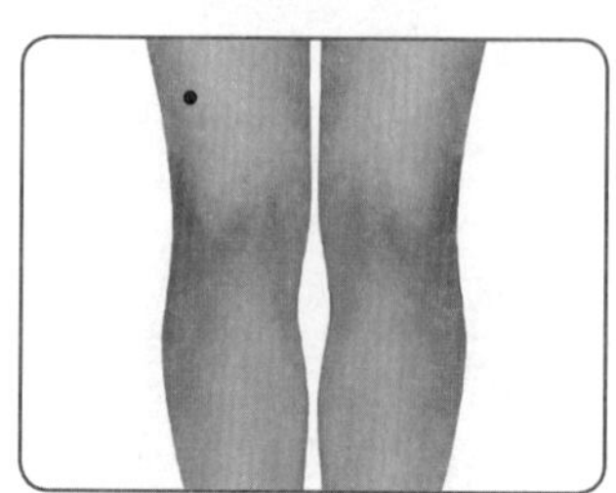
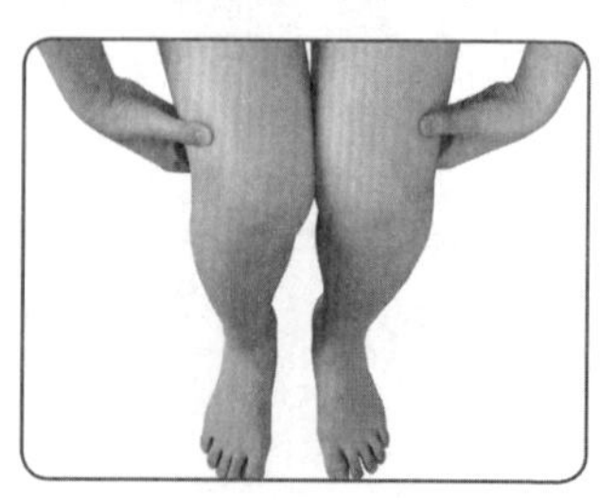

○按揉陽陵泉穴

【位置】在小腿外側腓骨小頭前下方的凹陷中。

【按摩方法】被按摩者取仰臥位或側臥位，按摩者用大拇指順時針按揉陽陵泉穴約 2 分鐘，逆時針按揉約 2 分鐘。

【功效主治】按摩此穴可疏肝利膽、強健腰膝。多用於治療膝關節周圍疼痛、膝關節腫脹、風濕性關節炎等。

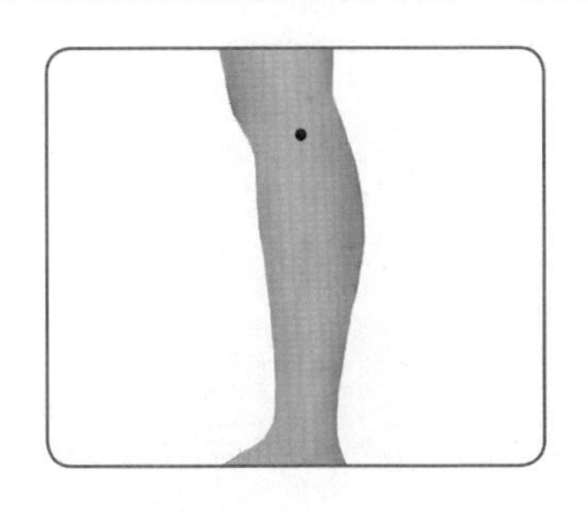

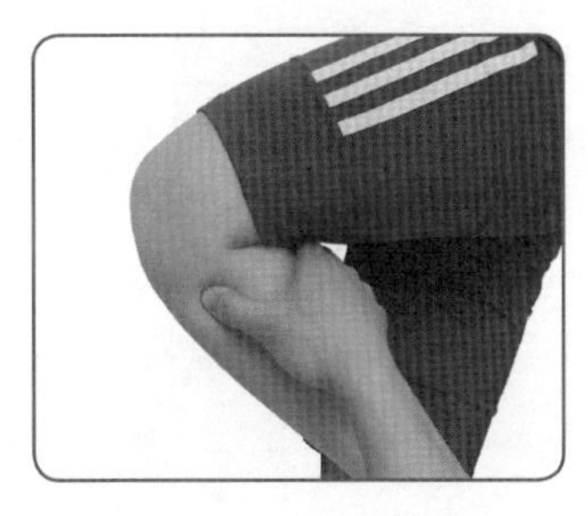

○按揉丘墟穴

【位置】在外踝前下緣。

【按摩方法】取蹲位，用中指按於丘墟穴（拇指附於內踝後），向外揉按 2 分鐘，力度以能夠忍受為度。

【功效主治】按摩此穴可健脾利濕、舒筋活絡。多用於治療坐骨神經痛、膝關節痛、踝關節及周圍軟組織疾病。

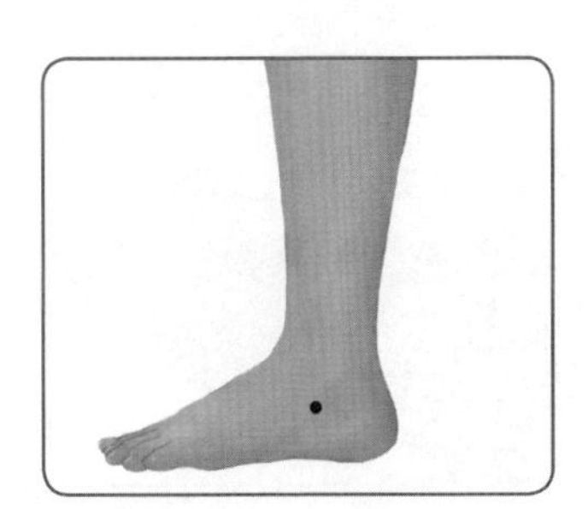

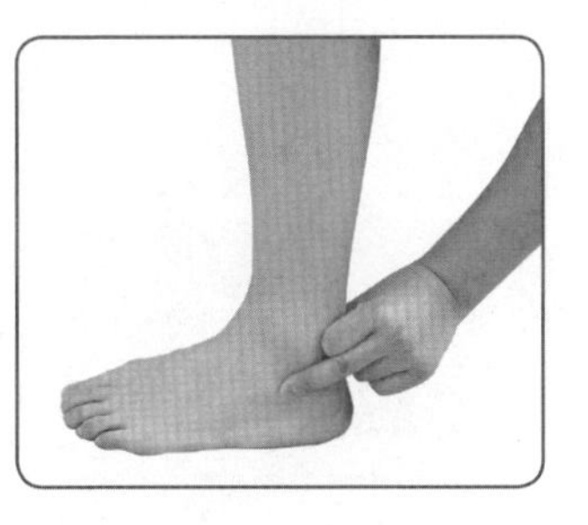

○點按足三里穴

【位置】位於脛骨外側，在膝蓋下方約四橫指寬處。

【按摩方法】被按摩者取仰臥位，按摩者用拇指順時針按揉該穴位 2 分鐘，然後逆時針按揉 2 分鐘，以局部酸脹為佳。

【功效主治】按摩此穴可扶正培元、通經活絡。經常按摩此穴可改善膝關節內的炎症，恢復關節的正常功能。

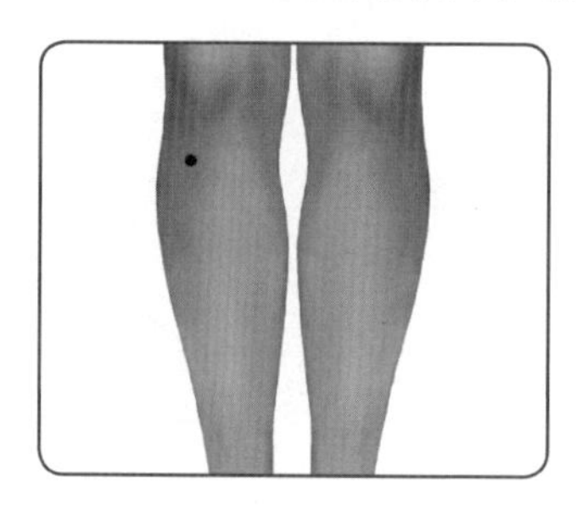

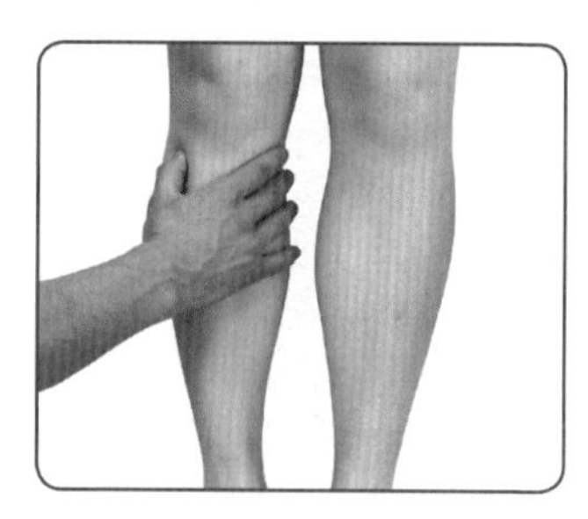

○推按崑崙穴

【位置】在外踝正後方凹陷中，外踝與跟腱之間。

【按摩方法】按摩者用手握住被按摩者踝部，用拇指指腹自上而下推按崑崙穴 2 分鐘，以局部有酸脹感為佳。

【功效主治】按摩此穴具有安神清熱、舒筋活絡的作用。可治療風濕性膝關節炎、踝關節扭傷、坐骨神經痛等。

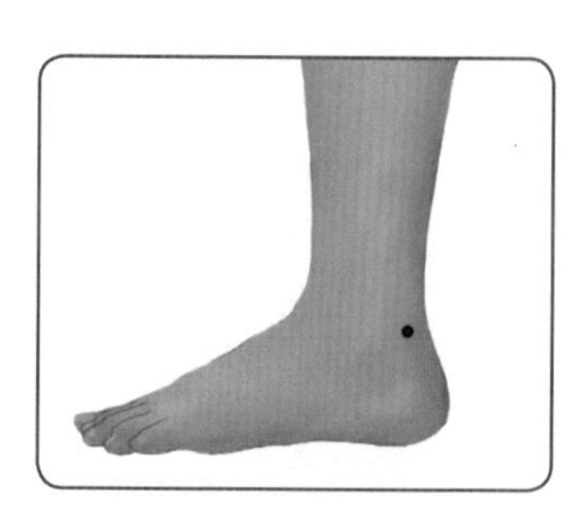

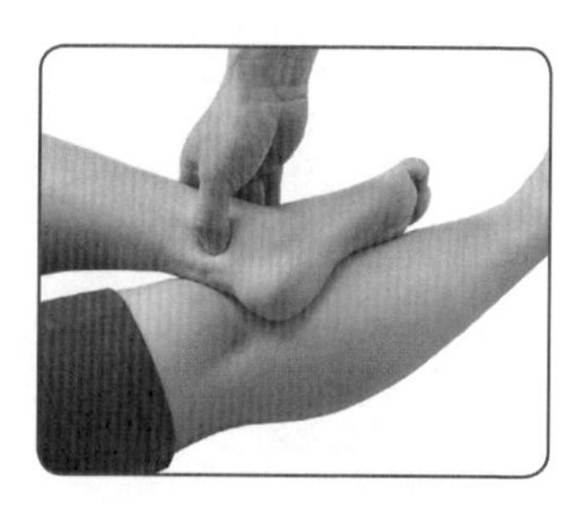

足底反射區按摩

步驟 01：食指扣拳法依次頂壓垂體（圖 01-1）、腎（圖 01-2）、肝（圖 01-3）、膀胱（圖 01-4）、甲狀旁腺（圖 01-5）、腎上腺（圖 01-6）反射區各 50 次，按摩力度以局部脹痛為宜。

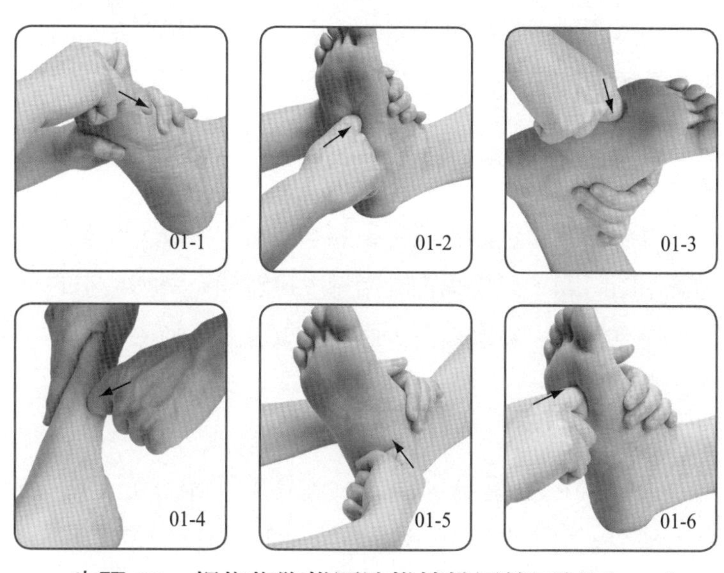

步驟 02：拇指指腹推壓法推按輸尿管反射區 50 次。

步驟 03：拇指指腹推壓法推按肺反射區 50 次。

步驟 04：食指扣拳法頂壓下身淋巴結反射區 50 次。

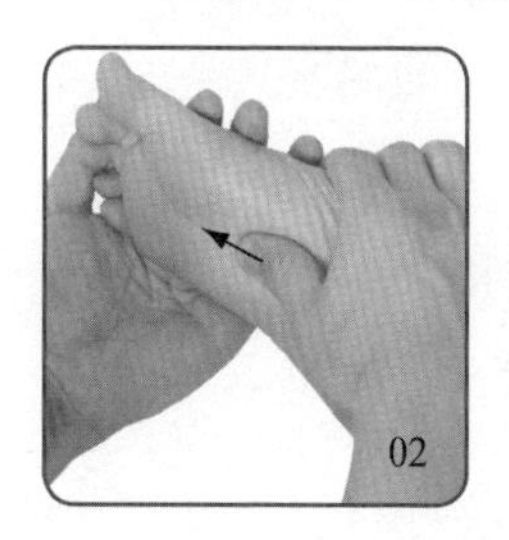

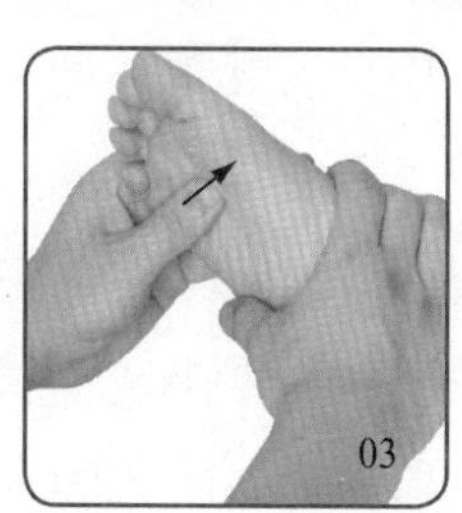

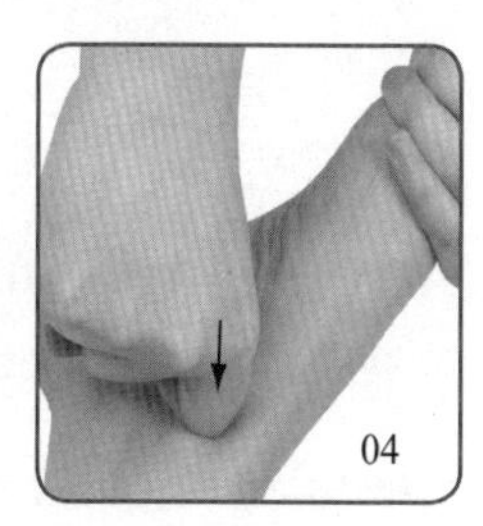

其他按摩方法

○擰捏大腿

由膝部開始向大腿根部，用雙手像擰毛巾一樣進行揉捏，揉捏約 5 分鐘。

○按壓大腿正面

用雙手的拇指按壓大腿的正面，可從膝部開始一直按壓至大腿根部，按壓約 5 分鐘。

日常調理指南

風濕性關節炎活動期可參照本病按摩治療，能縮短藥物使用的時間，減少藥物的劑量，還能補充藥物治本的不足。注意休息，勞逸結合，避免過重體力活動。

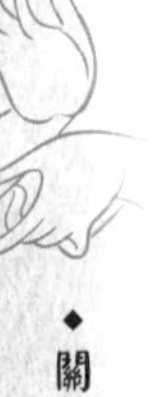

中藥外用方

生川烏、生草烏、蒼朮、乳香、沒藥、赤芍各 15 克，細辛、桑寄生各 10 克，皂角刺 20 克。行痺加防風、羌活、獨活；痛痺加麻黃、附子；著痺加當歸、川芎、木通。水煎，藥溫 35～40℃，燻蒸及按摩患處，每次 30～60 分鐘。

取蒼朮、桑葉、松葉、艾葉各適量，煎湯洗患處，可用於類風濕性關節炎；取馬錢子、乳香、甘草各 9 克，麻黃 2 克，透骨草 30 克，細辛 10 克，將以上藥物研粉，裝瓶備用。臨用時將藥粉用香油調成糊狀，敷於患處，然後用紗布或塑料布等物覆蓋，以紗布固定。

類風濕關節炎

類風濕關節炎是一種以關節滑膜炎為特徵的自身免疫性疾病。滑膜炎反覆發作，可導致關節內軟骨和骨的破壞，導致關節功能障礙，甚至殘廢。血管炎病變累及全身各個器官，故本病又稱為類風濕病。

發病人群以青壯年為多，初發時起病緩慢，患者多先有幾週到幾個月的疲倦乏力、體重減輕、胃納不佳、低熱和手足麻木刺痛等前期症狀，隨後發生關節疼痛、僵硬和畸形，並有骨和骨骼肌萎縮。

特效穴位按摩

○按揉環跳穴

【位置】側臥屈股，當股骨大轉子最高點與骶管裂孔連線間的外 1/3 與內 2/3 的交點處。

【按摩方法】取側臥，將同側中指按於環跳穴，用力按揉 20～30 次。局部可感到酸脹或電麻感向下肢放射。

【功效主治】經常按摩此穴可祛風化濕，強健腰膝。能夠改善坐骨神經痛、下肢癱瘓、下肢麻痺、腰腿痛、髖關節及周圍軟組織疾病等。

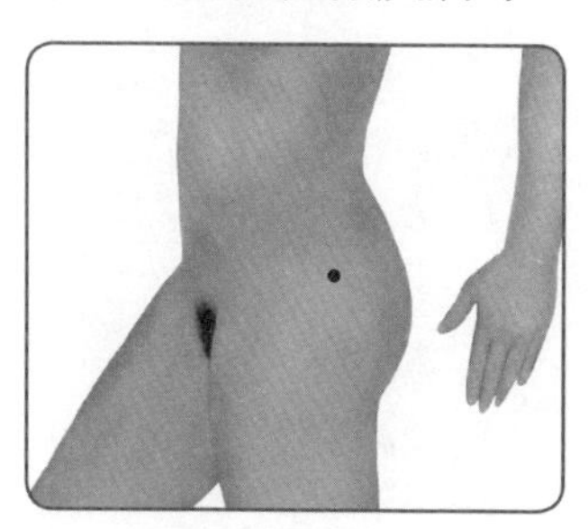

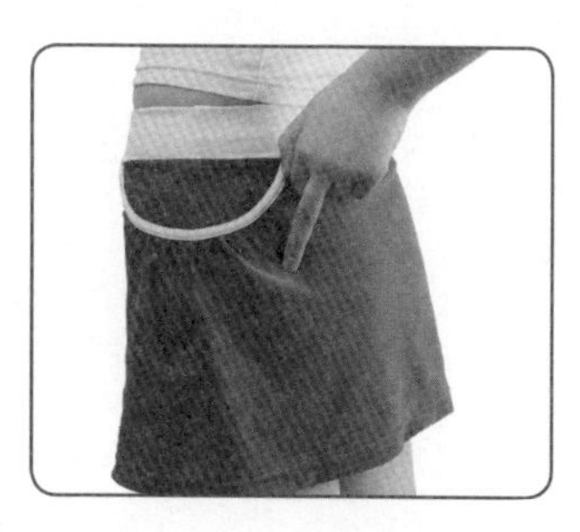

○按揉肩井穴

【位置】後頸根部第七頸椎與肩峰之間的中點。

【按摩方法】被按摩者坐位，按摩者用雙手拇指按壓肩井穴約 1 分鐘，然後按揉約 2 分鐘，以局部感到酸脹為佳。

【功效主治】此穴可養陰清熱，益氣活血。能夠改善頸椎病頭項強痛、頸椎活動受限、斜頸、類風濕性肩關節炎等。

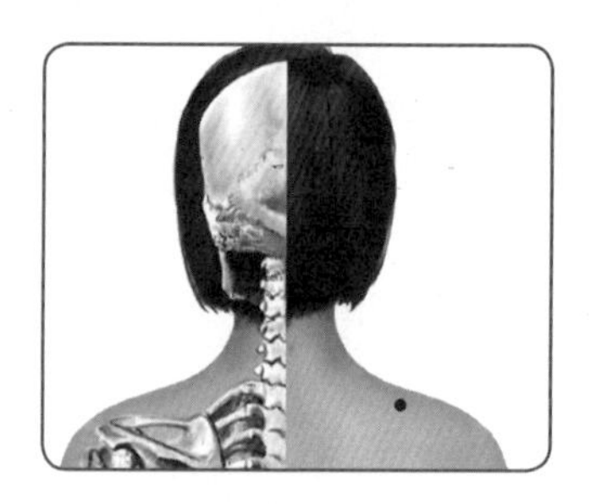

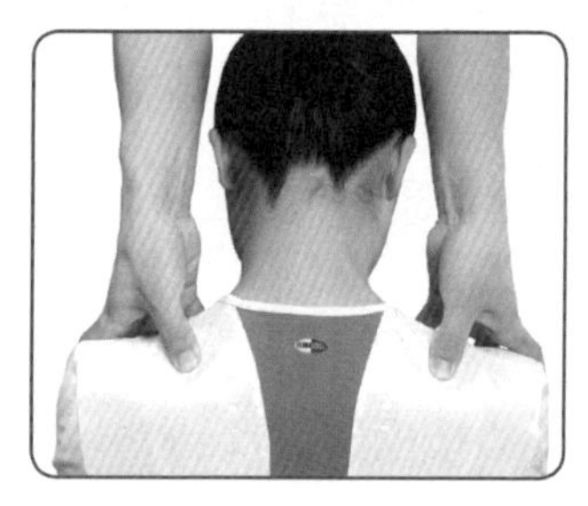

○按揉曲池穴

【位置】在肘橫紋的外側頭與肱骨外上踝連線中點處。

【按摩方法】取坐位，用左手拇指順時針按揉右手臂曲池穴 2 分鐘，然後逆時針按揉 2 分鐘，以局部酸脹為佳。

【功效主治】經常按摩此穴可活血通絡，清熱瀉火。能夠改善頸椎疼痛、上肢過電樣疼痛、類風濕性肘關節炎等。

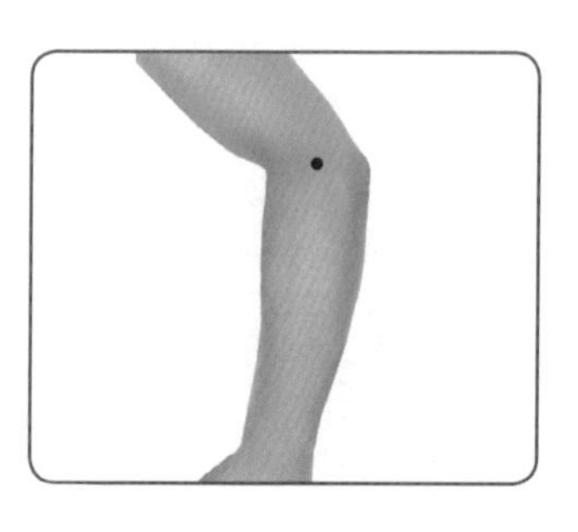

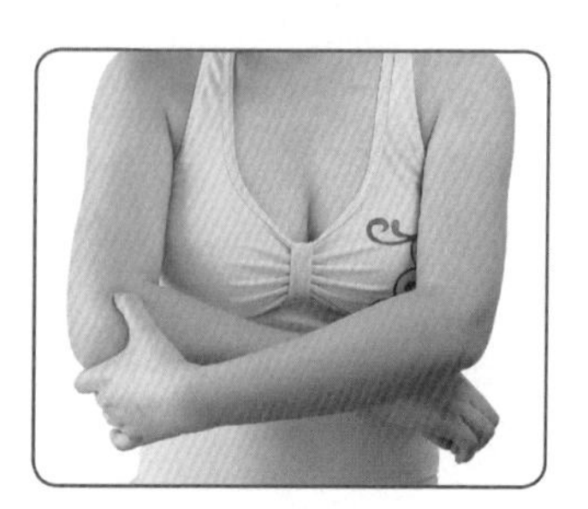

○點揉陽谿穴

【位置】拇指向上翹起時，腕關節背側橫紋上兩根緊張的肌腱之間凹陷處。

【按摩方法】取坐位，用右手拇指點按左手陽谿穴 0.5 分鐘，順時針揉約 1 分鐘，然後逆時針揉約 1 分鐘。

【功效主治】經常按摩此穴能改善類風濕關節炎等。

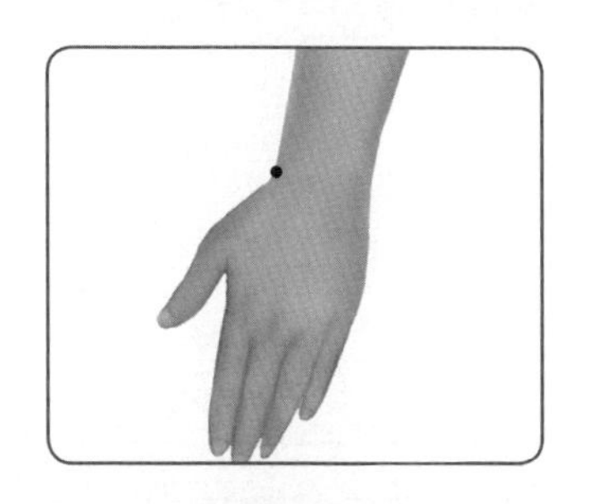

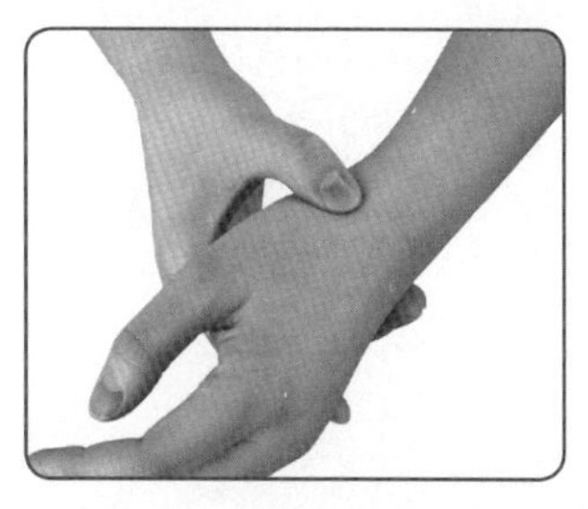

○按揉居髎穴

【位置】當髂前上棘與股骨大轉子最凸點連線的中點處。

【按摩方法】取坐位，用大拇指指峰用力深推居髎穴，指力逐步加重，漸漸深透，持續 2～3 分鐘。

【功效主治】經常按摩此穴可舒筋活絡，益腎強健。能夠改善腰腿痺痛、髖關節及周圍軟組織疾患。

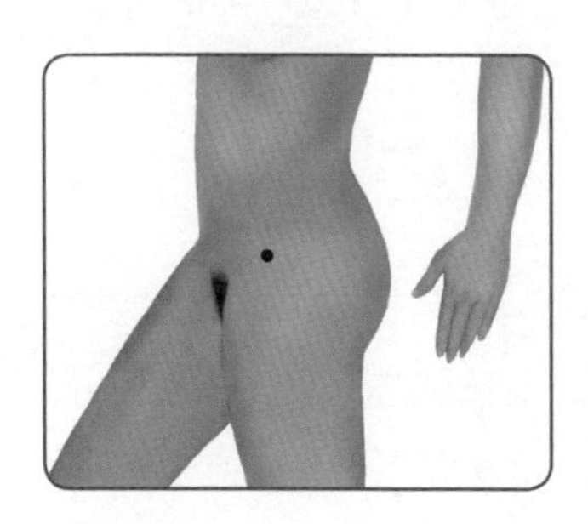

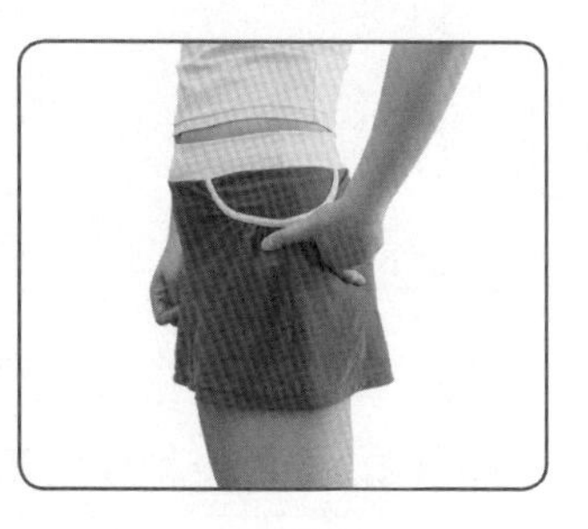

足底反射區按摩

步驟 01：食指扣拳法依次頂壓垂體（圖 01-1）、腎（圖 01-2）、肝（圖 01-3）、腎上腺（圖 01-4）、膀胱（圖 01-5）、甲狀旁腺（圖 01-6）反射區各 50 次，按摩力度以局部脹痛為宜。

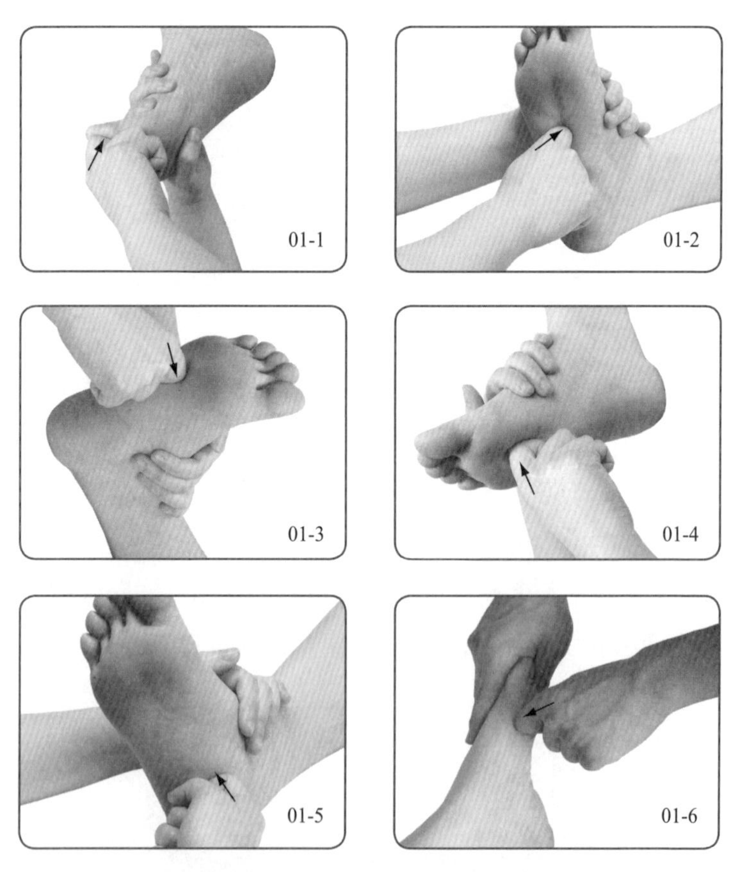

步驟 02：拇指指腹推壓法推按輸尿管反射區 50 次。

步驟 03：拇指指腹推壓法推按肺反射區 50 次。

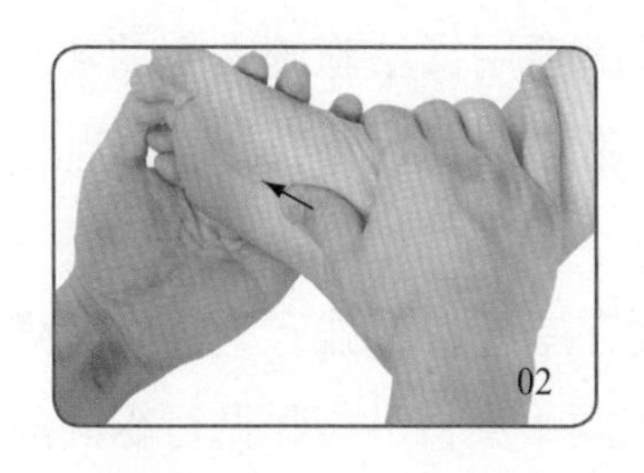

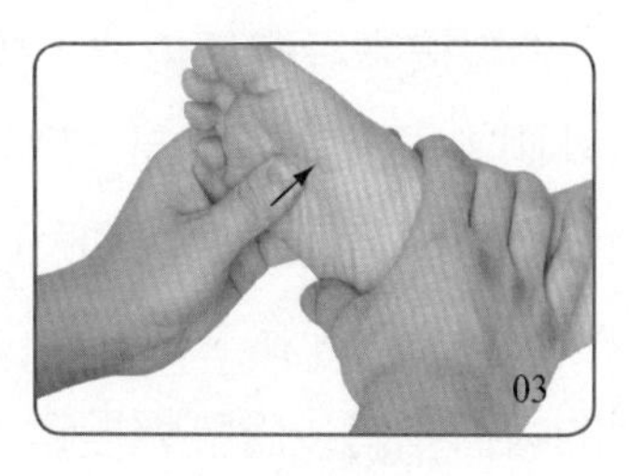

步驟 04：食指扣拳法依次頂壓頭頸淋巴結（圖 04-1）、胸部淋巴結（圖 04-2）、下身淋巴結（圖 04-3）反射區各 50 次，以局部脹痛為宜。

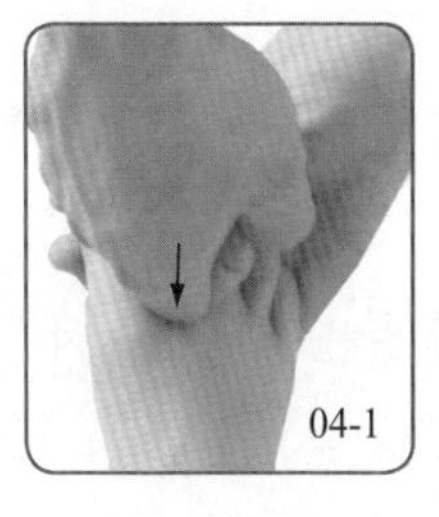

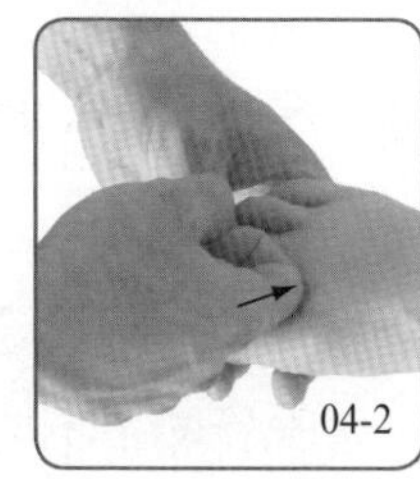

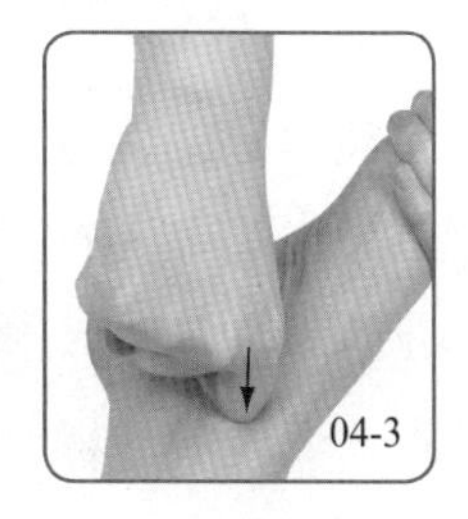

其他按摩方法

1.被按摩者取仰臥位，兩手臂自然伸直置於身體兩旁。按摩者可先在右側用揉法從手掌背面向上沿腕背、前臂至肘關節按揉，往返 3～5 遍，然後患者翻掌再以揉法施治，並配合肘、腕、掌指關節的被動運動；然後在肘、腕部按揉 1～2 分鐘並配合肘關節的伸屈和腕關節的搖動；然後以捻法，捻每一手指關節與掌指關節並配合小關節的搖動，最後再搖肩關節，搓上肢 3～5 次。左右相同。

2.被按摩者取俯臥位，按摩者先用揉法施於臀部再向下沿大腿後側、小腿後側，直至跟腱，往返 2～3 次。

3.被按摩者取仰俯位，按摩者用揉法施於大腿前部及內外側，再沿膝關節向下到小腿前外側、足背，直至趾關節。同時配合踝關節屈伸及內、外翻的被動運動。

4.兩手拇、食、中指橫壓在尾骶骨長強穴上，同時兩手的大拇指將皮膚輕輕捏起，兩手交替沿督脈循行線向前推進，每捏捻三下，上提一下，隨捏隨推，向上抵至大椎穴為止，反覆施術 3～5 遍。

日常調理指南

經常參加體育鍛鍊，如練氣功、打太極拳、做廣播體操、散步等，大有好處。

要防止受寒、淋雨和受潮，關節處要注意保暖，不穿濕衣、濕鞋、濕襪等。夏季暑熱，不要貪涼，不要喝冷飲等。秋季氣候乾燥，但秋風送爽，天氣轉涼，要防止風寒侵襲。冬季寒風刺骨，保暖是很重要的。

飲食有節、起居有常、勞逸結合是強身的主要措施。

避免在潮濕處睡臥，不要汗出當風，不要在出汗後立即洗涼水浴或洗腳，以防風、濕、寒三邪氣對膝關節造成侵害，導致關節疼痛。

可適量吃些蛋、魚、蝦、豆製品、馬鈴薯、牛肉、雞肉等富含組氨酸、精氨酸、核酸和膠原的食物。

要少吃肥肉、高動物脂肪和高膽固醇食物；少吃甜食，少喝酒、咖啡、茶等；避免被動吸菸，否則會加劇關節炎惡化。

痛風性關節炎

痛風性關節炎是由於尿酸鹽沉積在關節囊、滑囊、軟骨、骨質和其他組織中引起病損及炎性反應，多有遺傳因素和家族因素，好發於 40 歲以上的男性。多見於大腳趾的跖趾關節，也可發生於其他較大關節，尤其是踝部與足部關節。主要表現為關節的劇痛，常常為單側性突然發生。關節周圍組織有明顯腫脹、發熱、發紅和壓痛。作血尿酸檢查可以確診。

特效穴位按摩

○按揉肩髎穴

【位置】位於臂外側，三角肌上，臂外展，或向前平伸時，在肩峰後下方凹陷處。

【按摩方法】按摩者用拇指指腹按揉被按摩者的肩髎穴約 2 分鐘，每日 2 次。

【功效主治】經常按摩此穴可舒經通絡，活血鎮痛，疏散風熱。能夠改善肩部腫脹、肌肉萎縮、痛風性肩關節炎、肩袖鈣化、肩關節脫位、肩關節損傷、岡上肌綜合徵、肩部酸脹疼痛等。

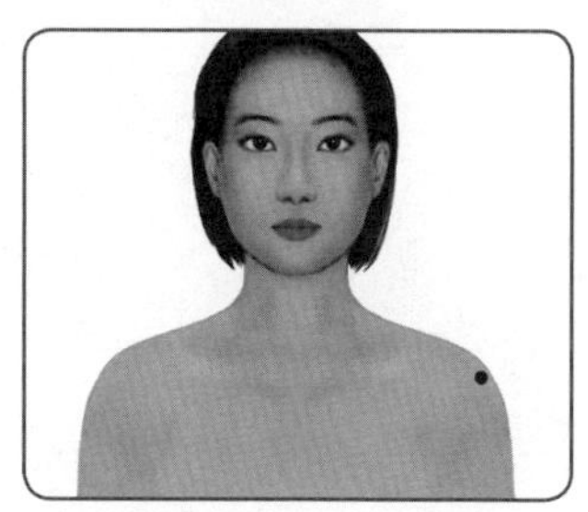
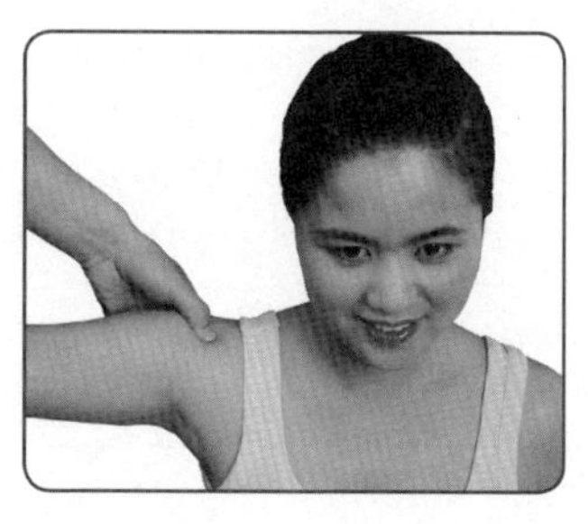

○按揉手三里穴

【位置】肘橫紋外側端，曲池下 2 寸。

【按摩方法】按摩者用右手托住被按摩者手臂，用左手大拇指順時針方向按揉手三里穴約 2 分鐘，然後逆時針方向按揉約 2 分鐘，左右手交替，以局部酸脹為佳。

【功效主治】經常按摩此穴可改善上肢癱瘓、痛風性肘關節炎、肩周炎、上肢神經痛、腰痛、網球肘等。

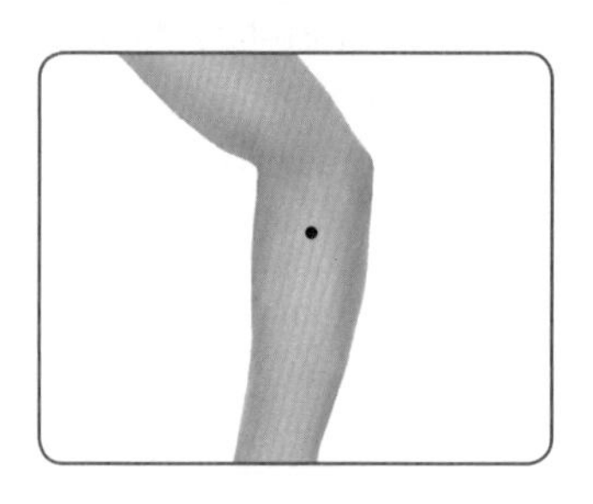
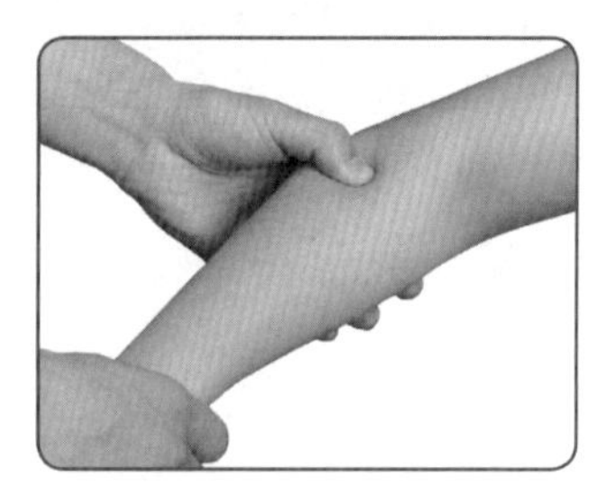

○按揉內關穴

【位置】手臂的內側中間，腕關節橫紋上約三橫指寬處。

【按摩方法】用一手的拇指指尖按於另一手的內關穴，其食指或中指則按著外關穴，向內對按 20～30 次。

【功效主治】經常按摩此穴可改善上肢關節炎、橈神經麻痺、腕關節扭傷、痛風性腕關節炎、腕管綜合徵等。

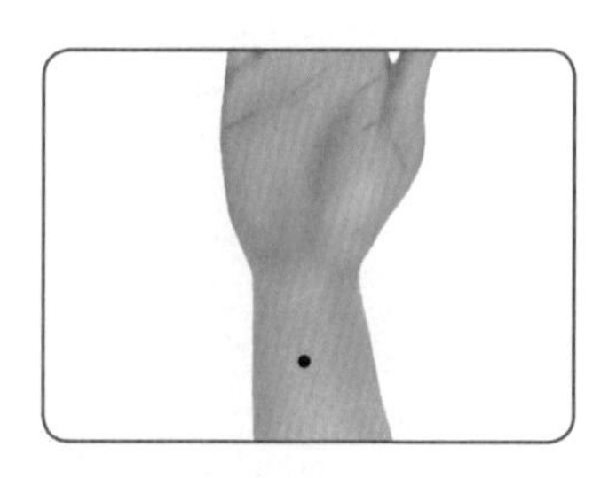
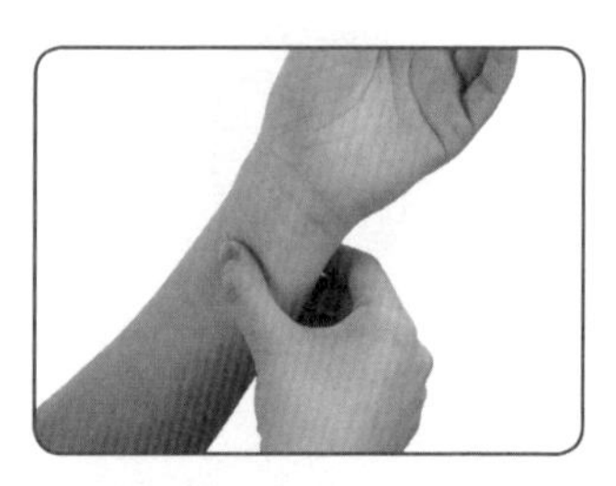

○按揉委中穴

【位置】在股二頭肌腱與半腱肌肌腱的中間。

【按摩方法】按摩者用拇指點按委中穴 10 秒，然後放鬆 3 秒，反覆進行 5～8 次，然後輕輕揉動委中穴約 2 分鐘。

【功效主治】經常按摩此穴可改善痛風性膝關節炎、下肢腫脹、緩解全身疲勞、膝關節周圍疼痛等。

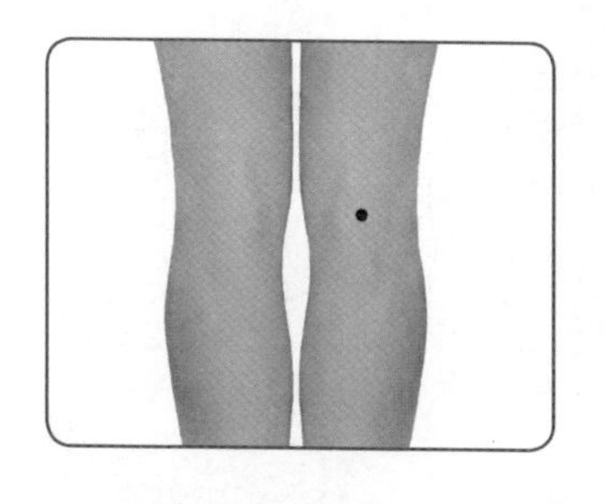

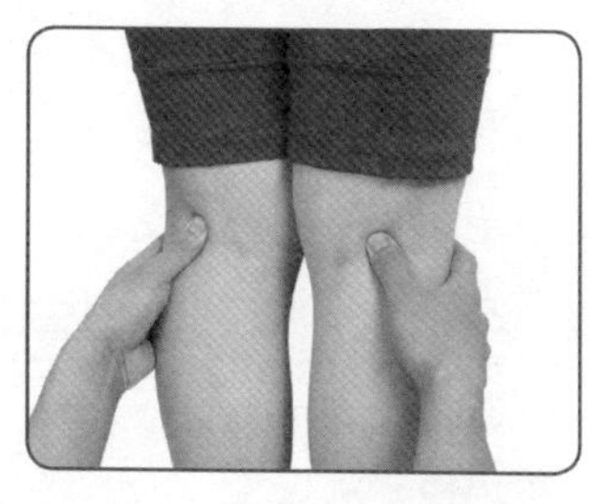

○點揉膝眼穴

【位置】膝蓋骨下方兩側的凹陷中，內側稱內膝眼，外側稱外膝眼，又叫犢鼻。

【按摩方法】給被按摩者膝關節下面墊上薄枕，按摩者用拇、食指點揉膝眼 1 分鐘，以局部有酸脹感為佳。

【功效主治】經常按摩此穴可改善各種原因引起的膝關節病，如膝關節腫脹疼痛、痛風性膝關節炎等。

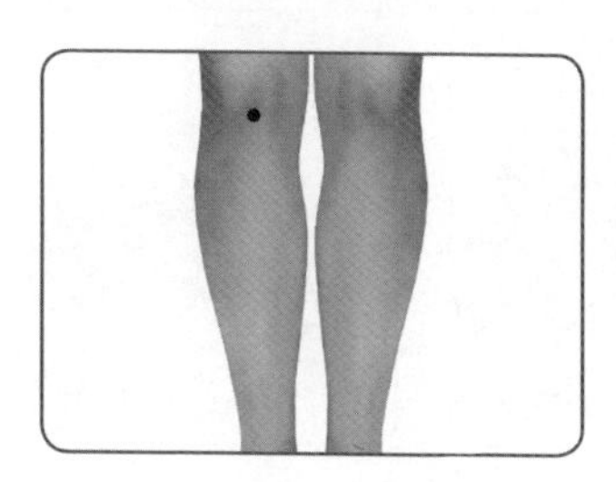

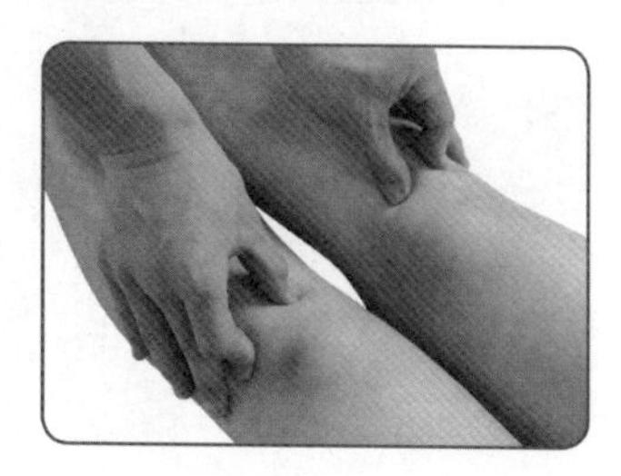

足底反射區按摩

步驟 01：食指扣拳法頂壓膝關節反射區 30 次。

步驟 02：食指扣拳法頂壓脾（圖 02-1）、小腸（圖 02-2）、頸部淋巴結（圖 02-3）、胸部淋巴結（圖 02-4）、下身淋巴結（圖 02-5）反射區各 50 次。

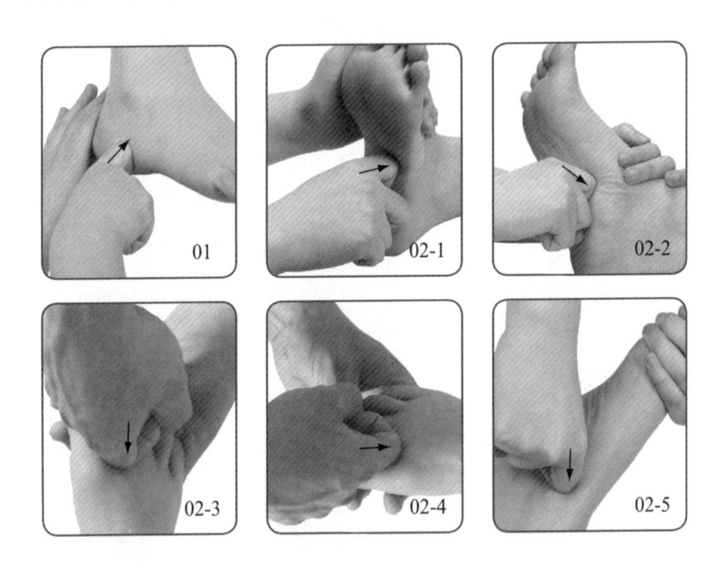

步驟 03：食指扣拳法頂壓頸椎（圖 03-1）、頸項（圖 03-2）、肩胛骨（圖 03-3）反射區各 50 次。

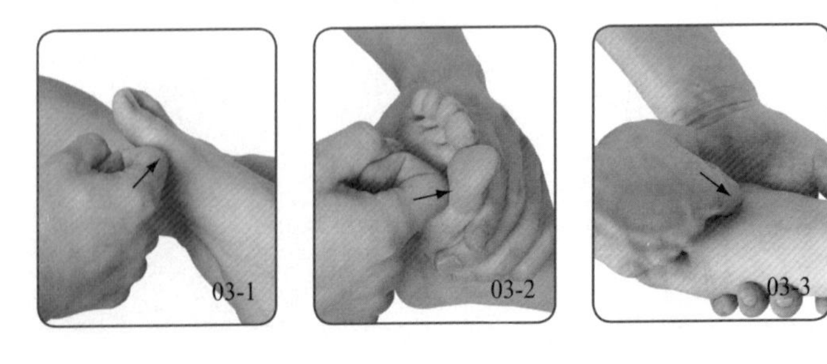

步驟 04：食指（或食指中指）扣拳法頂壓肩（圖 04-1）、斜方肌（圖 04-2）、肘（圖 04-3）、甲狀旁腺（圖 04-4）反射區各 50 次。

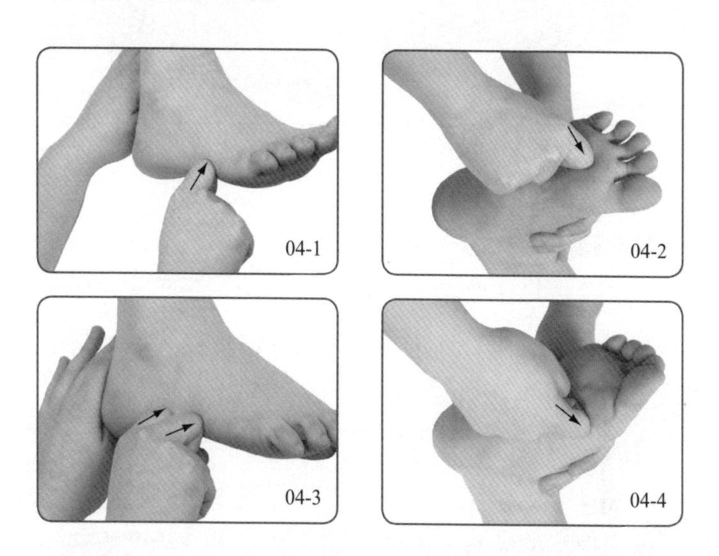

步驟 05：向足跟方向依序用拇指指腹推壓法推按胸椎（圖 05-1）、腰椎（圖 05-2）、骶椎反射區（圖 05-3）各 50 次。

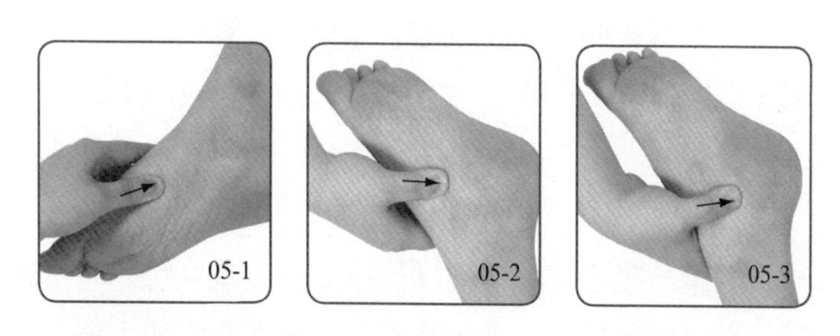

步驟 06：拇指指腹推壓法推按髖關節（圖 06-1）、坐骨神經（圖 06-2）反射區各 50 次。

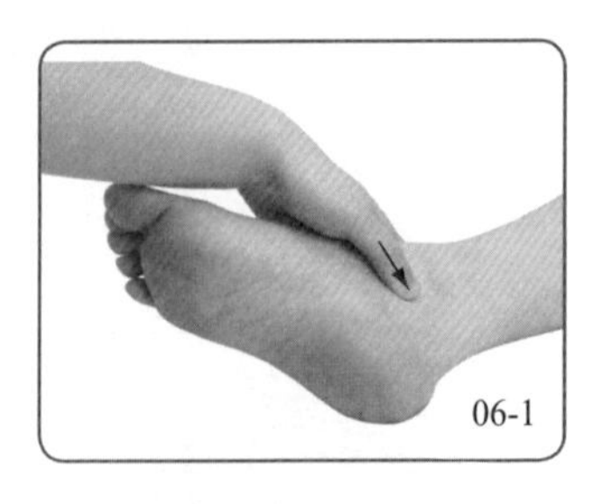
06-1

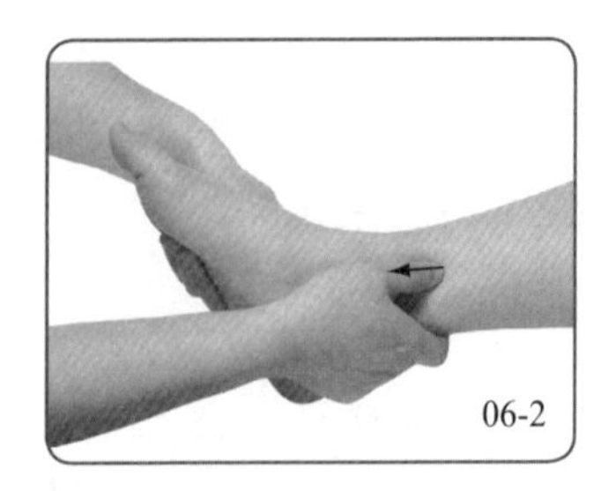
06-2

其他按摩方法

○抓肩肌

以右手拇指、食指、中指配合捏起左肩肌，左手則捏起右肩肌，交叉進行，各 10 次，有鬆肩去疲勞、緩解肩部關節疼痛的作用。

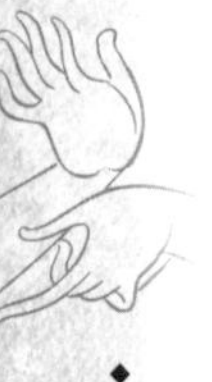

○捶兩肩

左右手握空拳，在對側上肢從肩到手腕捶打共 20 次。有通經活絡、靈活關節、防止關節炎及手臂痠痛的作用。

○叩擊腿部

雙手五指自然併攏稍屈，掌心呈空拳狀（微握拳），拇指抵於食指橈側，手腕放鬆，在抖腕的瞬間，交替叩擊腿部。從膕窩上方叩擊至臀橫紋處為 1 遍，反覆做 10～20 遍。

○摩腳

洗腳後，雙手搓熱，輕揉搓相關部位或穴位，可全腳按摩，也可局部按摩，多按摩湧泉穴或太衝穴或太谿穴。

○頂十指

兩手掌心相對，左右手指用力相頂共 10 次。有活動指關節，通利指關節的作用。

○甩雙手

兩臂自然下垂，向前向後甩動 30～50 次。有放鬆肩、臂、腕、指關節，通暢氣血，增強手臂功能、通利雙臂關節的作用。

按摩時的注意事項

痛風性關節炎急性發作時，局部勿施以按摩，否則會引起更劇烈的疼痛。

拍打時，切忌暴力（尤其背部的骨骼凸起部位），用力須均勻。

在指壓穴位時，禁用力過猛而損傷皮膚。皮膚如有破損，應及時塗甲紫或碘酊等。下次治療時，應儘量避開破損部位。

國家圖書館出版品預行編目資料

關節・肩頸・腰腿痛自癒法 / 柏立群主編
——初版，——臺北市，品冠文化，2016 [民 105.12.]
面；26公分一（健康絕招：4）
ISBN 978-986-5734-59-6（平裝）
1.按摩 2.經穴
413.92 105019219

關節・肩頸・腰腿痛自癒法

主　　編 / 柏立群
責任編輯 / 張東黎
發 行 人 / 蔡孟甫
出 版 者 / 品冠文化出版社
社　　址 / 臺北市北投區（石牌）致遠一路 2 段 12 巷 1 號
電　　話 / 28233123，（02）28236031，28236033
傳　　真 / （02）28272069
郵政劃撥 / 19346241
網　　址 / www.dah-jaan.com.tw
E-mail / service@dah-jaan.com.tw
登 記 證 / 北市建一字第227242號
承 印 者 / 傳興印刷有限公司
裝　　訂 / 眾友企業公司
排 版 者 / 菩薩蠻數位文化有限公司
授 權 者 / 山西科學技術出版社
初版 1 刷 / 2016 年（民 105 年）12 月
定價 / 240元

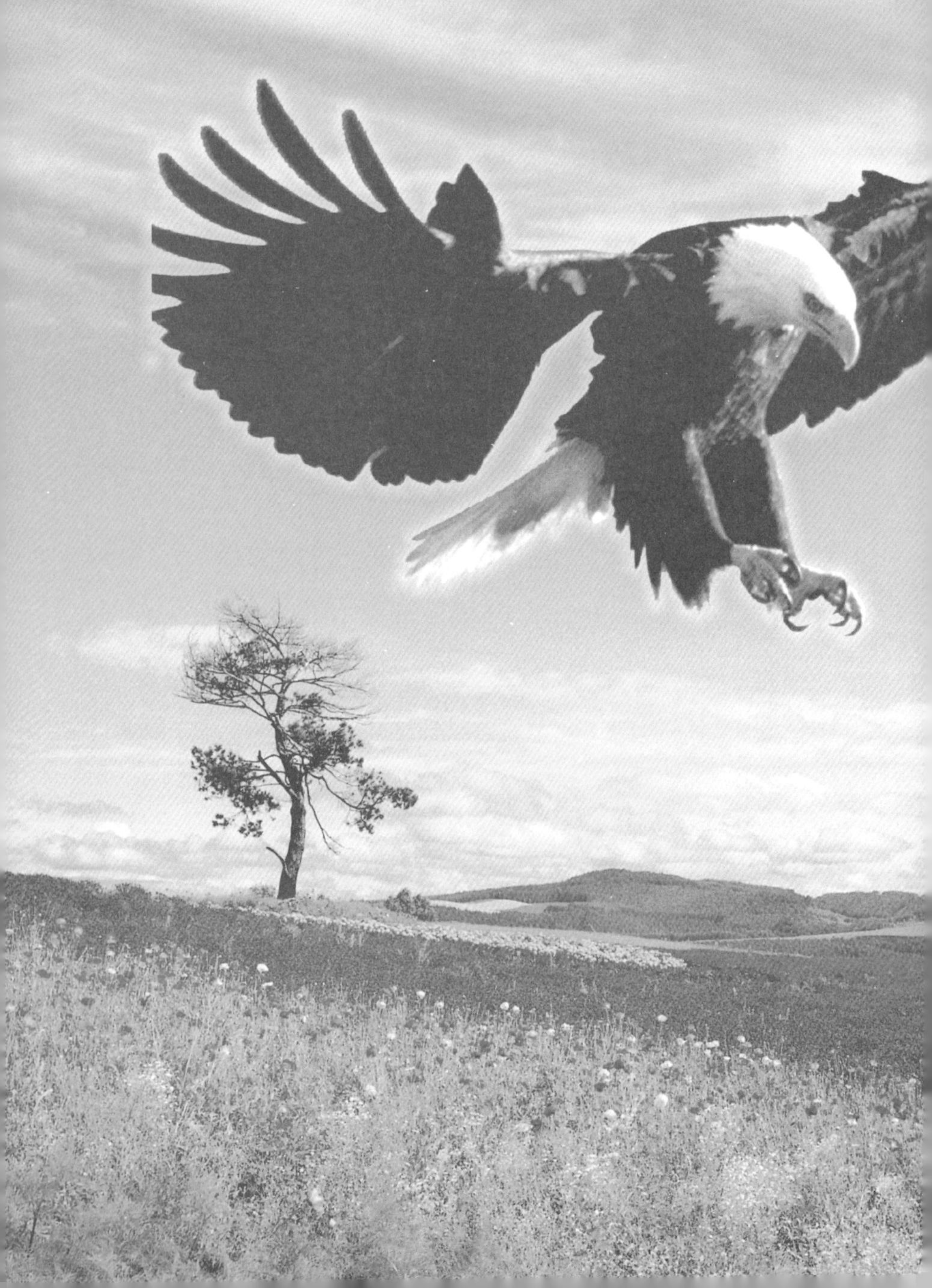

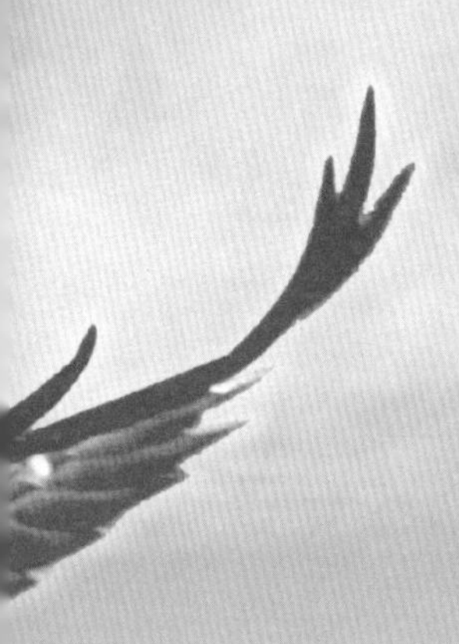